地域包括ケアをリードする
医療と介護Next
2019年秋季増刊

持続可能な制度と経営を実現する

医療と介護の事業マネジメント

青木正人 編

MC メディカ出版

はじめに

地域包括ケア時代の事業所マネジメント

次期（2021年度）介護保険制度改正に向けた検討事項には、「介護予防・健康づくりの推進（健康寿命の延伸）」「保険者機能の強化（地域保険としての地域の繋がり機能・マネジメント機能の強化）」「地域包括ケアシステムの推進（多様なニーズに対応した介護の提供・整備）」「認知症『共生』・『予防』の推進」に加え、「持続可能な制度の再構築・介護現場の革新」が提示されています。介護保険制度にとって、「財源不足」「労働力不足」という2重の不足が、大きな制約要因となっているからです。

前者では、「介護保険制度の普遍化」を前提とした被保険者・受給者範囲の拡大の可否が議論されています。他方、後者では、処遇改善、外国人材の受入れを含めた介護人材の確保のみならず、ICT・介護ロボット活用などを通じた介護現場や業務の改善・効率化が大きくクローズアップされています。

厚生労働省は、介護関係団体による「介護現場革新会議」の設立や「介護サービス事業における生産性向上に資するガイドライン」の策定など、「生産性の向上」を合言葉にした施策を矢継ぎ早に講じています。

こうした状況は医療においても同様で、政府の「経済財政運営と改革の基本方針2019」（骨太方針2019）では「医療・福祉サービス改革プラン」として、2040年における医療・福祉分野の単位時間サービス提供量（各分野のサービス提供量÷従事者の総労働時間で算出される指標）を5%以上、医師については7%以上改善させるという数値目標が示されました。

このような大号令が下される背景には、『医療・福祉』の生産性は国際的にも最低の水準にとどまっている」（第3回「雇用政策研究会」厚生労働省・2018年6月29日）という「共通認識」があるようです。

しかし、これは事実というより「思い込み」レベルの認識でしかありません。なぜなら、医療や介護サービスのアウトカムは付加価値＝売上額では表せないからです。

医療・介護のアウトカムは、患者・利用者が本当に望んでいる生活が実現したかどうかにあります。言い換えれば、利用者ニーズの充足にあるわけですが、生活や人生のニーズには不可知性という特質があります（猪飼周平「ケアの社会政策への理論的前提」社会保障研究、第1巻・第1号、国立社会保障・人口問題研究所）。

医療や介護には、この客観的な指標では測定不可能なニーズを顧客である利用者とともに充足し、顧客価値を最大限に高めていくという、極めて今日的なサービス業としての特徴があります。

本書には、こうした課題への経営者、現場、そして研究者、行政からの、最新の知見と実践が盛り込まれています。事業と業務の改革、新しい組織の構築に至るまで、さまざまなサジェスチョンが得られるはずです。

2019年10月

青木正人

株式会社ウエルビー代表取締役

地域包括ケアをリードする
医療と介護Next
2019年秋季増刊

青木正人 編

Contents

持続可能な制度と経営を実現する
医療と介護の事業マネジメント

はじめに　地域包括ケア時代の事業所マネジメント——3
青木正人——株式会社ウエルビー代表取締役

第1部 座談会　2040年まで持続可能な事業運営のために
鈴木邦彦——一般社団法人日本医療法人協会副会長
西川和見——経済産業省ヘルスケア産業課長
馬袋秀男——一般社団法人「民間事業者の質を高める」全国介護事業者協議会顧問
吉田俊之——株式会社NTTデータ経営研究所戦略企画センター長
司会・進行　青木正人——株式会社ウエルビー代表取締役

Part❶ なぜいま生産性向上なのか
2040年を見据えて今こそ問われる医療・介護の生産性——8
Part❷ 技術革新の先にあるもの
ICT・AI導入で変わる介護の現場　問題は導入コスト——15
Part❸ 行政と民間の役割と意義
医療と介護に必要なイノベーションとデータヘルス改革——20
Part❹ 世界のヘルスケア事情
世界が注目する日本が誇るべき医療・介護制度——28
Part❺ 2040年の医療・介護のあるべき姿
技術革新の波はまず地方都市からやってくる——33

第2部
総論 生産性とマネジメントの先にあるもの

事業を持続するために
2040年の医療介護は地域包括ケアシステム経営が必須となる――38
小山秀夫――兵庫県立大学名誉教授・特任教授

健康にかかる費用は投資である
国民が行動変容して取り組む新しい健康づくり――44
藤岡雅美――厚生労働省健康局

医療・介護の生産性を問う
〝生産性を上げろ〟と言われてもね――現場の戸惑い――52
権丈善一――慶應義塾大学商学部教授

第3部
マネジメントから見る医療・介護の未来

革新と生産性向上の先にあるもの
地域格差が大きくなる2040年の介護――60
齊木 大――株式会社日本総合研究所創発戦略センター シニアスペシャリスト

介護現場の組織マネジメント
進化し続けるチームや組織を作る方法を教えます――67
中土井 僚――オーセンティックワークス株式会社代表取締役

2040年の医療マネジメント
医療のICT化は質の向上やACPに寄与できる――74
遠矢純一郎――医療法人社団プラタナス桜新町アーバンクリニック院長

在宅介護のイノベーション
ICT・IoT・MaaSがもたらす2040年のヘルスケア――81
香取 幹――株式会社やさしい手代表取締役

2040年の在宅看護を展望する
訪問看護St.の生産性を高めて地域に貢献する――89
藤野泰平――株式会社デザインケア代表取締役

新しい介護のかたち
未来都市おおむたはパーソンセンタード・シティを目指す――95
梅本政隆――大牟田市保健福祉部健康福祉推進室福祉課主査

地域包括ケアを支える看護マネジメント
訪問看護事業所の開設や経営・運営のための基礎知識――102
今村知明――奈良県立医科大学教授
長野典子――奈良県立医科大学公衆衛生学講座

第4部

生産性向上に資する革新的現場レポート

通所介護の生産性はこうして上がった
インカムの導入と業務改善で人材を増やさず人手不足を解消――116
ツクイ町田南成瀬――東京都町田市

社会福祉法人のイノベーション
先端技術の導入とオペレーションの検証による業務効率化――123
社会福祉法人善光会――東京都大田区

スマホ・インカム・睡眠センサーの導入
業務効率化の先にある目標を全員が共有し現場も変わる努力を――130
ＳＯＭＰＯケア ラヴィーレ弥生台――横浜市泉区

地域での信頼厚い退職公務員の雇用
元警察官・元自衛官を医療・介護の現場の周辺業務で生かす――137
医療法人生愛会グループ――福島県福島市

第1部　座談会

2040年まで持続可能な事業運営のために

介護保険制度が始まっておよそ20年。2025年を目指した医療・介護の現場は今、生産年齢人口の急減などで深刻な人材不足に陥っている。持続可能な仕組みにするために、国が示した「生産性向上ガイドライン」を中心に、イノベーションやICTについて語り合った。

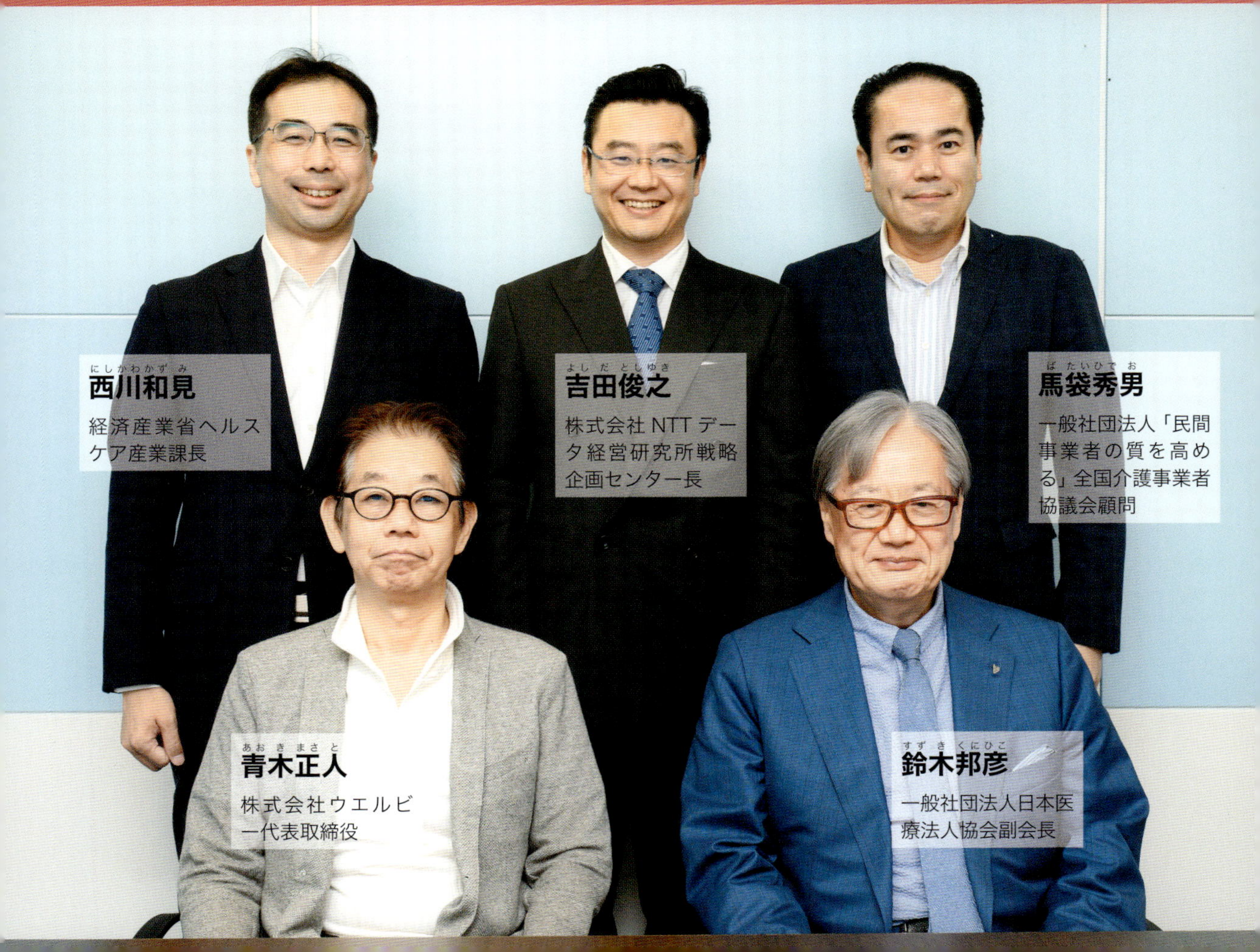

生産性向上は厳しい財政、増えない人材で超高齢社会を乗り切るための最後の切り札。果たして何が変わるのか。

Part 1　なぜいま生産性向上なのか

2040年を見据えて今こそ問われる医療・介護の生産性

医療・介護の生産性は本当に低いのか

青木●今日は、2040年まで持続可能な医療と介護マネジメントにするためにはどうすればいいのかを、それぞれのお立場から発言いただければと、お集まりいただきました。

お手元の資料（**図1**）は2021年介護保険制度改革の重点事項をまとめたものですが、最後の「5．持続可能な制度の再構築・介護現場の革新」が今回、イノベーションや生産性向上等でクローズアップされています。

「持続可能な」というのは、ズバリ言えば財源のことですし、「制度の再構築・介護現場の革新」のためには生産性向上が必要であるということで、今年3月、**「介護サービス事業における生産性向上に資するガイドライン」**（以下、生産性向上ガイドライン）が作成されたわけです。

とくに現場の革新には欠かせないICT、AI、ロボットの導入事例には経済産業省（以下、経産省）も深く関与していることから、今回は経産省ヘルスケア産業課長の西川さんにもおいでいただきました。

鈴木・西川・馬袋・吉田●よろしくお願いします。

青木●最初に、そもそも日本の医療、介護は本当に生産性が低いのかという問いかけですが、**図2**（13ページ）からわかるように、日本は国民1人当たりの医療費は低いけれど、医師1人当たりの年間外来患者数はほかの国に比べてダントツに多いんです。つまり、「生産性＝資源から付加価値を生み出す際の効率の程度」としてみた場合、日本の医療も介護も生産性は低くないと思うんです。ここを誤解している人がすごく多い。

図1　2021年介護保険制度改革の重点事項

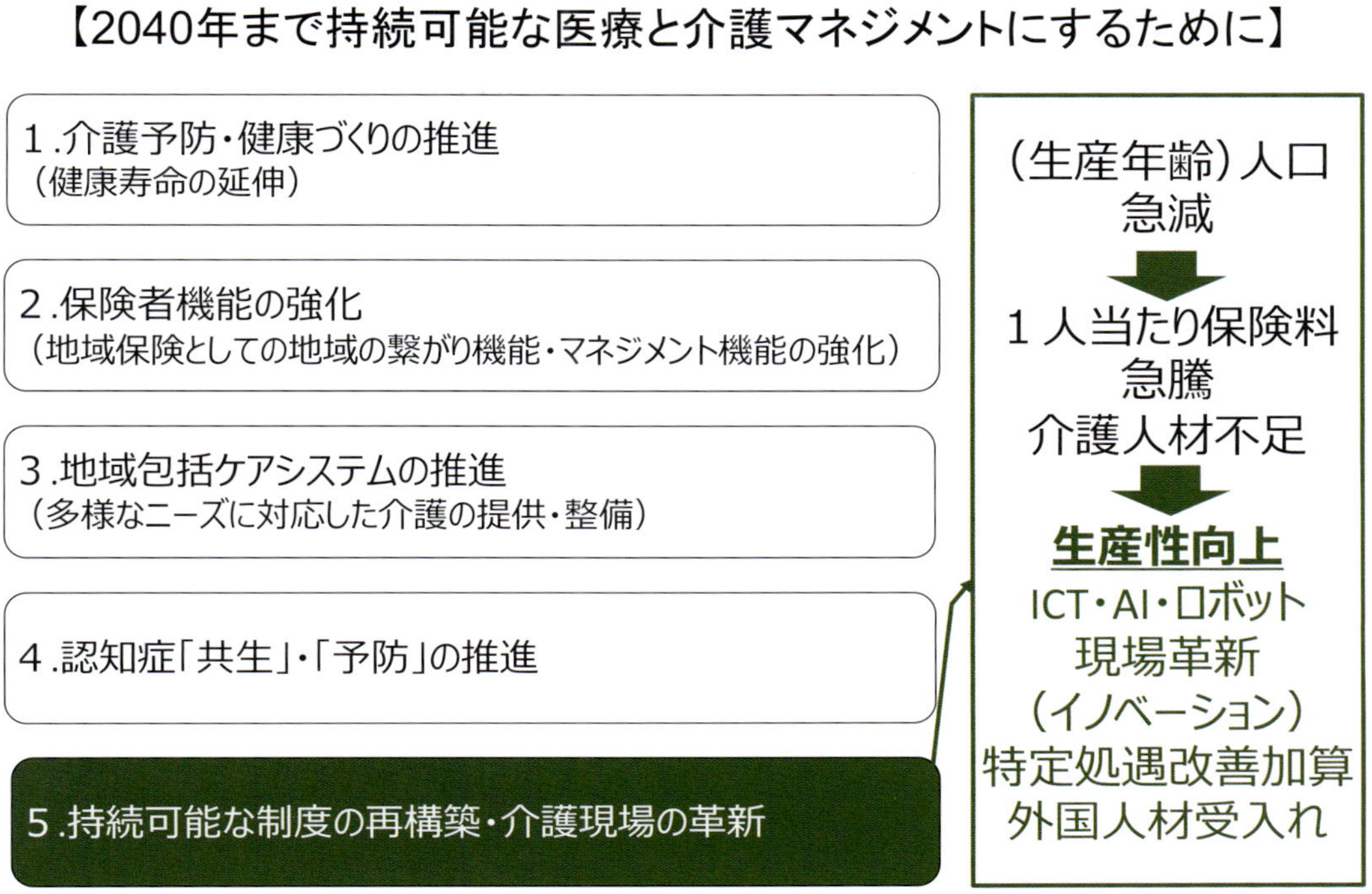
【2040年まで持続可能な医療と介護マネジメントにするために】
1.介護予防・健康づくりの推進
（健康寿命の延伸）
2.保険者機能の強化
（地域保険としての地域の繋がり機能・マネジメント機能の強化）
3.地域包括ケアシステムの推進
（多様なニーズに対応した介護の提供・整備）
4.認知症「共生」・「予防」の推進
5.持続可能な制度の再構築・介護現場の革新
（生産年齢）人口
急減
1人当たり保険料
急騰
介護人材不足
生産性向上
ICT・AI・ロボット
現場革新
（イノベーション）
特定処遇改善加算
外国人材受入れ

青木氏作成

鈴木●この図（**図2**）から読み取れることは、日本は年間1人当たりの受診回数が多く、しかも1回あたりのコストは低いということです。少ないコストでたくさん診てもらえる。患者にとっては、こんないい国はないと思うんですが（笑）。

青木●例えば診療報酬を倍にしたら見た目の金額の生産性は上がるということですが、逆に患者にとっては支払い金額も倍になるということです。それを理解せず、単に売上額（付加価値）が上がれば生産性が高まると思っている人たちがあまりにも多すぎます。介護も同様ですが、少なくとも日本が他国に比べて生産性が低いと言われるのは心外だと思っています。

馬袋●この話はレストランを例にとると、一般の人にもわかりやすいと思います。日本のレストランにはシェフをはじめ、フロアマネジャーやウエーターなどが働いていますが、彼らの収入は、日本ではメニューの代金に含まれている。

ところが海外ではチップ制度がある。チップ制度は実は働いている人にとっては大きな収入源で、しかも売り上げが計上されないから、安い給料で高いレストランで働いている＝生産性が高いということになるんです。でもチップ収入も入れて比較したら、日本のサービス業は生産性が低いとは言えないと思うんです。

鈴木●制度を作った当時と今では大分環境が違っているので、現行の制度の枠組みの中で生産性を上げるためには、いろいろ工夫が必要でしょうね。

青木●介護保険ができた20年前とは全く違いますよね。しかし、**図1**の右側にある「生産年齢人口の急減」、つまり高齢者が増えることで1人当たりの保険料は急騰、介護人材不足によ

**日本の医療はコストが低く
1人当たり受診回数は多い。
こんないい国はないと思う。
——鈴木**

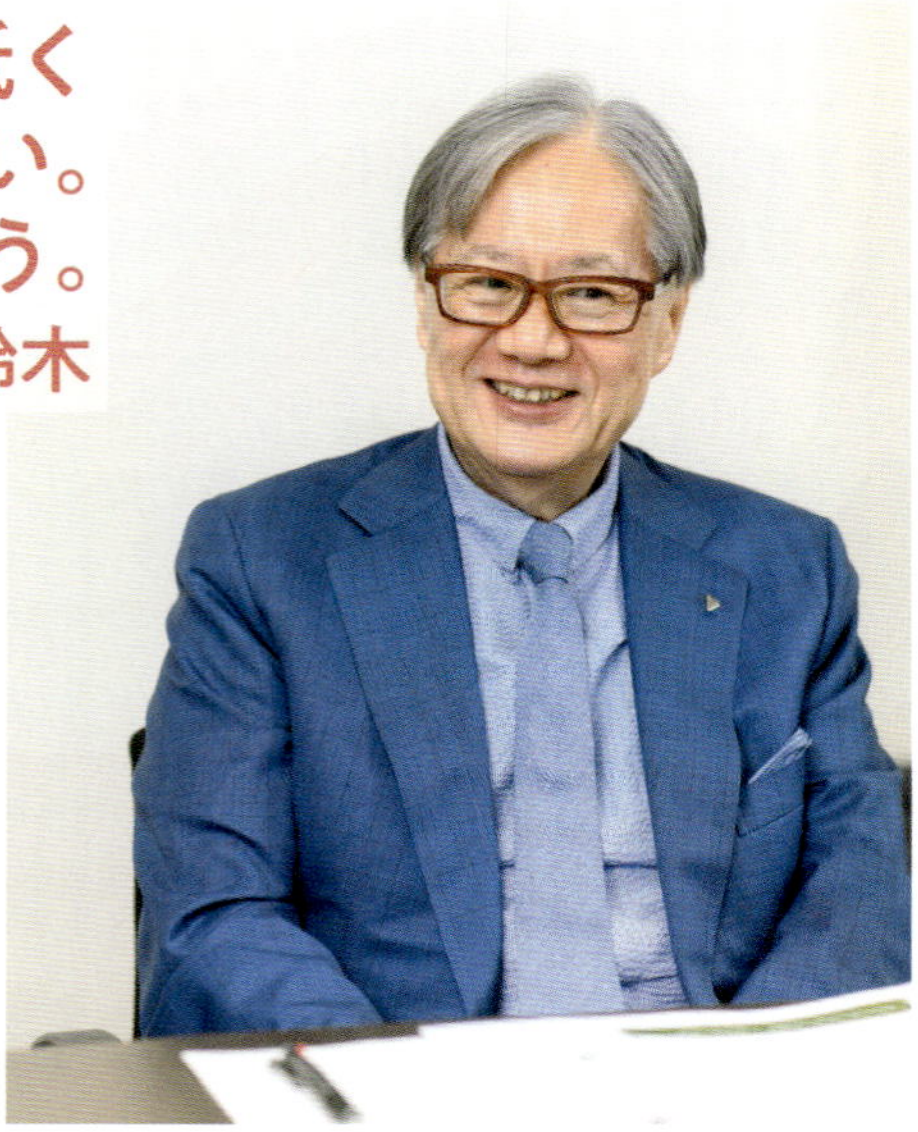

り、生産性向上はもはややらざるを得ない優先課題ということです。

吉田さんは、今回の「生産性向上ガイドライン」とりまとめに関わっていますので、最初にお話しいただければ。

生産性の向上は最終的には国民に帰する

吉田●今回、私どもは「生産性向上ガイドライン」のとりまとめをお手伝いさせていただいたんですが、最初に直面したのは、介護の分野での生産性向上とはそもそもなんなのか、ということでした。なにをやったら生産性が上がるのか、これに対する解答が市場にも出回っていませんし、介護の専門の学者の方々も研究している状態ではなかった。

とはいえ現場を見ていると、募集をしてもなかなか応募がなく、定着させるのも難しいという現状でどうしたらいいか、とりあえずやりながら進めていかなければなりませんでした。

青木●人は増やせない、利用者は増えるという現状のなかで、どうやれば仕事の効率を上げていけるのか、手探りだったわけですね。

吉田●ポイントとなったのは、アウトプットを上げる・インプットを下げるといった量の問題ではなく、質を上げていくことにつながらなければ、生産性向上に取り組む意義がないだろうということでした。特に介護保険は保険料と公金が入っているので、個人や事業所が求める生産性の向上ではなくて、そのことが国民にとって、また地域にとってどういう意味があるのかを加味した質の高め方を考えるべきだという議論を集中的にしていただきました。

図2　医師1人当たりの年間外来患者数と1回当たりの医療費の国際比較

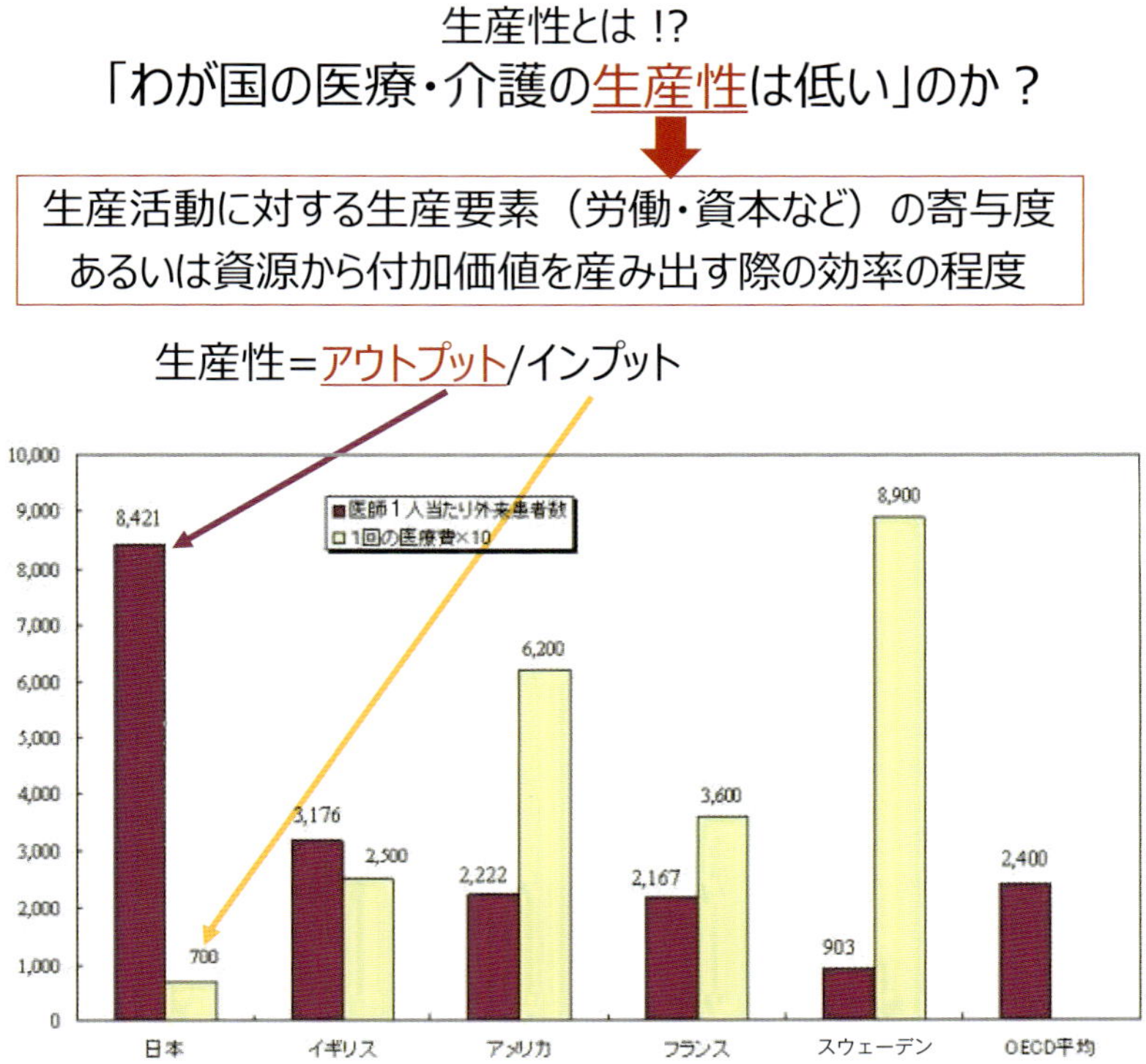

出典：鹿児島生協病院ホームページ「日本の病院では医師数が絶対的に不足している」を改変

馬袋●私も事業者の質を高めることや、生産性向上をテーマに長く取り組んできました。生産性を考えるうえでのポイントは、経営者が生産性とはなにかということをどう整理するかです。

介護現場では、人材が定着しスキルが上がってくると、ケアの予測性やフォローアップなどができるようになり、ケアの質が高くなる、つまり生産性が上がります。そのため、介護現場では人材の定着が生産性向上にもっとも効果があることを痛感しています。

賃金が高いとか安いとかいう議論だけでなく、人材を定着させるためにICTなどさまざまな情報端末を使うことも大切だけれども、ICTを導入すればすぐに生産性が上がるわけではないんです。ここを経営者は理解しないといけない。

ICTを導入するなら、まず現場のプロセスを整理して、職員への仕事の仕方に十分に注意しないと、「なぜ私たちはこんな難しいものを使わないといけないのか」と、期待と異なる意見をしてしまいます。誤った生産性の考え方に使われてしまわないよう留意することが大切です。

青木●生産性向上はICTありきではないということですね。

ICTやAIも人が基本なのは変わりがない

鈴木●海外の現場と比較しても、日本の医療や介護の質は、もともと高いと思うんです。しかし今後、超高齢社会に伴って、特に介護のニーズが増大してくるので、これを保険料の面でも人材の面でも、このままの状況を続けるわけにはいかないのです。

私は中小病院の経営者ですが、医療のほうでは地域医療構想、

生涯現役社会とは亡くなる直前まで幸せでいられる社会。
——西川

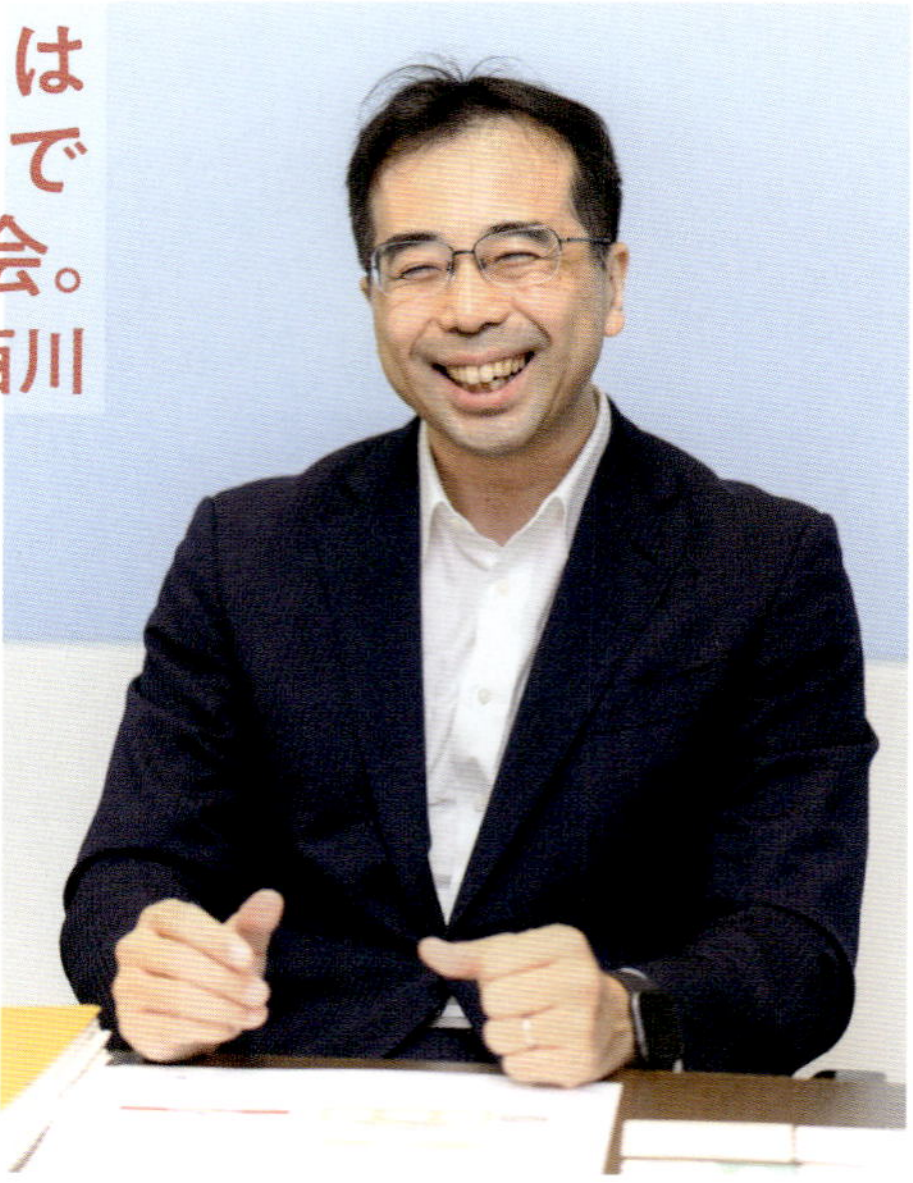

医師の働き方改革、医師偏在対策の、いわゆる三位一体改革が進んでいます。しかしこのままではこれらを乗り切るのは大変だと感じています。特に働き方改革の影響は大きい。今までは少ない人数で長い時間働いてきましたが、これからは人を増やそうと思っても人がいない、社会保障費を増やそうと思っても増やせないというのが大きな課題です。

一方、ニーズは増えているのに改革が働いてこなかったのが介護業界で、それが今回、生産性向上という方向で出てきたのかなと感じています。その意味を理解して進めていくと、単なるICT導入などではなく、人が基本であることは変わりがないので、質を向上させるためにそれをどう使うかが重要だと思います。介護ロボットやICTなど、うちの法人でも使ってみてはいますけど、まだまだ人に代わるものではないですね。

ただ、介護事業者は大企業から中小零細のところまで、事業者の規模に非常にばらつきがあって、ある程度大きなところはもういろんなことに取り組んでいると思うんですが、そうでないところはどうすればいいかを考えていく必要があります。

大規模化という方向もひとつの解決策ですが、家族的な雰囲気でいいケアを提供している小さなところもあるわけですから、そういうところの良さをなくさない取り組みが必要ではないかと思います。

青木●いまご発言いただいた3人の方に共通しているのはやはり、医療サービスも介護サービスも人がやるもので、働いている側の価値も認めて発展していくことが大事だということですね。西川さんはいかがでしょう。

生産性向上で日本の未来は明るくなる

西川●社会全体の中で医療や介護の生産性ってなんだろうと考えた時、私はあえてマクロの大きな視点から見ていくことが大事だと思っています。安倍総理の言う、生涯現役社会というのも結局、国民一人ひとりが亡くなる直前まで幸せでいられる社会を目指しましょうと言ってい

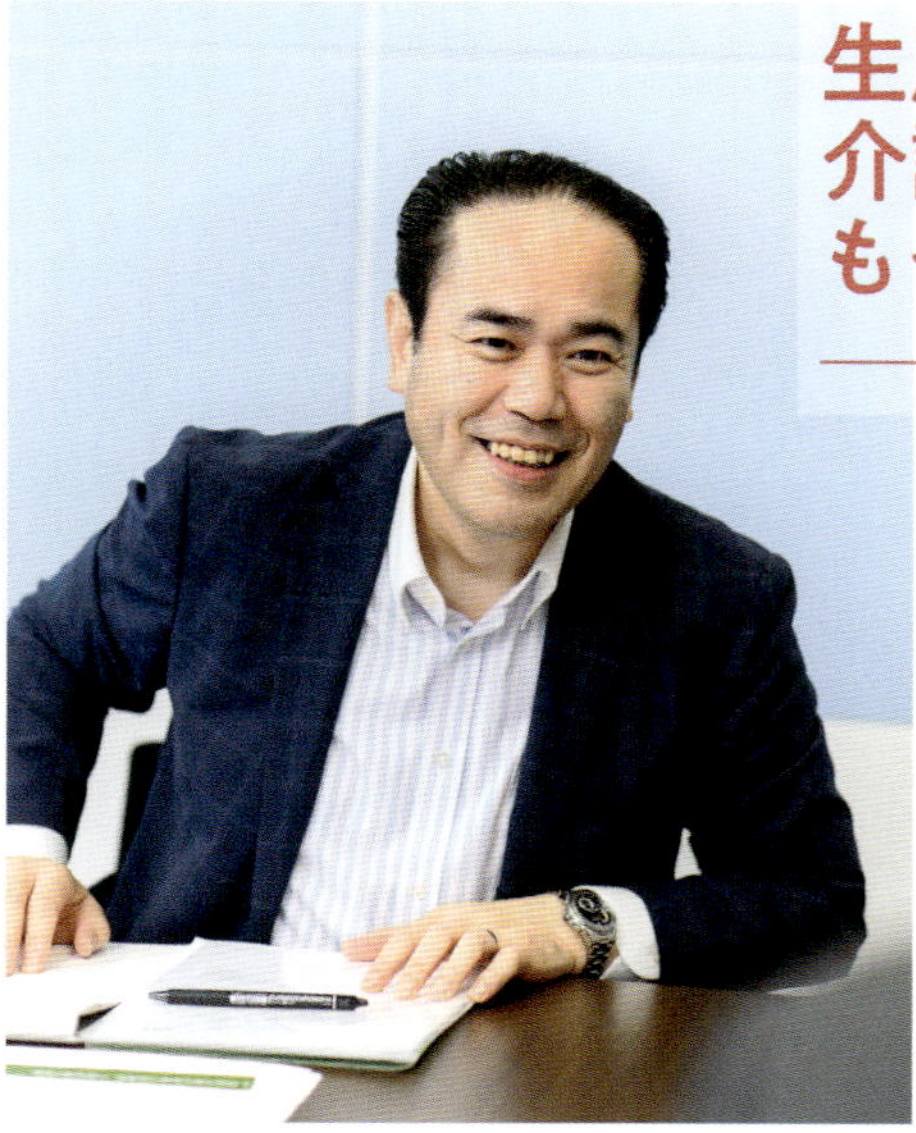

生産性向上には介護人材の定着がもっとも効果がある。
——馬袋

るわけです。しかしこれは厚生労働省も日本医師会も介護業界の方も、ずっとこれを目指してやられてきているわけです。

　なぜ今回、介護の生産性向上の議論に経産省が入っているかというと、社会福祉はもちろん大事なんですけど、マクロ経済から見ても健康・医療・介護をきちんとやることによって、将来の日本の社会が活性化し、マクロ経済社会環境が明るくなるからなんです。

青木●医療や介護を考えるとき、財政的にも人材的にもマイナス要因ばかりが言われますが、活性化させることでマクロ経済にも寄与するんですね。

西川●そうです。逆に言うと、健康づくりや医療・介護に不安があると、マクロ経済社会が不幸せになるというところが最大の懸念点だと思います。

　したがって、予防やケアなども含む、いわゆる広義のヘルスケアは、ある意味将来への投資だと我々は考えています。それによってマクロ環境が変わっていくからです。制度改革も大事ですが、例えば何歳まで働くんだという議論がありますが、年をとっても働きたければ働ける環境をつくるためには、まずは個人の健康とか、倒れたときにちゃんと治療やリハビリが受けられる、必要なら介護が受けられる環境を整備することが大事です。そうなれば、これまで60歳や65歳で区切って議論されていたことが、むしろシームレスに変わるんじゃないでしょうか。実際に85歳で現役にカムバックした医師もいますし、90歳で介護の仕事をしている人もいます。いざという時の医療や介護をきちんと用意しておくことで、全世代の国民の健康度は大きく変わると思っています。

青木●ヘルスケアの議論で経産省の力が必要となるのは、経

生産性向上は、それが地域や国民にとってどういう意味があるのかを考えるべき。
――吉田

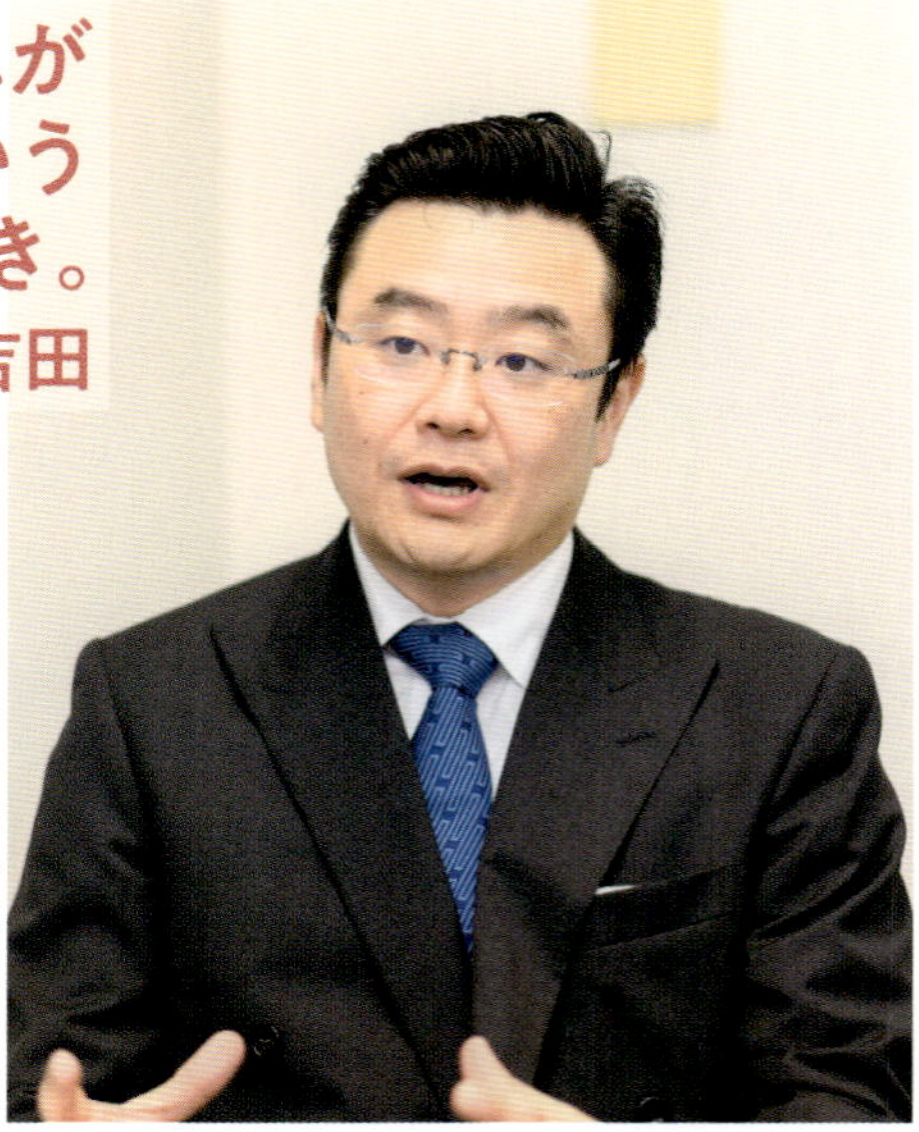

済、つまりお金と切り離して考えることができないからですからね。

新たな出会いが新しいサービスを生み出す

西川●マクロの経済政策が経済社会全体をどう変えるかという話だとすると、ミクロの経済政策は、いかに新しいイノベーション（革新）を起こしていくかということに尽きると思います。それは、単に技術革新だけではなく、いろいろな新しいつながりをつくっていくことこそがイノベーションのコア（核）だと思っています。

例えば、株式会社エクサウィザーズというスタートアップ（新しいビジネスモデルで急成長を目指すベンチャー企業）は、認知症の方とのコミュニケーションを円滑にするためにＡＩの技術を使っています。

フランスのユマニチュードという認知症の方とのコミュニケーション法とＡＩの技術が結婚をして、一緒に新しい付加価値を生み出していこうというわけです。

技術だけでなく、銀行や鉄道会社、スーパーなど周辺の環境を整えることによって、認知機能が低下して銀行からお金をおろせないとか、買い物に行けないという不自由さが1つずつ解消されていきます。こうしたことは別に新しい技術を使わなくても、対応する人たちが繰り返し確認するなど、マニュアルを整備すればいいし、そのために店員さんや窓口対応する方たちがケアマネジャーや介護職の方たちとつながれば、そこからまた新しいサービスを生み出すことができるかもしれません。

私はこのように、これまで出会わなかった方たちが一緒になって新しいサービスをつくっていくことが非常に大事だと思います。つまり、超高齢社会を明るくするのはテクノロジーやＩＣＴだけじゃなくて社会福祉の課題でもあるし、マクロ経済の課題でもあるし、イノベーションの課題でもある。そうするとみんなが一体となって取り組むインセンティブが出てくるんです。そこをつくっていくことがすごく大事だと思っています。

ICT 導入には業務プロセスの見直しが肝心。
導入によって変わった現場の姿とは。

Part 2　技術革新の先にあるもの

ICT・AI 導入で変わる介護の現場 問題は導入コスト

ケアを直接提供する時間とそれ以外を区別

青木●すでに財源がないということがわかっている中で、医療・介護の分野に必要なイノベーションにはどういうものがありますか。

吉田●生産性向上ガイドラインの作成を通してわかったことは、ケアを直接提供する時間と、そうでない時間を分ける考え方が比較的有効だということでした。

直接ケアをする、いわゆる介護といわれているものを変えていくテクノロジーもあれば、実は準備や段取り、片づけや集計といったところにテクノロジーを入れていくという発想も十分あり得るということです。

ＩＣＴなども、どの情報をどうやって使っていくかを導入前にみんなで考え、導入後は全員が自分ごとだと思って使うことでケアの向上につなげることができます。例えばインカム（無線機）を導入してコミュニケーションを整理するだけで始業時間が定時化し、利用者、特に認知症の方の状態が安定していく、というようなことが見えてくる。ここにたどり着くまでの道筋にイノベーションを入れていく機会はおおいにあるんじゃないかと思います。

私が理学療法士として現場にいたころは、朝決まった時間に集合し、申し送りをしてそれぞれ持ち場に行くのが普通でした。でも今は朝の申し送りのない施設もあるんです。ＩＣＴを使って自分のスマホで情報共有しているので、わざわざ対面で集まらなくてもいい。これは現場の通常業務からみると画期的なイノベーションの1つではないかと感じました。

図３　介護サービス事業所の生産性向上のためのガイドライン

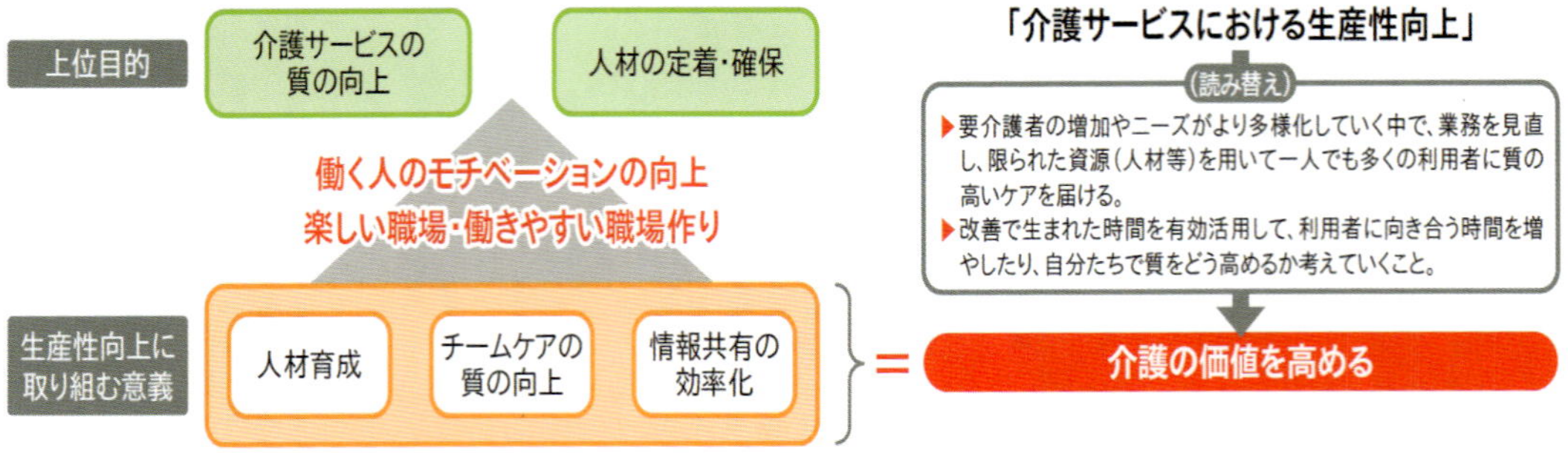

出典：「介護サービス事業における生産性向上ガイドライン（居住サービス分）」厚生労働省

分業制は本当に生産性向上につながるか

青木●生産性向上ガイドラインの目的を見ると（**図３**）、業務を切り分けて、専門職がやらなくてもいいことはやらなくていい、という方向が示されています。現場をよく知る鈴木先生や馬袋さんから見ると、そのような分業化を進めていくことが果たしていいのかどうか。

　私はオランダのビュートゾルフ（地域看護師による在宅ケア組織）を長年みているんですが、１人のナースが一貫して利用者に関わっていきます（**図４**）。彼らが分業化しないのは、そのほうが生産性が高まるからなんです。１人の利用者に対してたくさんの人が入ると、情報共有などをＩＣＴで補うことはできても、例えば認知症の人にとっては混乱を招くようなこともありますから。

　また、日本の特養などでも入浴介助のためにベッドから起こす人、風呂場に連れていく人、衣服を脱がせる人、入浴させる人、のように役割を分けているところがまだあります。

　そうしたやり方が、本当に目指す生産性向上につながるのかという疑問もあります。ＩＣＴを使うことももちろん大事なんですけど、現場の中でイノベーションを起こすためには、仕事の切り分けはどこまで必要なんでしょう。

鈴木●医療は医師がいて看護師がいて、さらにいろんな専門職種がいてチーム医療を提供しています。ところが介護は、介護保険創設とともに新しくつくられた概念のため機能が未分化で、整理が必要だと思うんです。だからといって少ない人材をさらに細分化するようなこと

図4　ビュートゾルフの自立と自律を支える仕組み

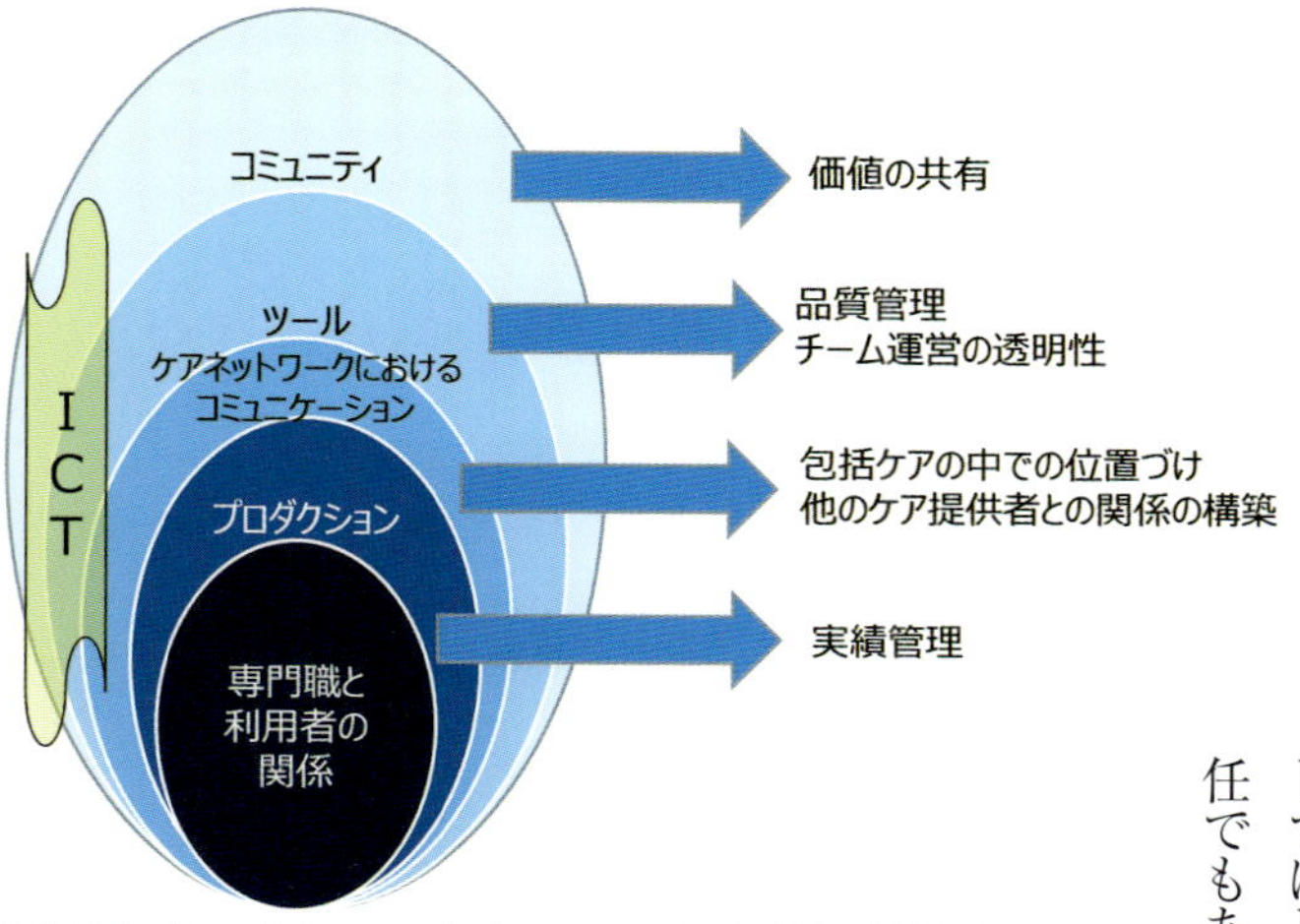

出典：「Buurtzorg: better care for lower cost」Jos de Blok の図を改変

は現場としては受け入れにくいですが。

報酬で賄えないICT導入の膨大なコスト

鈴木●むしろ、現場では書類がすごく多いので、それを何とかしてほしい。これは厚労省の責任でもあるわけで（一同笑）、将来的に書類を半減させるとは言っていますけど、結局何かを削減してもまた新しいものができてしまうので、現場の印象としては減らないんですよ。

青木●今年6月に介護分野の文書に係る負担軽減に関する専門委員会が設置されたと、厚労省から発表がありましたね。

鈴木●効果ある結論になることを祈るばかりですが、介護の分野ではまずそれをクリアしていくことが先決ですね。ICTでは、うちの施設ではベトナム人の介護人材を雇用していて、1年ほど前から音声入力ができる機械を入れまして、それがすごく効果を上げています。彼らが日本語で記録を書くのは大変ですが、音声入力なら簡単だし時短にもなります。

　ほかにも病院の電子カルテを介護の現場でも見られるようにしていますが、とにかくシステムの整備に膨大なコストがかかるんです。うちのような中小病院でも病院の電子カルテ導入だけで導入費用は1億円以上。介護やリハビリなども全部つなげると3億8千万円かかりました。メンテナンスコストが年間1千万円。そのコストを診療報酬ではほとんど手当てしてくれないから持ち出しになって、結局ICT貧乏みたいなことになる（笑）。

　だから現場はいろんなものを使おうとしていますが、使える環境——報酬なのか補助金なのかわかりませんけど、導入するならそういうバックアップも伴わないと、全部持ち出しでは限界があると感じています。

青木●ICTの間接部門への導入はかなり有効なのは明らかですが、そのコストをどうするか。馬袋さんはいかがですか。

馬袋●当たり前ですが介護事業の報酬は、利用者へのケアにしか発生しないんです。結局内部

業務の切り分け、分業化が果たして本当に生産性向上につながるのか。
――青木

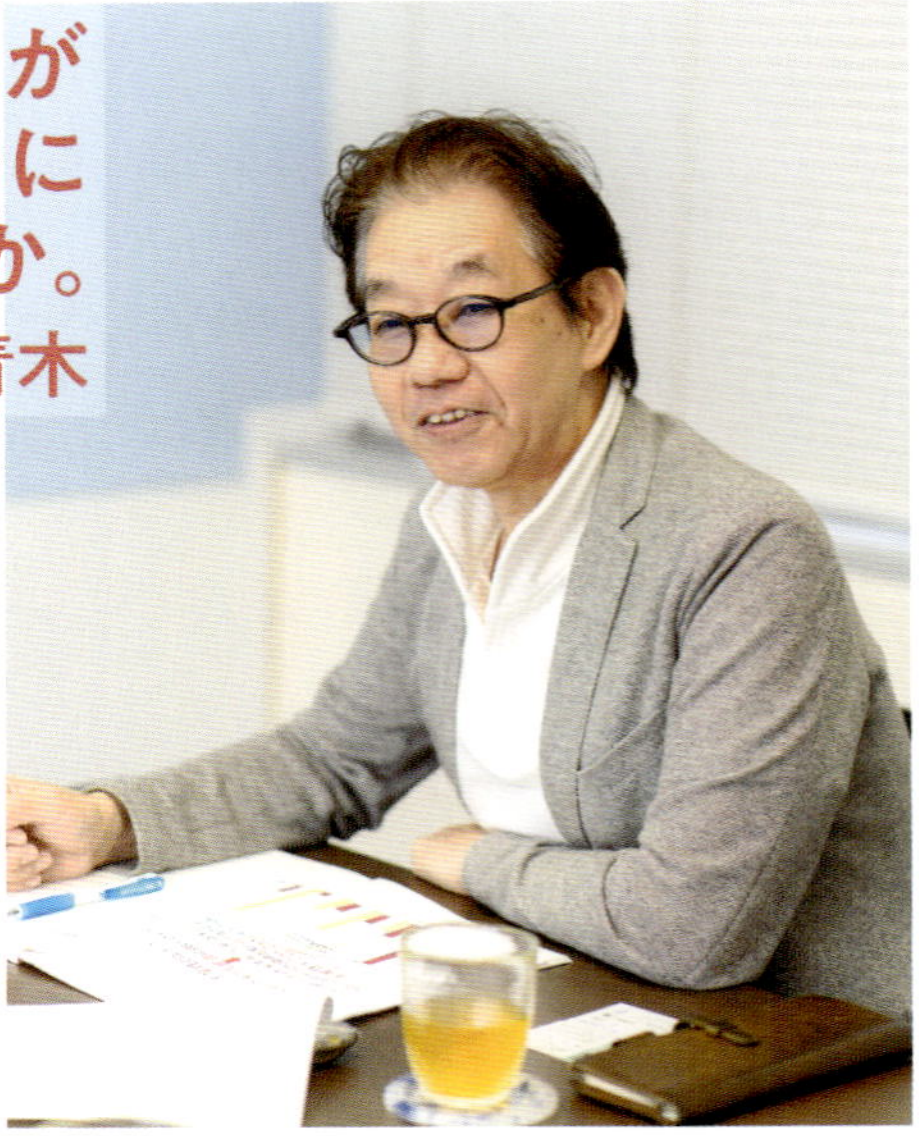

の業務にコストが発生するので、経営の部分では介護報酬という収入に対して、内部コストをどうマネジメントするかということが重要になってきます。

基本的には組織がケアの目的に合わせて業務をしていくんですが、プロセスの相互間を見える化すると、確認作業を怠ったり、わかっていない部分にすごく無駄が発生しているのがわかります。たとえば同じような記録を2つ書いてしまうとか。

ICT投資は社会全体に寄与する投資

青木●今でも平気でそういうことが起きているわけですね。

馬袋●そうなんです。だからICTを導入する時にもプロセスが整理できていないと、現場では「この記録は誰が先に書くのか」みたいな話が出たりします。

なので、まずは目的に合わせてプロセスをちゃんと見える化し、それから、ケアプロセスは分業ではなく連続性でやるものだから、分業してもいい部分は目的に合わせてやらないといけない。そうしないとケアの質の向上を目的化せず、いかに利用者を早く入浴させられるかというような作業になってしまいます。そこは絶対にブレてはいけないと思っています。

もう1つ、ICTは教育に使えると思っています。たとえば音声のテキストファイル化を導入すると、同じケアの記録でもAさんはこの言葉を多く使うけれど、Bさんはまったく使わない。これはそもそも視点が違うんじゃないか、教育の中でばらつきが起きているかもしれない、ということがわかってきます。そしてテキストを整理することによって記録を標準化できる。つまりICTは教育にも使えるという意味での副産物がいっぱいあるんです。

記録についてさらに言うと、制度が要求している記録と、連携しないといけない記録について、なぜ国としてデータを一本化できないのか。たとえば、ケアマネとの帳票などをいまだにファックスでやりとりしていることがありますが、国が「止めよう」「まとめよう」と言ってくれれば生産性は大きく上がります。

先ほど、鈴木先生の病院ではＩＣＴ化に3億円かかったとおっしゃいましたが、この3億は地域のための社会的投資を1つの法人で行っていることだと思うんです。そうしたＩＣＴへの投資を、行政が今やっている健康やケアの部分と一元化できれば、ベンダー（コンピュータやソフトウェアの製造・販売供給元）が変わるたびに膨大なコストが発生することもないですし、社会で何が起きているか、よりはっきりわかるようになると思うんです。

鈴木●行政のデータと一本化するというのはいい考えですね。

馬袋●例えば地域のスーパーの売り上げ傾向とヘルスケアデータを組み合わせて見ると、西日本で骨折が多いのは納豆を食べていないからかもしれないとか、そういう確かな材料をヘルスケアデータが提供できることに気づいてもらう。

事業者も社会も、これまでのように記録したものを監視する時代から、情報を整理して互いに協力し、活用するという関係になったほうが、生産性はもっと上がると思います。今、ちょうどその変わり時だと思うんです。

中小の事業所がＩＣＴ化できないのは、投資をしても見合うだけの収入がないからです。ですから誰もが使えるようになるには、非効率を集約化して社会で投資したほうが早いと思います。

国民には社会保障の参画者として自分の健康情報は提供するものだと理解していただいて、自分の情報がデータベースに入って、社会で活用するために保険という制度に参画しているんだという概念にまで整理して、社会的なイノベーションにしてほしいと願っています。

青木●個々の事業者の内部コストを社会事業化するという考えについて、西川さんいかがですか。

西川●大事なことだと思います。国が定めるものでなくても、業界団体や医師会、介護事業の連合団体などがプロフェッショナルな基準として自主的につくっていくことができそうですね。

2040年までに国が取り組むデータ改革と、
小規模事業所が手を組み起こすイノベーションとは。

Part 3　行政と民間の役割と意義

医療と介護に必要なイノベーションとデータヘルス改革

標準化の前に民間主導の技術革新を

西川●現場での業務改善は、実はＩＴ投資がされる以前から日本はたくさんやってきているんです。

１９５５年設立の公益財団法人日本生産性本部（旧・経済産業省所管）は、コンピュータが導入されるずっと以前から、日本はどうやったらサービスやモノづくりの生産性を上げることができるのかを調査・研究してきました。業種ごとはもちろんのこと、商店街とか工場とか、あらゆる業態で取り組んできた蓄積があります。

日本には中小企業が約４００万件ありますが、大規模コンピュータを入れて投資できるところなんてそんなにない。みんなでなんとか工夫をして、アドバイザーを入れるなどしてやってきたんです。

介護は、２０００年に介護保険が始まって一気に需要が広がっていくなかで、皆さん現場で工夫されてきた。今後はＩＣＴだけじゃなくて、他の領域で日本が培ってきた業務改善的なものをどんどん取り入れていくといいと思うんです。

青木●カイゼン、ＰＤＣＡや５Ｓ、３Ｍなどは今回の「生産性ガイドライン」でも数多く紹介されていました。長年の勘や経験に頼ってきた介護の現場でも、業務の標準化、マニュアルづくりを整備するところは増えています。

西川●業界で標準をつくっていくことで大事なのは、たとえば高齢者の生活を支えるために必要なもの――手すりなどのバリアフリーなどはすでに標準化されています。

ところが、手すりは身体機能

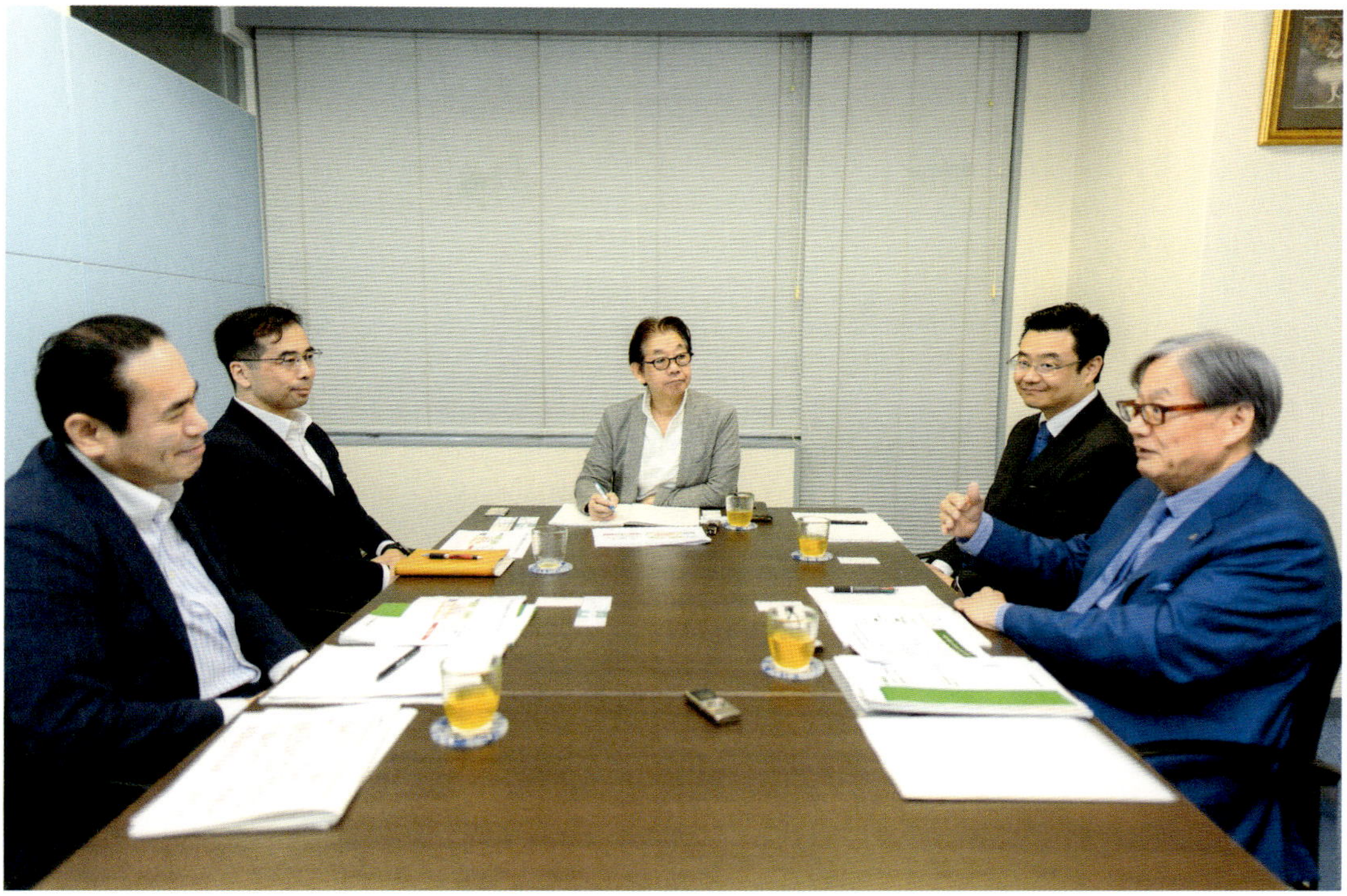

が低下してきた人には便利ですが、認知機能が低下した方にはあまり意味がない。認知症の方にはむしろ、家具の配置や部屋の色調などを考えて混乱しないようにすることが大切です。

そうしたものは国が定めるというよりは、家をつくる人、机やいすをデザインする人、サービスを提供する人などのように、さまざまな業界の生活産業の中で民間主導でつくっていって、やがて「バラバラだとややこしいから標準化しましょう」という流れになるのが自然です。介護保険導入の時に、福祉用具なども標準化しましたが、まだまだたくさんある気がします。

それぞれの業界で工夫して、切磋琢磨していくことからイノベーションが起きて生産性が向上していくんですが、不必要な競争や無駄を排除するための基準は、国がしっかりつくっていかないといけない。

今、私ども経産省は、厚労省や総務省と一緒に、国が持っているNDB（レセプト情報・特定健診等情報データベース）や薬の履歴などをきちんと個人に返していけるシステム、データヘルス改革に取り組んでいます。実現すれば、当事者がスマホやパソコンを使って自分のヘルスケア情報を取得して医師やケアマネジャーと情報共有するためのもので、2020年に一部スタートを目指しています。

ヘルスデータを集約させた「情報銀行」構想

青木●医療のICTは、システムの連携がなかなかうまくいかないとよく耳にしますが。

鈴木●ベンダー側の囲い込みも大きいですね。我々は1回採用したら、なかなか他のベンダーにスイッチできない。

地域の高齢者の生活を守る工夫を

　私の経営する病院は、中山間地域も含む人口約４万人の茨城県常陸大宮市にあります。車社会である一方、家ではたいてい畑で野菜をつくっていますから、年をとっても皆さん、足腰は丈夫です。だから、介護予防の体操なんか告知してもなかなか来てくれません（笑）。予防に力を入れるなら、地域の実情に合ったものを考えていかないといけません。

既存のインフラを活用

　昨今、高齢者の交通事故が社会問題となっていますが、公共交通機関が発達している都会なら、65 歳を過ぎたら免許返納でも困らないと思います。しかし、地方の高齢者が自分の畑に行くためにタクシーを使うわけにはいかないし、近くにお店もないので買い物にも行けなくなる。

　人口が少ないから新たなインフラをつくる余裕もない。それなら地域限定免許など特例をつくるべきかもしれませんし、スクールバスやデイサービスのバスを、使っていない時間帯に活用し、高齢者の買い物や通院の足として使うような仕組みができるといいですね。

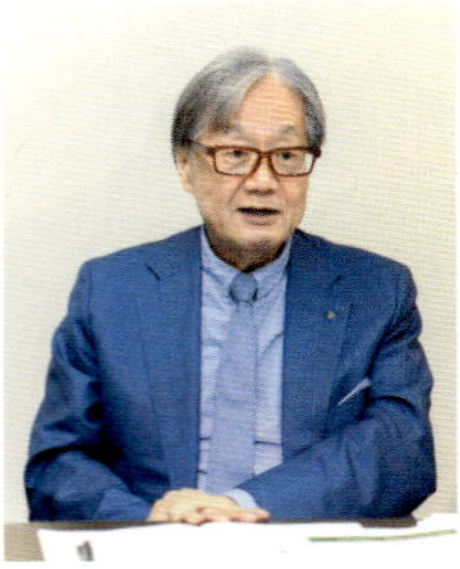

鈴木邦彦《すずきくにひこ》

一般社団法人日本医療法人協会副会長、医療法人博仁会・福祉法人博友会理事長。
1980 年秋田大学医学部卒。専門は内科・消化器内科。2009 年～ 15 年までから中央社会保険医療協議会委員、10 年～ 18 年まで日本医師会常任理事を務め、医療保険・介護保険、地域医療などを担当。14 年～ 18 年まで社会保障審議会介護給付費分科会委員を務めた。

青木●いま使っているデータベースに、他のどのシステムからも、どの事業所からもアクセスできて、最終的には個人にデータをお返しすることができるというものが理想ですね。セキュリティーの問題はありますが、生産性向上のためにはデータの一元化は必要です。

馬袋●自らの健康は自らが守るという本来の考え方でいえば、個人データそのものをデータ銀行のようなところに預けて、それを医療や介護の人たちが必要に応じて使わせてもらうという形がいいと思います。

　データの持ち主はあくまで個人であり、本人で、それを預かってくれる銀行（データベースシステム）と、そこに医療機関や介護事業者がアクセスできる権利を与えれば、その銀行がもっているデータを国のスタンダードとして、効率的なサービス提供や研究開発などができると思います。

西川●ヘルスケアの情報銀行ですね。

青木●情報自体は個人のもので、それを資産として預けるという形ですね。そうするとかなり効率的になりますね。

馬袋●そういう仕掛けをつくったほうがいいと思いますね。

吉田●情報の管理をしていくうえで重要なのは、やはり情報の鮮度だと思うんです。今、自分たちが持っていないといけない情報なのか、あるいは閲覧だけで済むのか、都度更新はされているのか。その切り分けから始めないといけない。

　でも介護の情報は名前、基礎疾患、要介護度など、毎回それぞれの事業所がゼロから取得するのではなく、なんらかの条件のもと1カ所にあるものを閲覧・参照できれば済むようなものは結構需要が高いと思います。

　今の西川さんと馬袋さんのお

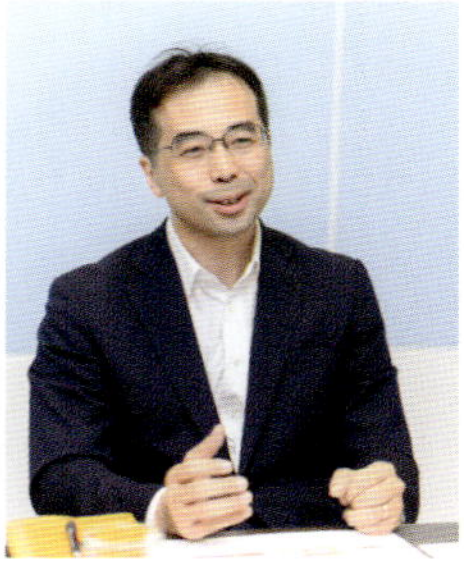

西川《にしかわ》和見《かずみ》

経済産業省ヘルスケア産業課長。1996年通商産業省（現・経済産業省）入省。大臣官房、貿易局、通商政策局、中小企業庁等を経て大臣官房政策企画委員として総合調整、東日本大震災対策等を実施。経済産業政策局政策企画官として日本再興戦略の立ち上げに関与後、シンガポールに赴任。2017年7月にヘルスケア産業課長に就任。

高齢者に使えるICT機器の開発を

　最近、ウェアラブルデバイス（スマートウォッチなど身に着けて使うICT機器の総称）を着けている人が増えていますが、これはもともとアメリカ西海岸のビーチを走っている若者が、ジョギング中の歩数や心拍数、血圧などのバイタルを計測するツールとして開発されたものです。最近はGPS機能を搭載したものもあります。

日本のヘルスケアを世界に

　こうした機能は若者だけでなく高齢者の健康管理にも役立ちます。超高齢社会を突き進む日本がつくる新しいイノベーションとして、ヘルスケアの視点から高齢者にも使ってもらえる製品をつくろうと、日本の医療・介護の専門の方や海外にも声をかけたところ、800人くらい集まりました。経産省としては海外に持っていける製品としてもその開発に期待しているわけです。

　2019年10月16日、17日には、昨年に引き続き「ウェル・エイジング・ソサエティ・サミット」という国際シンポジウムを開催し、日本と海外が連携して、高齢化に対応した新しいイノベーションを起こしていく取り組みを行います。

話を、現場の生産性向上という観点から見ると、自分たちで時間をかけて獲得すべき情報と、他から取得したもので済むものがあるという点を考慮して整理することもできますね。

馬袋●介護サービスを提供している中で注意をしていることは、家族が言ったことを「本人の状態を看た」ということにして、そのままアセスメントとしてしまう人がいることです。

　これはよくあることなんですが、やはり本人主体のアセスメントをしないと始まりません。特にこれからは独居者が増えて家族がいるのが普通という状況も難しくなってくるので、本人が自分自身についてちゃんと考えなければいけない。

　そういう意味でも、自分の健康や病気についての情報銀行があれば、いつでも自分の健康を振り返ることができ、病気への対応や介護のあり方も変わり、自らの行動変容につながると思います。

医療・介護に今こそ必要なイノベーション

鈴木●最近、厚労省的な考え方と経産省的な考え方の違いがわかるようになってきて（笑）、厚労省的な考え方というのは、旧内務省というだけあってすごく統制的というか、ドメスティックじゃないですか。

一同●そういう傾向はありますね。

鈴木●だから業界への姿勢も経産省とは一味違うところがありますね。

　経産省のヘルスケアの取り組みをみていると、今後、医療保険・介護保険サービスだけでは全部をまかないきれなくなってきた時に、制度の外側にもう少し自由なものを作ってもいいの

介護も生涯の関わりが求められる時代

介護事業に関わり思うのは、介護とは地域の人の健康を生涯にわたってケアする生活産業だということです。

ビジネス的にみると、医療では、住民は最初から生涯関わる顧客として存在しますが、介護保険は原則65歳以降の、平均すると最期の5年間だけの関わりです。

介護と医療は、住民が高齢になって介護が必要となった最後の数年間、連携しますが、これからは介護も、医療のように生涯にわたる関わり（生涯顧客）として長い目でみて関わらないといけないと思います。

知ることで価値が変わる

そのためには、40歳になったら保険料を納付するだけではなく、自分たちも制度構成員の一員ということで制度の内容について知る機会が必要です。

企業や地域が介護保険についての勉強会を開くなどして、財源のことや報酬が支払われる仕組みを知ることで、保険制度の価値は変わってくると思います。

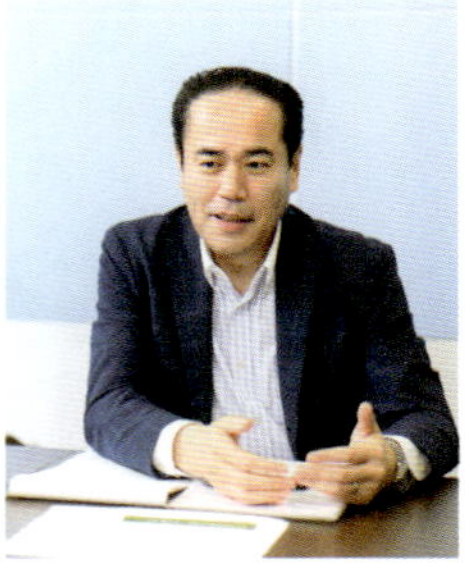

馬袋秀男《ばたいひでお》

一般社団法人民間事業者の質を高める全国介護事業者協議会顧問。株式会社ダスキン、（医財）河北総合病院、（株）ジャパンケアサービス代表取締役等を経て（株）グッド・シェパード代表取締役、一般財団法人家庭医療学研究所専務理事、兵庫県立大学大学院経営研究科客員教授。

かなという気にだんだんなってきました。

馬袋●私も実は、経産省が公表するデータや文書の内容が、他の省庁に比べても一番わかりやすいと思っています。なぜかというと、方針と展開がちゃんと書かれているのですが、厚労省の人は、現象の部分から書くので、現象と現象の部分をつながないと理解できない。

青木●そういうところがありますね。

馬袋●難しいことをちゃんと整理してみせるのが本来の専門性なんですけど、厚労省の文書は、ちょっとしたことを難しく書く傾向があるのではないでしょうか。その点、経産省の文書はわかりやすく整理して書かれていると感じます。

西川●最近、厚労省ともあらゆるところでチームを組んでいるので、あえて弁護しますと、やはり制度をつくったり規制したりしているところはステークホルダー（利害関係者）も多いので、全国津々浦々、どんな人も取り逃さないように、しつこいくらいに完璧を期すのが厚労省の仕事だと思うんです。

一方、経産省は規制や制度のところに厚労省ほど責任がありませんから、そういった意味では、耳障りのいいようなことを言いやすい立場ではあるんですけど（笑）、その分ちゃんと付加価値を届けていかないといけないなと思っています。

鈴木●そうですね。お互い補い合っていくのがいいですよ。

青木●生産性向上のための事業規模は、厚労省は大規模化推奨ですけど、大規模法人がいいかというと、そうも言えないと思います。日本に大規模法人のスタートアップが少ないのは、スタートアップはもともと小規模事業者が多いからなんです。

小規模事業所が医療・介護の

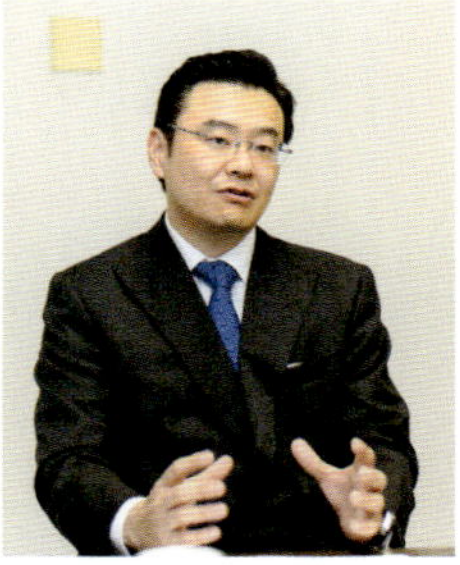

吉《よし》田《だ》俊之《としゆき》

株式会社NTTデータ経営研究所 情報未来イノベーション本部戦略企画センター長。
理学療法士、MBA。産業戦略の視点から介護の生産性向上や介護ロボット機器といった先端技術との融合による市場拡大を目指し、政策提言と事業戦略を担う。

介護助手の導入で業務負担を軽減

ICTや介護ロボットを積極的に導入して生産性を上げることは、人材確保が容易でない現在の状況からいっても、今後不可避の取り組みとなってきます。しかしその一方で人の手によるケアや見守り、声掛けなど、専門職でないと質の高いケアを提供することは不可能です。

元気高齢者を活用

新しい試みとして、公益社団法人全国老人保健施設協会（全老健）では、元気高齢者を活用した「介護助手」モデル事業を展開しています。

介護職が行っていた業務のうち、比較的簡単な作業を介護助手が担うことで、介護職の周辺業務の負担が軽減され、介護の質の向上や介護職の残業時間が減るという効果が出ています。

ただ、この場合の収入は2次的なもので、社会貢献や自らの介護予防につながることに価値を見出している元気高齢者を採用するのが前提です。ですから経済政策、雇用政策としての雇用とはちょっと違います。

スタートアップになって、そこでイノベーションを起こさないと、世界に誇れるようなものはできない。じゃあ厚労省の言うように社会保障事業は全部合併して大きな組織でやりなさいというのも変な話で、それを言ったら医療を一番簡単にするには統制経済にして公立病院にすることになってしまうでしょう。

鈴木●大きくすればいいというのは、昔から厚労省の発想なんです。

馬袋●それで公立病院を一時たくさんつくったけれど、今は統合して…（笑）。

鈴木●民間ができることは民間にやってもらいなさいと厚労省が言っているんですから。

青木●民間の中小の事業所で、いいケアをしているところをどう生産性向上させていくかを考えることも必要ですね。

吉田●サービス種別でいうと地域密着型のように、制度のなかで小さくやることを前提とされているものもあるので、介護事業所は経営規模が小さいところがたくさんあります。そういう事業者が生き残るには、経営効率と住民の地域資源のアクセスを分けて考えないといけない。

小規模事業所が地域で手を組み生産性を上げる

吉田●経営効率の面では、全国に100カ所の事業所を持っていて、仕入や教育を一括でやっていくのも効率としてはすごくいい。経営として大きくやっていくことのメリットはあると思うんです。でもアクセスする先の事業所は別に小さくてもいい。そのうえで経営規模が小さいところを助けていく、あるいはお互いに助け合うような仕組みができればいいんです。

吉田●介護は人を通じてケアを

数字では測れない医療・介護の生産性

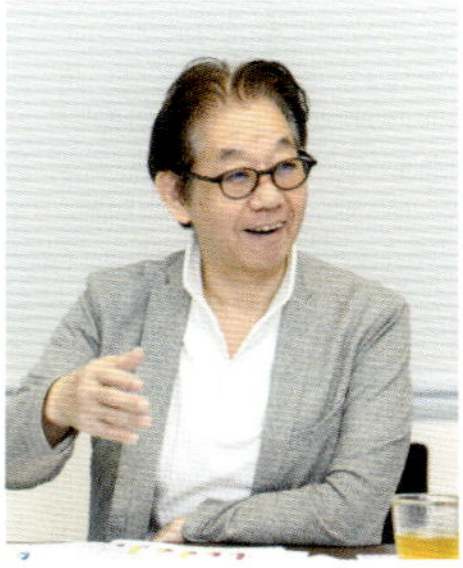

青《あお》木《き》正《まさ》人《と》

株式会社ウエルビー代表取締役。介護経営指導の第一人者として介護福祉ビジネスの経営・人事・労務・教育分野ならいに自治体の福祉施設等のコンサルティングを展開。著書に『デイサービス生活相談員“できる”仕事術』、『介護事業者が知らないと損をする 公的医療保険と診療報酬』（メディカ出版）などがある。

　今回は、2040 年まで持続可能な医療と介護マネジメントを語るにふさわしい方々にお集まりいただきました。

　タイトルにある「持続可能性」とは、わかりやすく言ってしまうと「財源の問題」です。

　これ以上、医療や介護にお金がかかると、制度そのものが破綻するから、現場を何とかしなさいということでたどり着いたのが技術革新（イノベーション）です。

生産性より QOL 向上を

　日本のサービス業、特に医療・介護の生産性が低いとよく言われるのですが、本当にそうなのかという疑問を医療費を軸に整理したものが 11 ページ図 2 です。

　生産性とは、インプット分のアウトプットですから、アウトプットを何で見るかで変わってきます。

　また、長年業界で働いている者として、社会保障としての医療・介護を、付加価値生産性のお金の面だけを見ていていいのかという疑問もあります。

　私はサービスの質を高めることとは、最終的には利用者の QOL を向上させることだと考えています。

提供することを考えると、やはり質の向上、そのための人の育成が重要です。この育成部分が、小さいところは人が出せないし時間もない、なによりお金がないため、充実させられない。それを、地域でお互いに教育し合ったり、一時的な転籍・出向のような仕組みづくりができれば、1つの事業所としては規模が小さくてできなかったことが、地域の事業所が歩み寄ることでできていくんじゃないでしょうか。

青木●小規模事業所が生き残るには、そうしていかないとならないでしょうね。

鈴木●我々の分野は、どんなに大きいといっても地場産業なんです。だから介護の場合、全国チェーンもあるけれど、地域密着型で、ある程度限られたエリアで深くかかわっていくことのほうが、住民や利用者にとってはよりよいケアを提供することができると感じています。

　事業者としては小さくても、質の高いサービスを提供すれば絶対に選ばれます。だから質の向上に力を入れていけばやっていけますよ。逆に地域を1つの事業体がやったほうがいいという人もいますけど、地域独占は競争原理が働かないので、やがて腐敗すると思っています。

青木●医療もそうですか。

鈴木●医療は医療保険に守られているように見えますが、すぐ隣に同じ診療科の診療所が開業しても文句は言えませんし、競争は質の向上に実は寄与しているんです。もちろん過剰にあるのは無駄ですが、ある程度数があって、競争原理が働いたほうがいいんです。

　日本は公的な皆保険の下で民間中心の医療を提供する「公＋民のミックス型」で、これは先進各国が目指している姿なんです。イギリスのNHS（国民保

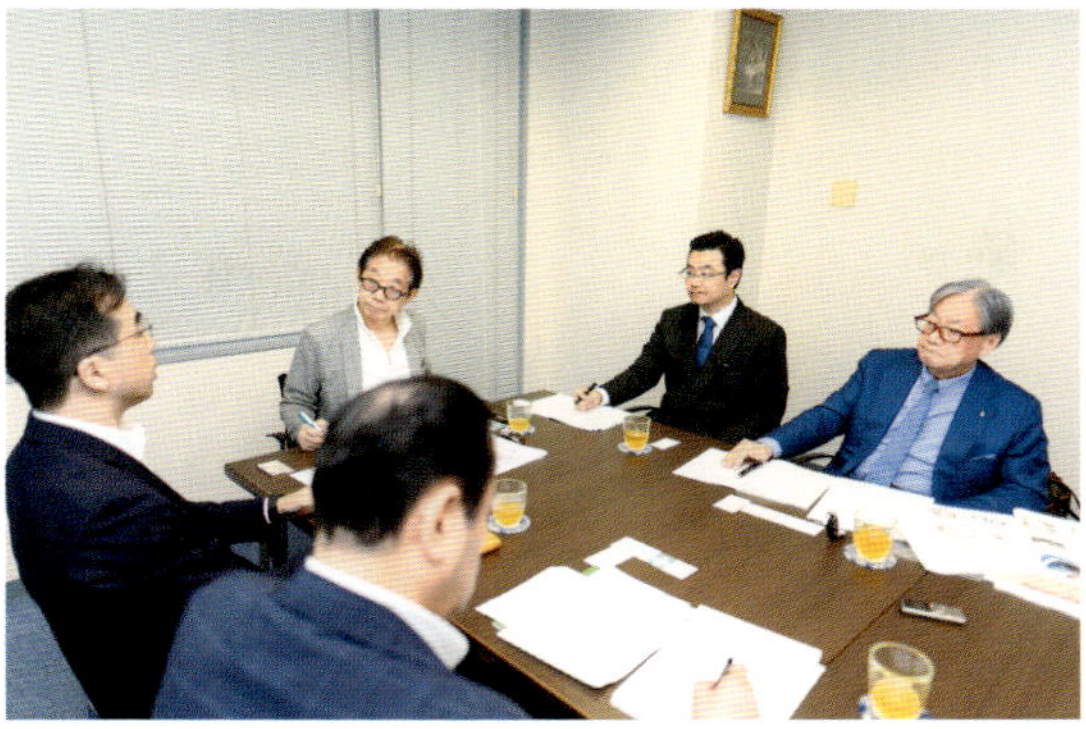

健サービス）は少しずつ民営化していこうとしているし、アメリカは逆に皆保険をつくろうとしていた。すべて日本に近づこうとしているとも言えます。日本が成功したのは「公＋民のミックス型」がうまく機能してきたからで、規模を大きくすればいいというものではない。ただ質は良くしないといけない。

馬袋●大規模会社でも、どこで展開しようと、その地域のなかで認めていただけないと事業所が成り立たないのは事実です。

青木●規模ありきではないということですね。

馬袋●質の向上という目的を明確にしながら非効率な部分を集約し、一人ひとりがちゃんと参画できるコンソーシアム（同じ目的をもった仲間）として機能することがすごく大切だということです。

例を挙げると、地方の小規模な介護事業所の近くに建設会社があるんですが、そこは雪国なので冬は暇になる。一方、地域住民は毎日雪かきしないと外に出られないけど、高齢者は自分ではできない。

ならば介護事業所と建設会社が手を組んで一緒にやろうということで、地域を住みやすくするサービス産業を創出したんです。別会社にしなくても会社内の一組織でもいいんですが、地域の産業の再編というなかに介護の専門性をもったメンバーがいると、規模は小さいけれど価値あること、必要とされていることに気付くと思うんですよ。

そういう意味では小さい規模だからだめなんじゃなくて、いいものはいいんだと思います。

西川●生涯現役社会と最初に申し上げましたが、個人にとってどんな介護サービスだったら笑顔になれるかを自分の立場で考えたときに、もちろん無駄なことは整理しないといけませんが、例えば全国一律でどこへいっても同じ画一的なサービス、例えばお風呂の入り方も全部同じというのは楽しくないと思うんですよ。

介護は生活にかかわるサービスですから、人にはそれぞれ多様な生活スタイルがあり、画一的でなく地域密着で多様性を維持していくことが大事だし、そういうものがたくさんある国のほうが結果として強い。

青木●画一的でなく、地域にあったサービスこそが大切ですね。

西川●医療・介護の世界でも、最近は医工連携といって医療とモノづくりの人たちが連携する取り組みがどんどん広がっています。介護と医療、それに商店街や地域の交通機関など、生活に関連するいろんな人たちが集まって、地域でいろんな連携をつくっていくほうが大事なのかなという気がします。

経産省が世界に向けて発信している日本のヘルスケア産業。
そのカギは地域包括ケアシステムの成功にある。

Part 4　世界のヘルスケア事情

世界が注目する日本が誇るべき医療・介護制度

公助と自助は卵の黄身と白身の関係

西川●鈴木先生もよくご存知ですが、医師会の先生のご指導をいただいて、ヘルスケア産業を卵に見立てた図（**図5**）というのを資料として使っていて評判がいいんです。

鈴木●これはよくできた図で、これからの医療・介護を語るときには、私も使わせてもらっています。

西川●これを見ると、公的医療保険と介護保険が地域包括ケアシステムを支えているのは当たり前で、それが大事だというのはみんな否定しないんです。

しかしこれからは公的保険だけで地域包括ケアシステムを支えられるのかというところから我々はスタートしているんです。この図では、公的保険、現在大体50兆円くらいを卵の黄身に見立てていますが、卵は黄身だけじゃなくて白身も大事というのがこれからのヘルスケア産業です。

ちなみに白身の部分をグローバルに考えてちょっと誇張して言いますと、昔は黄身と白身は交わることはなかった。白身が広がると黄身が小さくなっていくとか、逆に言うと白身がいい加減なことをするから病院に来るべき人が来ない、困るじゃないかと黄身の方が白身の方におっしゃっていた時期もありました（笑）。逆に白身の方、つまりかつての経産省は、黄身に対して「これは計画経済だ、統制だ。そういうところからはイノベーションは起こらないから非効率である、規制緩和すべき」と言っていた時期もありましたね（笑）。

青木●二項対立みたいな時期ですね。

図５　ヘルスケア産業の市場規模（推計）

- ヘルスケア産業（公的保険を支える公的保険外サービスの産業群）の全体像を整理した上で、民間調査会社等が既に試算している各産業分野の市場規模を集計し、現状及び将来の市場規模を推計。2016年は約25兆円、2025年には約33兆円になると推計された。
- 今後、ヘルスケア産業政策の動向等を踏まえ、随時見直しを行っていく。

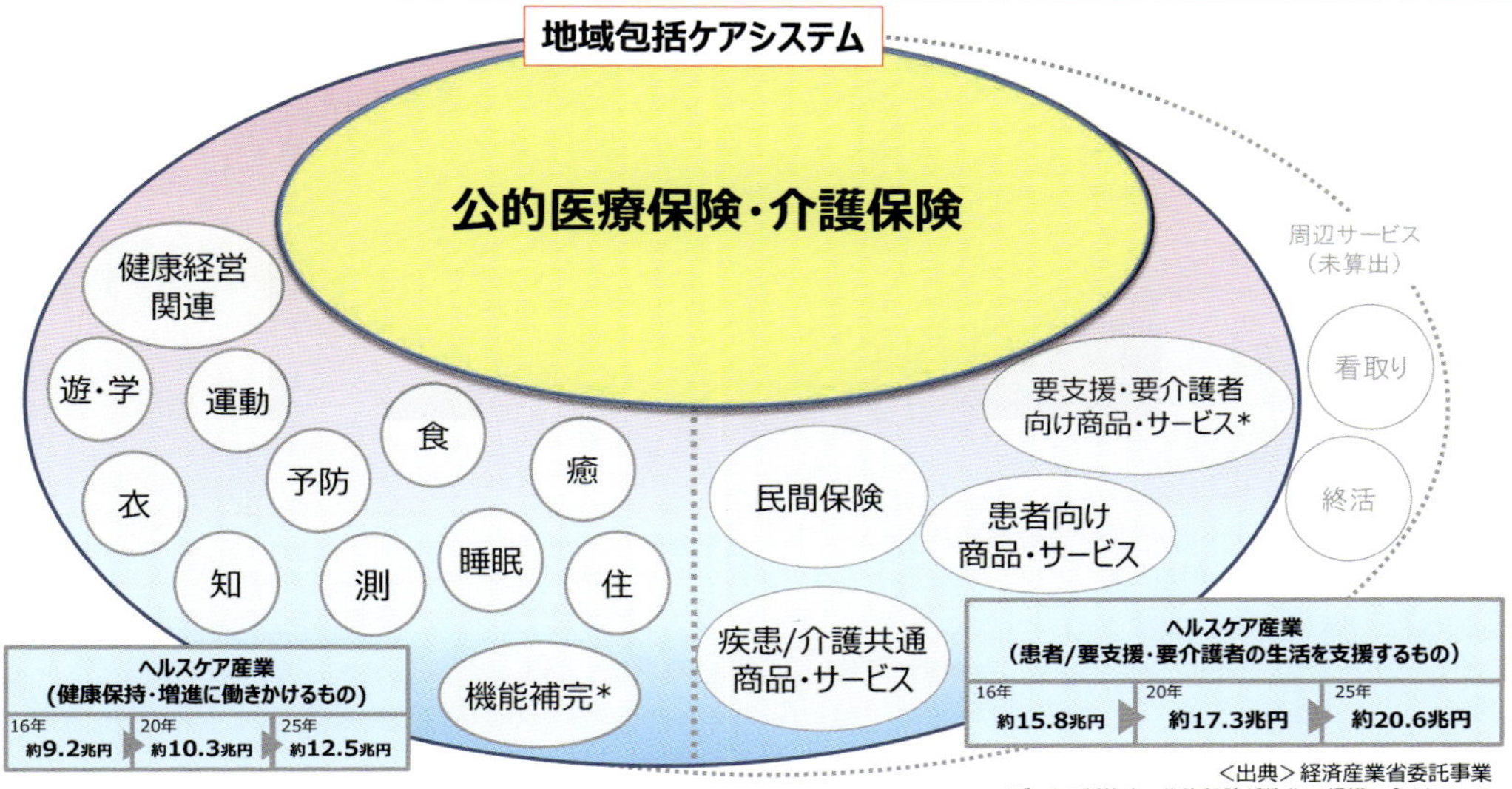

<出典> 経済産業省委託事業
*データの制約上、公的保険が数兆円規模で含まれている

西川●そうなんです。でも、医療や介護の現場を抱えていらっしゃる方が、公的医療保険と介護保険だけで生活が終わるわけではないんだ、その周辺に生活に必要なものがたくさんあって成り立っていると言ってくださるようになって。

鈴木●まさにそれが地域包括ケアシステムなので、そうするとこの白身の部分の周辺サービスまで取り込んでいかないと、システムが完成しないということになります。我々もそこまで行かざるを得なくなっています。

西川●これも敢えて誇張して言いますと、白身が世界を見たときに、日本はどんな立場にあるかということです。昔は個人情報保護や倫理の問題も規制緩和しないといけないと言われていた時代がありました。でもそういう規制緩和競争を世界のなかでやろうとすると、日本よりもやりやすい国はいくらでもあるんです。どの国かは言いませんけど（笑）。

　国家が情報を統制するのが当たり前になっている国は、規制緩和を求める声など気にせず全部統制してやれますが、個人の健康や命にかかわるものについては、統制されるのはいやだという人たちが大きな国の中にもたくさんいるわけです。

　逆に日本の産業界に目を向けると、個人情報保護や倫理規制はきちんとしている。そういう信頼関係ある社会のなかで作られた製品やサービスを、日本の介護事業者や病院が使っているという付加価値があることに気づくと、逆に黄身の方とくっついていることで白身の方もインセンティブがある。

鈴木●日本の医療制度は、平均的～低所得の方にとってはとても恵まれた制度です。これは守っていく必要があります。というのも、どんな先進国でも医療

図6　日中介護サービス協力フォーラム（介護のアウトバウンド）

- 日本政府は「アジア健康構想に向けた基本方針」（平成 28 年 7 月 29 日健康・医療戦略推進本部決定、平成 30 年 7 月 25 日改定）に基づき、高齢化という変化に対応し、人々が健康に立脚した各々の人生を送ることができる社会的・経済的に活力のある健康長寿社会をアジア地域全体として実現するための取組を積極的に推進。
- 日中首脳会談において、高齢化対応の中での新たな協力推進と両国経済界の交流を後押しすることで一致。
- 世耕経済産業大臣と何国家発展改革委員会主任の間で署名した「サービス産業協力の発展に関する覚書」に基づき、協力の第一弾として高齢化分野に関するシンポジウムを開催することで一致。
- 日中関係省庁（中国地方政府を含む）、介護サービス事業者、福祉用具メーカー等の参加を得て、10 月 23 日に北京で高齢化分野に関するシンポジウム、ジェトロ高齢者産業交流会（ビジネスマッチング）・日本福祉用具展示会を開催した。
- 本イベントを開催することにより、中国の高齢化対策へ貢献するとともに、日本の介護サービス事業者や福祉用具メーカー等の中国展開を後押し。

日時：2018 年 10 月 23 日（火）
場所：ケンピンスキー北京ホテル
主催：経済産業省、中国国家発展改革委員会
実施団体：日本貿易振興機構、一帯一路建設促進センター
協力機関：（日本側）内閣官房健康・医療戦略室、厚生労働省
（中国側）商務部、老齢工作委員会、民政部、国家衛生健康委員会、国家医療保障局、工業信息化部
参加者：日本政府関係者、日中介護サービス・福祉用具事業者等　約 450 名（うち日本側約 150 名）

出典：経済産業省「生涯現役社会の実現に向けて」2019 年 7 月

について富裕層とそうでない層に差があります。ヨーロッパは元々階級社会だしアメリカはもっとひどい。だからこそ日本は、恵まれた医療制度という本丸を守らないといけないのです。

青木●分断社会になってしまいますからね。

鈴木●そうなんです。だから今後は日本の優れた社会保障システムを、医療機器、福祉用具や医薬品と一緒に相手の国のシステムに合わせた形で輸出できるようにしたらいいんじゃないでしょうか。そうすれば、ヘルスケアは将来の大きな輸出産業のひとつになると思います。

　医療はどうしても設備投資にコストがかかるからいろいろな制約がありますが、介護は生活そのものなので、医療よりは介護のほうが海外に持っていきやすいかもしれません。

青木●介護のほうが、相手に合わせてカスタマイズしやすい。

鈴木●海外から見たら、我々医療機関や介護施設も、一般の企業と基本的に変わらないと思うんです。だから一般企業がやっていることを我々が取り入れてやっていくことも大事です。

　うちはＩＳＯ（国際標準化機構が定めた規格）は15年くらい前から、プライバシーマークも13年前から取得しています。それに伴って業務改善も行うのが当たり前になっています。たまたま公的保険の制度を使っていますが、事業所としては企業としてしっかり体制をつくっておかないとこれからは厳しいだろうと思います。

地域包括ケアの構築と完成を世界が注目

西川●昨年、安倍総理の北京訪問に合わせて、介護サービスを始め、高齢者の生活を支えるよ

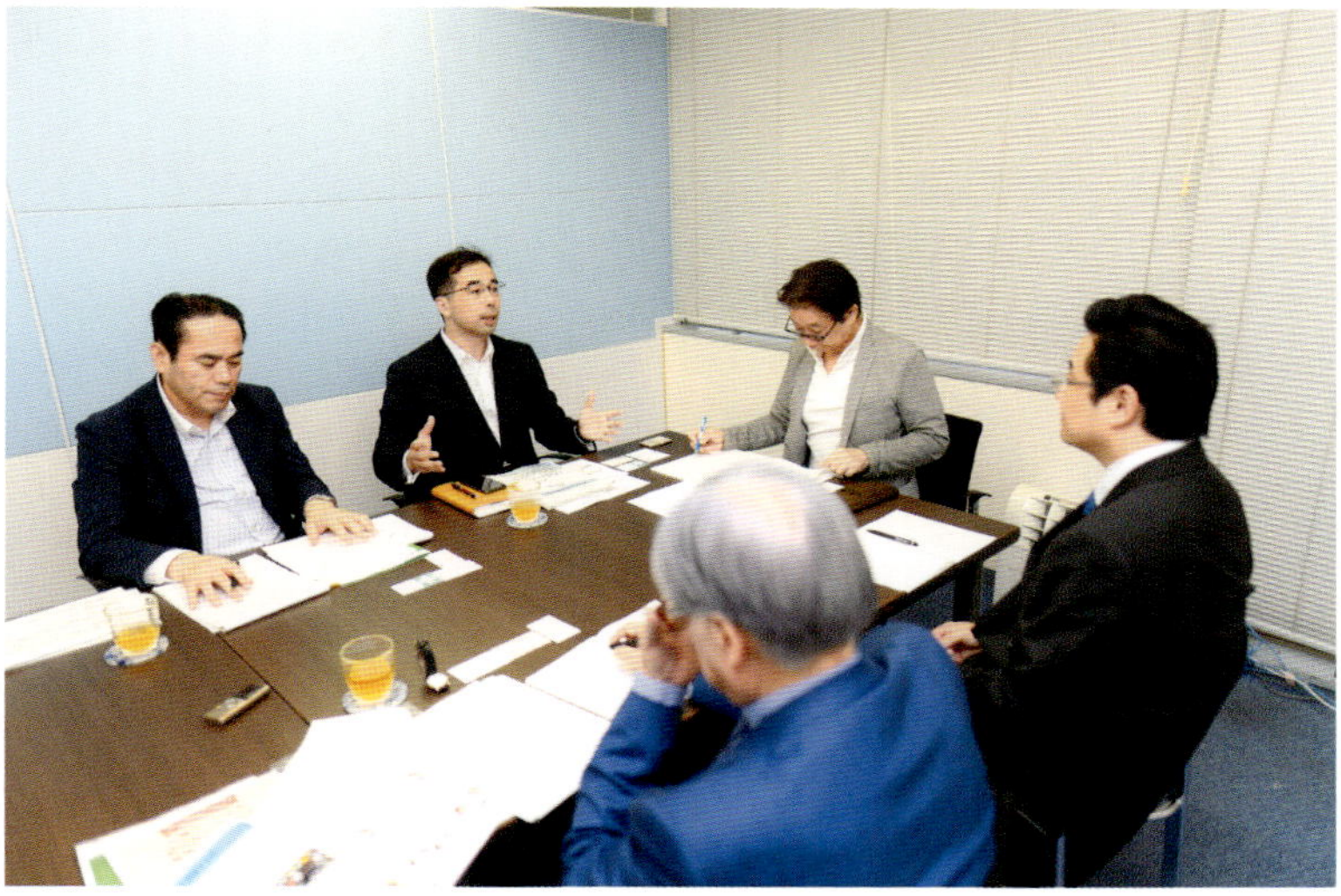

うなものまで含めて日中協力しましょうということで、「日中介護サービス協力フォーラム」というのを開催したんです（**図6**）。1日だけのイベントでしたが、500件近い商談というかマッチングがあって、中国のメディアも70社以上が取材に来るなど、たいへん盛り上がりました。

鈴木●日本の超高齢社会がどうなるかは世界中が注目しています。日本が地域包括ケアシステムをちゃんと構築できているかどうかを世界中が見ているんですよ。

青木●そのとおりですね。

鈴木●それができたら、日本のヘルスケア産業は信頼されて、日本でつくられたものが海外に輸出しやすくなる。逆に地域包括ケアシステムができないと、いくらいいものをつくっても信用されない。そこが大事なところで、厚労省と経産省が連携していくべき部分だと思います。

西川●さきほど青木さんが分断社会とおっしゃいましたが、アジアでも香港やシンガポール、台湾など、日本同様、高齢化が進んでいる地域があります。ただそういう社会で高齢者の車いすを押しているのはだいたいフィリピンやインドネシアの方なんです。富裕層でないと介護サービスは使えない。アメリカも似たようなところがあって、中南米の人が高齢者のケアをしています。

日本はどんなお金持ちでも家族やコミュニティが高齢の方の面倒を見て一緒に暮らしていくという考え方があります。介護保険が導入されても、その伝統は崩れていない。

中国がなぜ日本に着目しているかというと、そこだと思っていまして。なにしろ高齢者が15億人いますから、どんなにフィリピン人がやってきてもとてもケアできない。そうなるとやはり自分たちの家族やコミュニティで、自助努力で介護しないと、中国の高齢化は乗り越えられないんです。

イベントをやってわかったの

が、彼らが今、一番関心を持っているのは、地域包括ケアシステムのあり方や自立支援型介護、介護予防、医療介護連携でした。

鈴木●私もアジアでは韓国や台湾を視察していますが、韓国などあれだけ対立しているように見えても、向こうの中医協の副会長みたいな人と話をすると、「すぐ隣に自分の国の20年後があるのに、それを参考にしない手はない」とはっきり言っています。実際、韓国は日本の地域包括ケアを参考にしてコミュニティ・ケアというのを始めています。

フランスも、日本のコミュニティ・ケアに注目しているといっていましたしイギリスも始めていますね。5月にドイツに行きましたけど、ドイツは医療と介護が分断しているので、地域包括ケアをやりたいが、なかなか日本のようにはいかないと言っていました。日本はこれでも医療と介護の壁が低いんですよ。

ヘルスケアは世界共通の注力すべき施策

吉田●イギリスのマンチェスターが、自国でロンドンに次ぐ2番目のポジションをとって世界にアピールしようと経済界を中心に動いているんですが、彼らは経済政策を健康中心に大きく変えてきました。なぜかというと、わずか数マイル離れた地域と健康寿命に10歳くらい差があることが分かったんです。

同じ公金で一律のサービスを受けられるにもかかわらず健康寿命に差が出てしまうのは、地域全体の活力バランスの差になっていないか、これはいけないということで、経済セクターの人たちがまずは健康水準を上げることから進めていこうということになったんです。

そのために、まずNICE（英国国立医療技術評価機構）の税金を、医療だけでなくソーシャルケアのほうに使っていったらどういう効果が得られるかという試行がなされています。それは日本では介護保険制度になりますが、総合事業や地域支援事業のお金の使い方と非常に似たところがあると思っています。

鈴木●イギリスのNHS（国民保健サービス）は無料で利用でき、平等だと言われていますが、日本の介護保険に当たる部分は何もないですからね。

西川●どこにもアクセスできませんよね。

青木●日本の医療・介護保険はそういう意味でもトップレベルだと思うんです。

鈴木●そのとおりです。

自動運転車が走り、高齢者が自由に外出できる未来。
2040年は官民一体のイノベーションが現実化しているだろう。

Part 5 2040年の医療・介護のあるべき姿

技術革新の波はまず地方都市からやってくる

デイの送迎は自動運転で人材不足を克服

鈴木●これだけ世界から注目されているのは、日本は医療も介護も、いい時期にシステムをつくったことが大きなアドバンテージになっていると思います。ただ、これからは厳しい時代が来ます。

西川●2040年になると地方ではどんどん人口が減ってきて医療も介護も経営が大変になってきます。逆に東京など大都市は高齢者であふれてしまうけれど、人手は足りない。そこをどう改善していくのかが10年先、20年先の現場の社会課題だと思います。

今、足元のことをやっているだけでなく、日本は将来のビジョンを考えて前向きな投資もやっているという姿を世界に見せていくこと、そうすることで海外から技術や人を呼び込んで新しいものを開発して、日本で使いやすいものをつくっていくことも大事です。

青木●制度外のイノベーションも始まりますね。

西川●もちろん病院や介護現場のイノベーションだけではなくて、例えば2040年までには自動運転の自動車が走っていないと、さすがに経産省も自動車会社の幹部も「今までなにやってたんだ」と言われると思うんですよ。

青木●運転する人の人口も減るわけですからね。

西川●デイサービスでの高齢者の移送は大変時間のかかる仕事ですが、自動運転の車が送迎をするようになると人員不足解消にも役立ちます。

また、遠隔地にいる患者のオンライン診療などは、今は画像（動画）と音声のみの診療です

図７　予防の投資効果（医療費・介護費、労働力、消費）について（試算結果概要）

- 国民の健康状態が動態的に変化する（例：X歳のがん発生率：a%(2000年)→b%(2020年)ことを前提とした新たな分析（内閣府ImPACTプロジェクト東京大学橋本英樹教授）を活用。各疾患分野における予防対策を行った場合の60歳以上の医療費・介護費を試算（下記）。
- これに加えて、高齢者の健康度が向上すれば、間接的なインパクトとして、労働力と消費の拡大が見込まれる。（最大840万人、1.8兆円／年（2025年）拡大）（粗試算）※1）。

予防を行った場合の2034年の60歳以上の医療費・介護費※2への影響

	試算結果
生活習慣病（一次予防）	130億円↓（医療費）
生活習慣病（二次・三次予防）	620億円↓（医療費）
がん（一次予防）	360億円↑（医療費）※3
フレイル・認知症（一次予防）	320億円↓（医療費） ＋ 3.2兆円↓（介護費）

※１ 労働力・消費の出典：「経済産業省平成27年政策評価事業（日本経済の中長期な変革とリスクに関する調査）」
65-74歳の高齢者が現役世代並みに働け、75歳以上の高齢者が65～74歳並みに働けると仮定した場合
※２ 介護費については、フレイル・認知症の一次予防を行った場合について、試算を実施
※３ がん一次予防は2034年でがん患者を約4万人程度減少させるが、その他疾患に関連した医療費が増加するため、全体としては増加

（参考）現状維持した際の60歳以上の医療費・介護費の推計結果
医療費：2013年：約19.5兆円 → 2022年：約20.8兆円 → 2034年：約21.5兆円 → 2046年：約20.0兆円
介護費：2013年：約9.6兆円 → 2022年：約12.5兆円 → 2034年：約14.5兆円 → 2046年：約13.8兆円
・医療費・介護費の将来推計は、インフレや技術高度化による増加要因（医療費では過去年1～3%程度で推移）は含まない前提。仮に年率2%で増加した場合、20年後には約1.5倍に増加。

出典：経済産業省「生涯現役社会の実現に向けて」2019年７月

が、仮に触診ができる、匂いまでわかるという状況になってくると、診察の精度が上がると思います。

医療・介護分野の周辺のテクノロジーが発展することでも、医療や介護の在り方は変わってくるんではないかと、厚労省ともずいぶん議論させていただきました。

青木●オンライン診療は厚労省も力を入れて研修会を開催していますが、今後、技術的な精度が上がるともっと普及してくるでしょうね。でも厚労省が自動運転車の導入を推奨するイメージはないですけど（笑）。

西川●厚労省には現場の危機感と制度を考える責任がありますから、簡単に動けません。でも経産省のように身軽だけれどネットワークがあるところと連携して、アイデアを出していくところに意義があると思っています。

地域を巻き込み福祉Uberで外出支援も

吉田●デイサービスの送迎については、馬袋さんもご存知ですが、福祉Uber《ウーバー》（一般のドライバーが空き時間を利用して自家用車で移送を行うサービス）という形で、利用者の家に一番近い人が高齢者を乗せてデイに連れていく仕組みが進んでいるところがあります。運営している社長に話をうかがうと、今までは送迎で回っている間は施設のデイの職員が手薄になっていた。ところが福祉Uberを使えば、開始時間から速やかにサービスが提供できると語っていました。

また、介護予防への投資が医療費・介護費削減につながることがわかっていますが（**図7**）、これまでのように運動だけやっ

ていてもだめで、積極的に社会参加をして、人とのつながりができていかないと予防にはなっていかないと思うんです。

鈴木●うちもデイサービスやデイケアをやっているので、よくわかります。しかも本当に来てほしい人に来てもらうためには楽しくないとだめなんです（笑）。予防も、行政が「あなたは介護予備軍だから来て体操しなさい」って言っても来ませんよ。楽しくできる仕掛けはちゃんと考えてやらないと。

馬袋●場と機会が重要ですね。

西川●その送迎車を、外に出たいけれど歩行が不自由でなかなか出られないという人も普通に乗り合いで使えるような仕組みにしたら、自発的な社会参加が予防効果につながって地域全体の健康促進を底上げすることになると思います。

鈴木●医療保険があり、次に介護保険が始まり、今は地域で共生社会をつくるというのは自然な流れでしょうね。地域密着の医療者として長年地域を見ていると、地域包括ケアシステムも高齢者だけではなく障がい者や子どもたちなど、いろんな広がりが出てくるんです。

青木●年々、分ける必要がなくなっていますね。

鈴木●より広い概念になってくるので、そこにイノベーションの成果を入れていくという視点を我々ももっていかないと。

自治体の一声で官民一体の福祉政策を

西川●スマートウェルネスコミュニティ協議会（SWC）という首長研究会で、健康をテーマにした保険外ビジネスについて話し合っています。まち全体を健康にするためにどうするか、例えば医師と介護事業者とバス会社が連携して新しいサービスをつくろうなど、健康施策に積極的な首長さんが100人くらい集まっているんです。

鈴木●新潟の見附市とかですね。

西川●そうです。筑波大学の久野譜也先生が中心になって開催しているんですが、首長さんが号令をかけて「みんなでやろう！」と言うとすごくいいことができる。例えば富山市は支出のほとんどがヘルスケアで、バス事業は赤字だけれど、それによって高齢者が出歩けるようになれば健康投資になる、という考え方なんです。

　地域の医師会と介護関係者、社会福祉関係者、それに商工会議所とか経済団体なども協力して、こういう施策を考えていったら、ますますいいものができてくると思っています。

鈴木●行政はどうしても縦割りなので、地域包括システムを行政だけでやるというのは無理なんです。その点、民間は縦割りじゃないから、私は地域包括ケアシステムの構築には医師会など民間のパートナーが必要だと思っています。それがまちづくりになってくると医療・介護だけではなく、産業分野や地域創生なども加わってきます。

青木●超高齢社会は当事者や医療・介護だけでなく、商店街も喫茶店も関係あるので、かかわらないセクターはないですよね。

鈴木●次の世代の若い人に暗い姿を見せたくないじゃないですか。超高齢社会だけでなく少子化対策も地道にやっていくのは我々の責務です。関係省庁から地方自治体、民間が一緒にやれるような仕組みをつくって成功させないと、経産省がいくらモノだけ売ろうと思っても、日本は信用されませんよ。

青木●本当にその通りです。本日は皆さん、どうもありがとうございました。

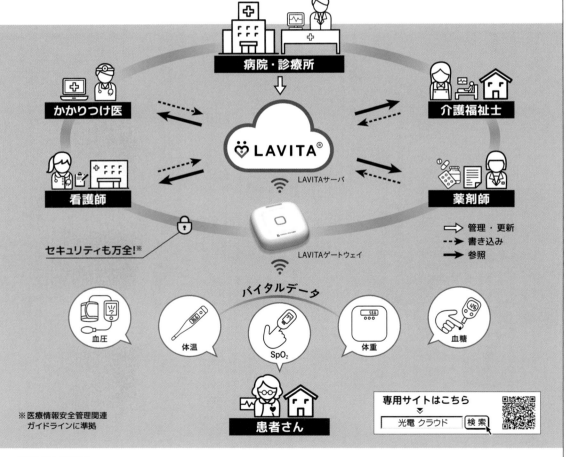

第2部

総論

生産性とマネジメントの先にあるもの

社会保障制度としての医療・介護を真に持続可能な制度とするために、国は、国民は、そして事業者は、何を目指していけばいいのか。3人の論者に寄稿していただいた。

事業を持続するために
2040年の医療介護は地域包括ケアシステム経営が必須となる――38
小山秀夫（兵庫県立大学名誉教授・特任教授）

健康にかかる費用は投資である
国民が行動変容して取り組む新しい健康づくり――44
藤岡雅美（厚生労働省健康局）

医療・介護の生産性を問う
"生産性を上げろ"と言われてもね――現場の戸惑い――52
権丈善一（慶應義塾大学商学部教授）

事業を持続するために

2040年の医療介護は地域包括ケアシステム経営が必須となる

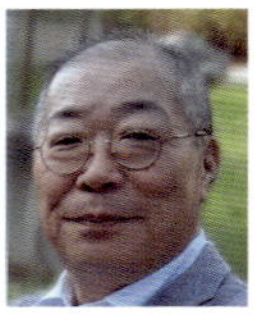

小《こ》山《やま》秀《ひで》夫《お》

兵庫県立大学名誉教授・特任教授。医療マネジメント、医療政策、社会保障、医療経営学、介護経営学などを研究。

超高齢と人口減少に対処するには、医療と介護は財源の確保と生産性向上とイノベーションを図り、地域包括ケアシステムを実現する必要がある。

前提としての経済・財政状況

今年も日本列島を台風が襲い、甚大な被害が出ている。「異常気象」といわれることがあるが、毎年のように自然災害が続くと、それはもはや「異常」とは呼ばれなくなり、各地で災害に対する覚悟と準備が求められることになる。これと同じように、今、医療や介護経営の分野は、経済的にも社会的にも「災害」を受け続けており、これに対応するには、細心の注意と徹底的な準備を欠かすことができないと私は考えている。

これから20年後の地域包括ケアシステムを検討する場合、その前提としての経済・財政状況を無視することはできない。困ったことに、いつの時代にも国際経済は不確実で、これまでの多くの経済予測は役に立たないばかりか、あらゆる経済計画を履行不能にしてきた。

経済を前提とした一国の財政計画も同様で、先行き経済の希望的観測を前提とし組み立てられてきた。わが国では、これまで経済成長を前提に何度も財政計画が立案されてきたが、「失われた20年」と指摘されるように、一度も目標を達成することはできなかった。したがって、今後20年先の経済・財政状況を予測することは、容易ではないということをまず理解する必要がある。

それでも、現在すでに社会問題として認識され、今後も引き続き起きる医療や介護の諸問題にどのように対処していくのか考えてみることは必要であろう。

■5年先の消費税率は■

２０１９年10月1日から消費

税が10%に引き上げられた。政府は全世代型社会保障の必要性を強調し、社会保障と税負担が密接不可分であり、現行の社会保障の給付水準を維持するために実施した。消費税引き上げに反対という世論は無視できなかったが、社会保障給付水準を引き下げない限り維持できないのであればしかたがないという空気が漂っていたように思う。

　だが、同じ理由で5年先10年先も消費税10%ということでは、国際的にみても対応できないことは明らかだろう。北欧が24か25%、英国・仏国が20%、独国19%などと言われると、どうしたものかと考えてしまう。もちろん経済成長というか国民1人当たりの国内総生産額を増加させるとか、賃金水準を大幅に引き上げることができれば消費税引き上げの余地は広がるが、どちらも困難であれば選択の幅は狭められてしまう。

人口構造は予測できる

　不確実な経済や財政の将来状況で、比較的予想が可能なものが人口構造の変化である。わが国の65歳以上人口は2015年に3387万人であったものが42年に3935万人でピークとなり、その後減少に転ずると推計されている。一方、30年にかけて生産年齢人口の減少が加速し、生産年齢人口は15年からの15年間で12%減少する。国際的にみて日本の生産年齢人口は、最も急激に減少することになりそうだ。

　今後、政策的に労働参加を進展させても、30年までに就業者数は減少する見込みだ。人口減少、人口構造の変化は、重要な政策課題であるが有効な解決策が乏しく、今や財政問題とともに大きな社会問題として認識し、解決が困難な現実を前提に対応する必要がある。

社会的災害が“乱舞”する

　医療介護経営に対する社会的災害と認識せざるをえないのは、深刻な財政問題であることは間違いない。財政が苦しいのであれば診療報酬や介護報酬を引き下げるか、生産性を上げればよいと考える人は少なくない。報酬の改定時期になると財政当局をはじめ首相官邸、財界などから「改定はマイナス改定にすればよい」などといったプロパガンダが先行し、何をどのようなつもりで、どのような方向で議論しているのか、まったくわけのわからない論調が横行することがある。

　診療報酬の本体や介護報酬および障害福祉サービスの、いわば公定料金を同時に引き下げることができるという政治の判断が先行することがあれば、もはや社会的災害として乱舞しているようにしか私には思えないことが、これまでに何度かあった。これは、大げさな見方ではなかったと今でも思う。

3割が利益を出せない

　ここ数年、民間病院の経営状態も社会福祉法人等の収支差額も、多くの収益部分を介護保険により賄う営利法人の経常利益も減少している。通常、経営の継続性を担保するには損益分岐点以上の利益がなければならない。つまり、利益がマイナスということが数年続けば、もはや経営危機と判断するしかない。

　医療や介護の経営は、社会的災害に追い詰められている現状では、2年後3年後の経営ビジョンも描けなくなっている。はっきりしていることは、過去20年間と比較して、医療経営も介護経営も改善の兆しもなく、経営的には3割程度の事業体が経常利益を確保できないというのが現実のである。

だが、時代とともに医療介護分野の需給関係自体が大きく変化していることに細心の注意を払わないと、これまでの経営手法では通用しない時代である。実際の医療介護経営では、いわば公定料金である報酬改定に即応せざるをえない側面と、報酬改定の先を見越した選択とか組織の価値観や経営方針から5年先の経営形態を模索する側面があることになる。

経営的にみれば、どのように考えても前者より後者が重要である。例えば、1ないし2年間有利な報酬が設定されたからといって、それを取得したらその先があまりにも不透明という場合がある。病院ではマーケットを冷静にみれば病床転換が必要なことは少なくないが、病床の種別を自由に変更できるわけではなく何らかの制約がある。

介護事業者の場合、保険者の介護保険事業計画に載らない事業は開設できない。もっとも、わが国の病床は大都市圏など以外ではすでに供給過剰であり、人口減少地域では介護保険事業者は急激に競争が激化することを考えれば、医療介護経営はかなり難しい局面にあるといえる。

■働き手不足も深刻■

なお、深刻な働き手不足は、何も医療や介護分野だけの話ではないし、超高齢社会の必然的現象に真正面から向き合うしかない。定年延長や高齢者の定義の変更などが議論されることが多くなったが、働ける人には働ける環境を工夫する必要がある。海外の人々の協力を得るのであれば、これも細心の注意と国際的世論を前提とした配慮が必要であろう。

人口減少社会は現実であり、人口が少ない自治体はいずれ維持できなくなる。すでに、牧歌的な村落共同体は次々に崩壊し、地域の祭りを維持することが難しいという報道が各地から絶えない。人口減少、人口構造の変化は、人為的に対応することが難しく、重要な政策課題であるが有効な解決策が乏しい。この問題は社会的災害として認識し、対応する必要がある。

結局は、診療や介護報酬が引き上げられる状況にはなく、働き手の確保は難しく、競争が激化するという社会的災害を防止することは、かなり困難であるというのが現実である。

医療介護の生産性向上とは

このように医療介護経営は、手詰まり感に覆われている。そこで、医療介護サービス自体のイノベーションを起こし、なんとか生産性を向上できないのかという議論が、官邸を中心に進められてきた。その結果、介護施設、介護保険事業所等における生産性向上については、「経済財政運営と改革の基本方針2017」(17年6月9日閣議決定)において「実際に生産性向上に取り組む地域の中小企業、介護サービス業に対する支援を図る」という方針が示された。

■ガイドラインの背景■

これを受けて厚生労働省は、18年度にサービス種別毎にICT化・介護ロボットの活用による業務の効率化、業務プロセス・作成、文書の見直し等の調査研究を実施することで、介護事業者が組織的に生産性向上に取り組みやすくするためのガイドライン(施設サービス・居宅サー

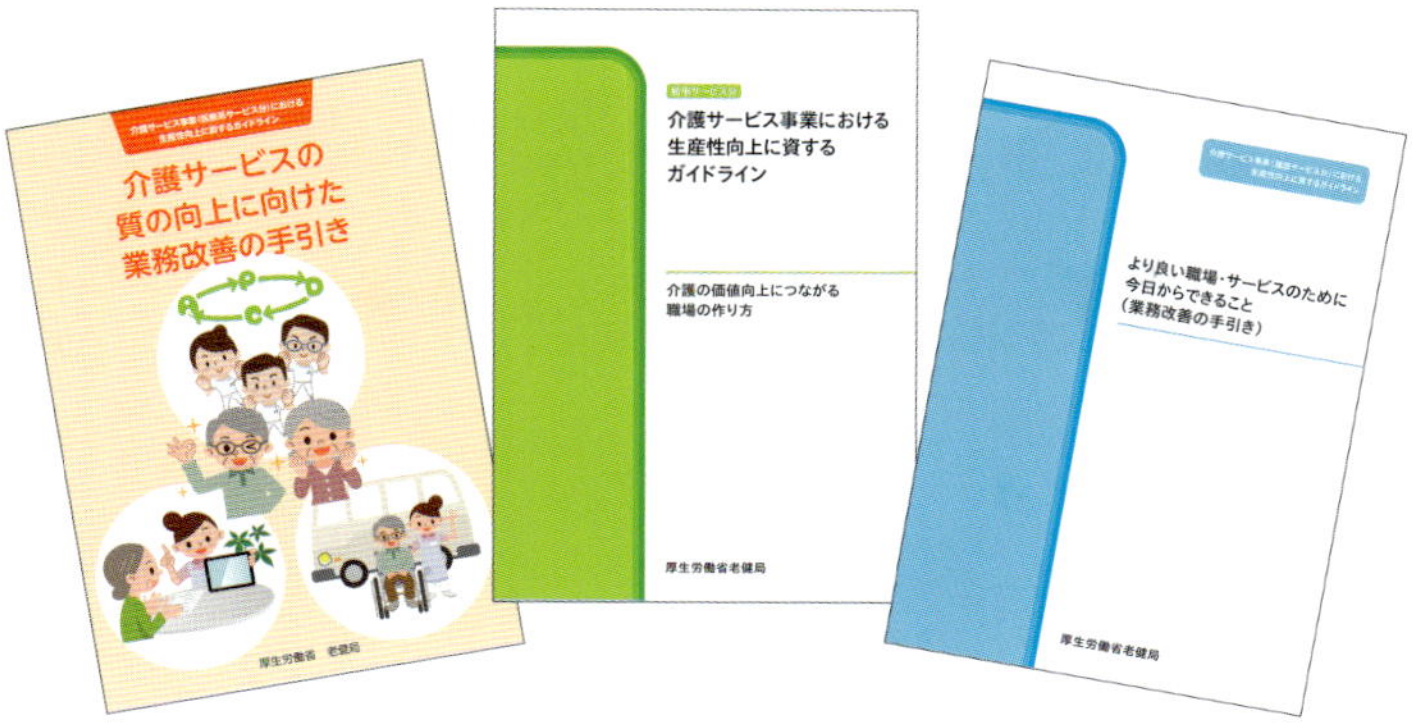

ビス・在宅医療サービスの３部構成）を作成した。

　このうち施設サービス版ガイドラインの策定にあっては、「介護サービスの業務改善の上位目的を介護サービスの質の向上とし、業務改善に取り組む意義は、人材育成とチームケアの質の向上、そして情報共有の効率化であると考える。またこの３つの意義に資する取組を通して、楽しい職場・働きやすい職場を実現し、そこで働く人のモチベーションを向上することで、人材の定着・確保へつなげることを目指す」とした上で「業務改善の目的を捉える観点は様々あり、例えば、適材適所の人員配置の実施や備品・消耗品の管理方法の見直しで職員の負担を減らし、介護の目的を明確化し見つめ直すことで自分の仕事の必要性を実感しモチベーションを向上させることなどが挙げられる」という考え方を示し、次のような手順で作業が進められたという。

　①介護サービス事業の生産性向上に向けた課題及びそれに応じた対応策抽出のための介護施設に対する業務改善の取組を踏まえた調査の実施。

　②他の介護施設にとって参考となり得る生産性向上に向けた取組事例を創出し、当該調査事例から得られたノウハウを基とした業務改善の手引き（試行版）の作成。

　③試行的ガイドライン（以降、業務改善の手引き（試行版））を用いた、事業者団体等により手引きの効果的な普及に資する横展開についての調査の実施。

　④本調査によって得られた課題等を踏まえた手引きの改訂。

　このような介護分野での生産性向上への手堅い取り組みは、初歩的で基本的なことであるが、取り組みの第１歩として評価できる。

　生産性向上の手段は、業務調査を行い、その分析から、改善方法を見つけ出すという行い、オーソドックスな方法が採用されることが一般的である。しかし、製造業にみられる対物業務と比較して、人間関係を媒介とした医療・介護あるいは教育などの対人サービスでは、このような手法に必ずしも精通しているわけでないので、専門のコンサルタントなどの助力を受ける必要も生じる。

　また、医療介護サービスの現場の一部には「生産性向上」という言葉自体にアレルギー反応を示す場合もあることから、単なる業務改善により作業量を少なくすることのみに着目しているのではなく、サービスの質の維持・向上のためにも生産性向上が必要であるというメッセージを丁寧に伝えることが、今後とも必要である。

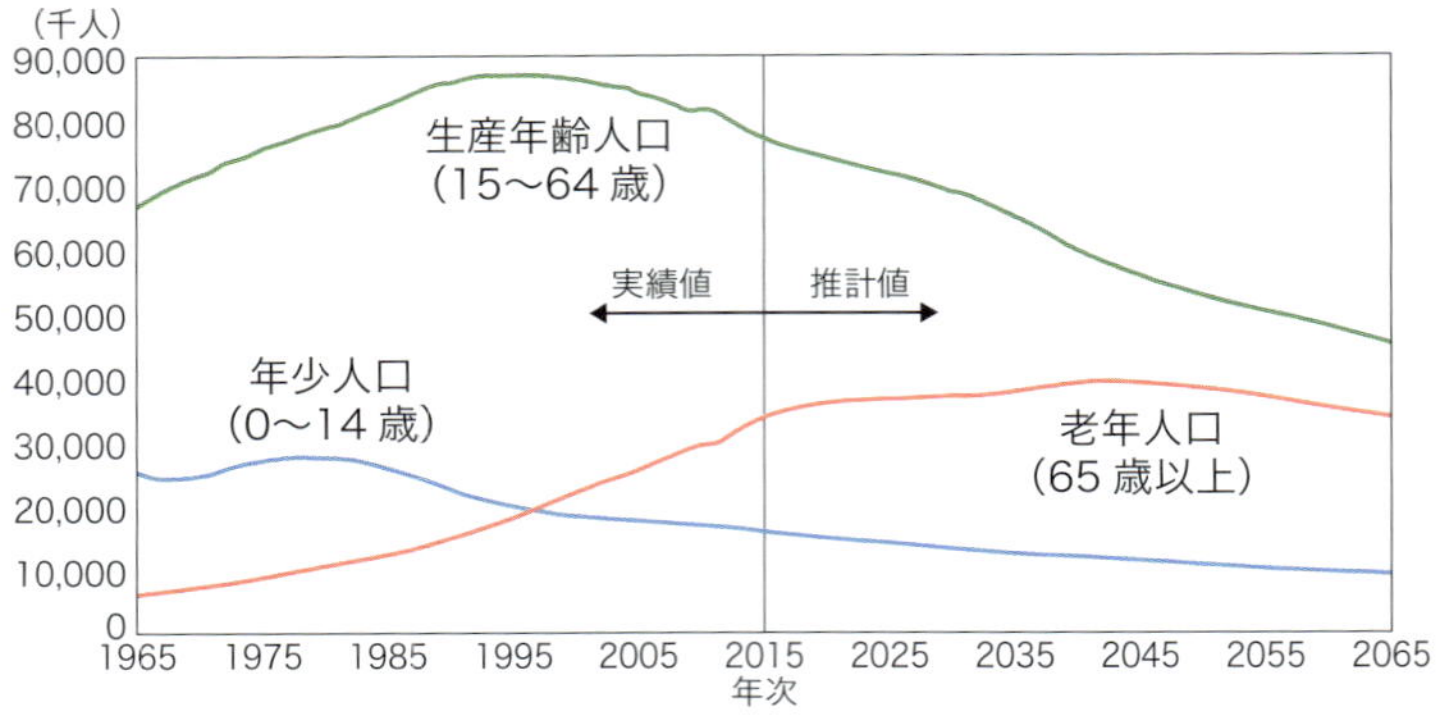

年齢３区分別人口の推移—出生中位（死亡中位）推計—

出典：「日本の将来推計人口－平成 28（2016）～77（2065）年－ 平成 29 年推計」国立社会保障・人口問題研究所

ロボット普及の条件

ＩＴＣの活用や、ロボットや人工知能の活用も検討課題である。まず、これらの活用は不可欠であるが、直接サービスへの応用より、直接（対面）サービス以外の分野での利用が検討されるべきである。また、ロボットについては今後とも開発に期待できるが、使用可能性と普及速度との関係を考慮する必要がある。

有能なロボットが開発されたとしても、１００台程度の普及では開発コストが回収できない。市場が形成されるには、最低でも1万台以上の普及のめどがないと、家庭用家電のような価格帯にはならないし、高額であればあるほど普及しないことになる。この意味では、必要不可欠なものであり、業務省力化に大きな貢献をなす機械に関しては、介護報酬などで対応することが求められることになろう。

ご当地モデルで連携を実現

地域包括ケアシステムについては、すでに様々な議論が進められ、行政制度として組み入れられているし、診療報酬でも介護報酬でも普及のための報酬設定が随所でなされている。地域包括ケアシステムは、理念としては医療と介護分野の包括化とか、統合化という文脈で理解されているが、住民の地域生活でのニーズに対して広範で多数の諸活動を統合して対応することを目標にしている。

したがって、いつ、どこで、だれが、なにを、なぜ、どのようにという5W1Hを絶えず明らかにする必要がある。特に行政が関与する場合には、Ｈｏｗ ｍｕｃｈ《いくら》だけが先行する場合もある。

自治体の本気度は

個人的意見に過ぎないが、まず、地域包括ケアシステムは目標概念であると思う。あくまで目標であり、完成予定図が示されているわけでもないので、地域ごとに差異があるのが当然で、ご当地モデルである。

わが国の地方自治体の行政マネジメントは、どちらかというと横並び主義で、隣の市、近隣の自治体、都道府県格差ということに敏感である。全国の平均値に敏感にならざるを得ないか、一部の先進自治体では国の施策より良いものを追求しようとする傾向があるように思う。いずれにせよ、行政がまったく関与しない地域包括ケアシステムは、成り立たないように思う。

医療と介護の連携とか、さまざまな機関や組織などとの連携とかいったことが強調されることが多いが、そもそも地域内で連携を維持・発展させることは容易ではない。当然、連携にも5W1Hないし5W2Hが決定的である場合が多い。

長年、この連携に関して多少研究もし、実践も体験してきたが、連携する双方、あるいは連携先のすべてが連携をすることの意義や自らの役割を自覚していない場合、連携は成立しない。そのため、まず、行政が率先して連携のための活動を進めない地域の地域包括ケアシステムは、成立しない。

この意味では、地方自治体の本気度が問われる。行政以外も行政を本気にさせる働きかけが必要な場合が多い。

行政の担当者から「民間には頼みにくい」「行政から頭を下げに行かなければならないのか」「どのようにすれば連携できるのか」などということを直接聞いたことがある。一方、行政以外の病院や社会福祉施設や介護保険事業者などからは「頼まれていないので連携できない」「方法論がわからない」「連携のためのコストはだれが払ってくれるのか」といったことを質問された経験もある。

■競合から連携、統合へ■

連携が比較的スムーズな地域もあるが全国的にみれば改善の余地があり、地域包括ケアシステムは、それぞれの地域の今後の大きな課題であるのが現状である。それゆえ、これからが大切であり、人口減少や青少年や壮年層の減少に伴い地域をどのように支え維持するのかといったことを真剣に考え、行動せざるを得ない。

地域包括ケアシステムを経営問題として考えることは可能であり重要であると思う。まず、地域で何らかの事業を継続するためには、地域自体の継続性確保が必要である。事業者が競合している状態は多くの地域で散見できるが、地域での生活を継続できない独居高齢者が増加すれば、いずれ顧客を急激に失うことになり、事業から撤退せざるを得ない。それゆえ、事業経営という観点からも、要介護高齢者などが1日でも長く地域で暮らせるような地域包括ケアシステムが必要なのである。

このことを大前提とせず、急性期病院から慢性期医療、介護保険施設やあらゆる介護保険事業所あるいは地域の障害サービスを垂直統合して地域での寡占的経営を目指すグループも存在するが、各種事業の寡占化とか顧客の囲い込みといった経営戦略を採用すると、多くの場合、地域における連携の確保に支障をきたすので、地域包括ケアシステムが構築できなく恐れが生じる。

私は、今後の医療や介護経営が、地域包括ケアシステムの適切な対応と、それを前提とした経営戦略を策定することがマストな時代になりつつあると考えている。それを地域包括ケアシステム経営と呼ぶことが可能であれば、そのような時代がすでに訪れていると思うのである。

その場合重要と考えられるのが、競合から連携、連携から統合という考え方である。すでに地域医療連携法人などといった仕組みが制度的にあり、実際にスタートした地域や話し合いが進められている病院もある。キーワードは「競合から連携」であるが、その共通認識は、人口減などでこのまま競合していると共倒れするということである。

それゆえ、まず、それぞれの経営独自性は担保しつつ、緩やかなアライアンスから始め、最終的に統合を目指すという流れを作り出すことができるかが成否を分けることになるのである。

健康にかかる費用は投資である

国民が行動変容して取り組む新しい健康づくり

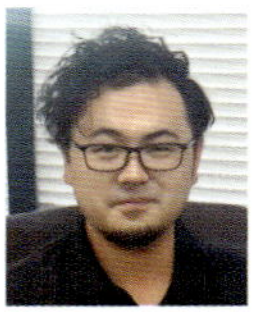

藤岡雅美《ふじおかまさみ》

国家公務員／看護師・保健師。2010年、経済産業省に入省。健康経営銘柄の創設や働き方改革の推進などに従事。現在、厚生労働省健康局に出向し、健康寿命延伸プランの策定など、公衆衛生政策を担当。

昭和の時代から、国は国民の健康増進施策を推進してきた。働き方や価値観が多様化する現代、健康づくりのあり方はどう変わるのか。

「健康」を目的に人は行動するのか

多くの人、特に働き世代の人にとって、日々の行動が「健康」を意識したものになっているのでしょうか。

行動経済学には、「現在割引価値」という概念もあります。将来得るものを、今の価値に換算する際に、価値が割り引かれるというものです。例えば、今から9万円を金利5%で運用すれば、50年後には100万円超になります。つまり、この場合は、50年後に貰える100万円より、今の9万円の方が、価値が高いと考えられます（**図1**）。

自身も含めですが、健康に携わる多くの方は、よく「将来、病気になるから」など、将来的な健康リスクを理由に、今の健康的な生活習慣を促そうとしてしまいます。しかし、「将来の健康」ですから、現時点では割り引かれた価値しか感じられないので、なかなか行動変容を促すことができません。私自身も、「将来の糖尿病予防のために、飲んだ後のラーメンを我慢する」ことは難しいかもしれません（笑）。

失うものの価値は大

また、「現状維持バイアス」や「損失回避」という概念があります。「得る」よりも「失う」ほうが価値を高く感じるというものです。例えば、コイントスを行い、表が出れば3万円を得ることができ、裏が出れば2万円を失うというゲームがあったとします。ゲームの期待値としては、利益が出ることになるので、参加した方が理論上は得です。

しかしながら、実際には参加する方は多くはないとされています。自身に置き換えても、感覚として納得出来ることもあるのではないでしょうか。

図1　よく陥ってしまう「健康」のワナ　（現在割引価値）

モノの価値は時間とともに減少（＝**将来得るものは価値が低くなる**）

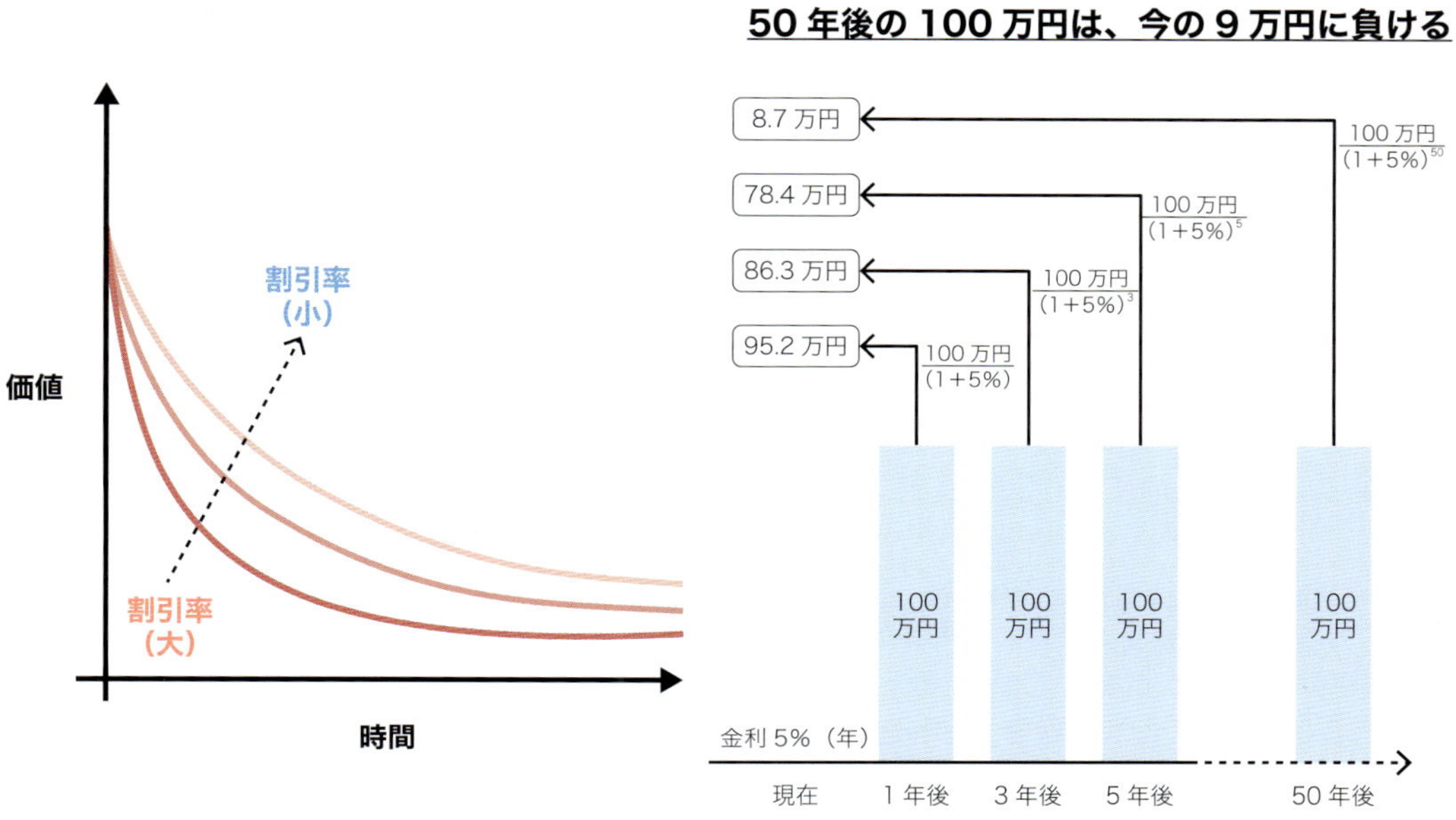

図2　よく陥ってしまう「健康」のワナ（現状維持バイアス）

人は同価値のものを「得る」ときよりも

「失う」ときの方が、価値を高く感じる

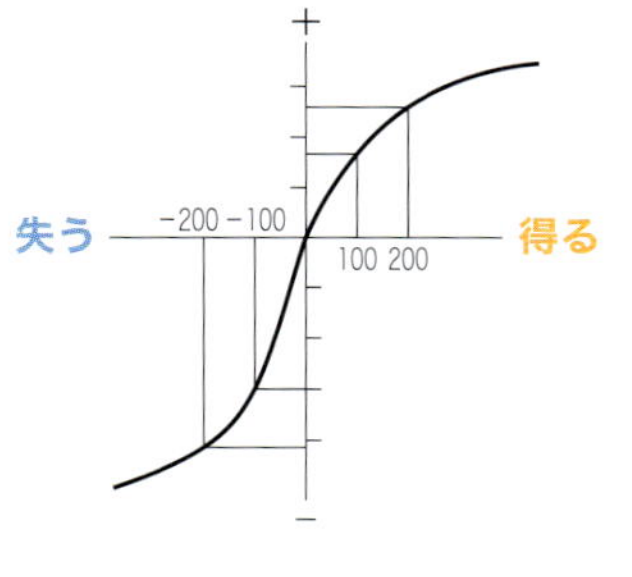

「健康を損ねて、はじめて健康の価値に気付く」と言われていますが、このような側面からも捉えることができます。ただし、健康を損ねるのはやはり将来なので、その価値は低くなってしまうのです（図2）。

行動変容を促すための工夫

これらのギャップを埋めるためには、健康的な行動を取ることの「現時点での価値」を増大させるための工夫が必要です。

ひとつは、インセンティブなどで底上げをする方法です。最近では、「健康ポイント」などに取り組む自治体も増えてきています。ただし、一度はじめてしまったインセンティブを辞めてしまうと、インセンティブを付与する前よりも結果が改悪してしまうという指摘もあります。「ずっとやり続けることのできる設計なのか？」など、導入には慎重な検討が必要です。

もうひとつは、現時点でも価値を感じることができる「別の価値」に置き換えることです。例えば、健康的な生活習慣は、確かに「将来の健康」のためになります。一方で、現時点でも、

図３　健康経営の創設

- 健康経営とは、従業員の健康保持・増進の取り組みが、将来的に収益性等を高める投資であるとの考えの下、**健康管理を経営的視点から考え、戦略的に実践**すること。
- 企業が経営理念に基づき、**従業員の健康保持・増進に取り組むことは**、**従業員の活力向上や生産性の向上等の組織の活性化**をもたらし、結果的に**業績向上や組織としての価値向上へ**繋がることが期待される。

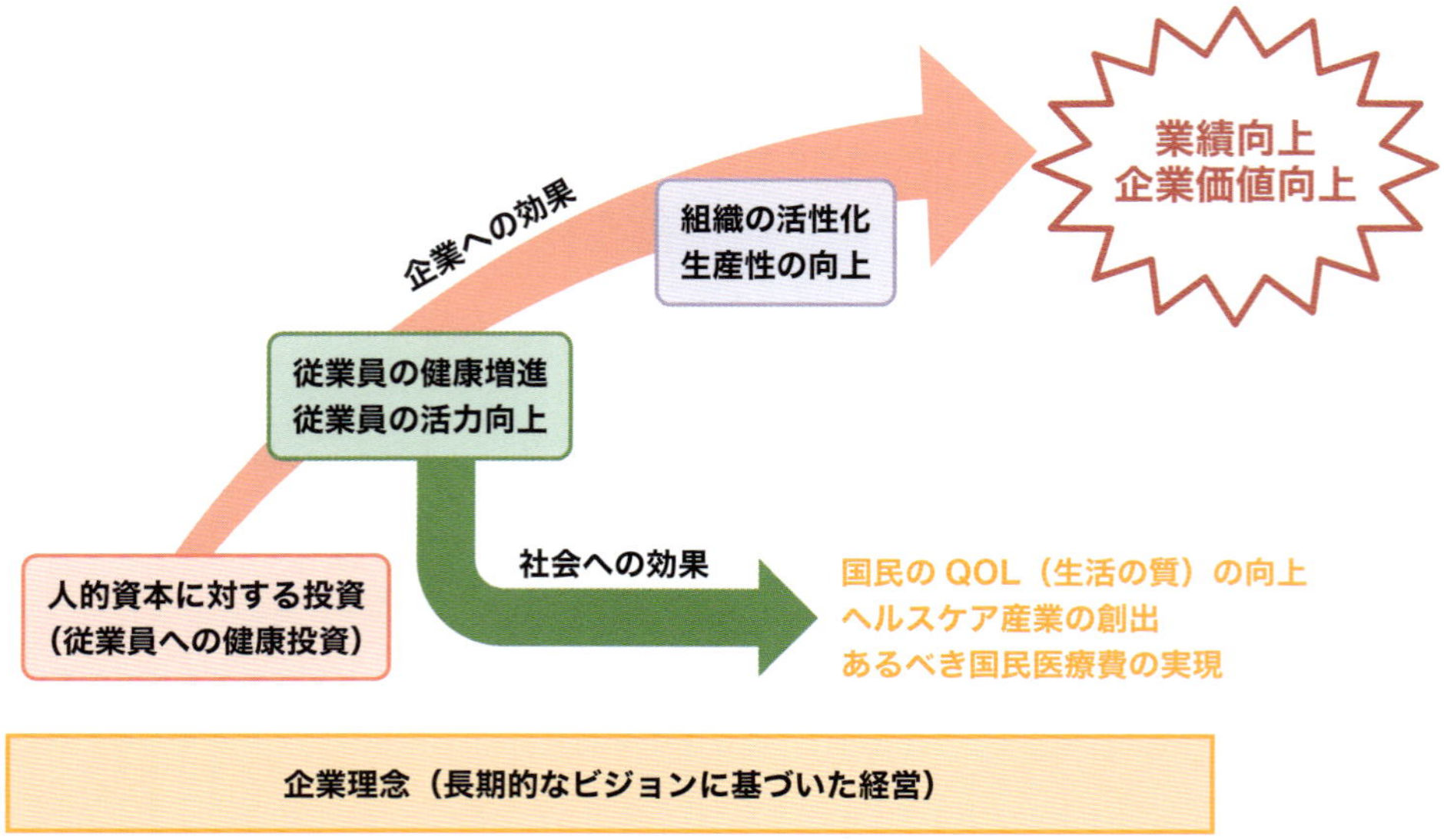

「パフォーマンスを上げたい」「かっこよく／美しくなりたい」など、様々なメリットもあります。「健康のための行動」ではなく、今必要だと思うこと、なりたい自分になるための行動として促していくことも一つの方法です。

つまりは、「健康」を目的や理由にせず、健康づくりを促していくことが重要です。

健康経営から見る新たな健康の価値

健康経営は、企業による従業員の健康づくり等に必要な費用を「コスト」ではなく、「投資」と捉えたとこにポイントがあります。また、投資ですから、リターンが必要ですが、健康状態や医療費などだけではなく、「生産性向上」という価値を通じて評価していることがユニークなポイントです。

昨今の「働き方改革」なども相まって、企業における取り組みは加速化してきているように思います。

働き方改革では、「生産性向上＝業務の標準化」となりがちですが、標準化された業務ほど、つまらないものはありません。「生産性向上の先に、個人の『働く幸せ』はあるのか？」という問いかけは、私たちが常に意識しなければならないことだと思います。

最近では、ひとつの方向性として、エンゲージメントの重要性が指摘されていますし、健康づくり（というよりは、日々の体調管理と言った方が正しいかもしれません）を通じたパフォーマンス向上なども解の一つになる可能性を秘めていると私は考えます（**図３**）。

このように、時代の要請によって、健康の価値は様々な側面を持つことがあり、それを見極めていくことが重要だと思います。

行動変容の連鎖を作る

もう一つ、健康経営から得られる気付きがあります。「人を健康にするために何が出来るのか?」を考え、様々な介入方法を検討する際に、多くの場合は「健康にしたい対象」と「ソリューション」という狭い関係性の中での議論に陥りがちではないでしょうか。

健康経営の考え方は、単純化すると、以下の流れになります。

働き世代を健康にしたい（個人の行動変容）

↓

働き世代の行動変容を促すには、企業の協力が必要（企業の行動変容）

↓

企業へのインセンティブとして社会的評価等が必要（社会の行動変容）

↓

社会的評価は、個人の認識の集合（個人の行動変容）

つまり、「個人」→「社会」→「企業」→「個人」という形で、行動変容の連鎖を作っています。その結果、「個人を健康にする」ために、健康経営銘柄などを通じて投資家を動かす、といった一見関係なさそうなものが関連づけられ、政策が実施されています。

このように、社会システムの循環の中で、どのように健康を位置づけていくのか、という観点が今後は非常に重要であると考えています。

健康増進施策をこれからどう進めるか

厚生労働省では、昨年より、厚生労働大臣を本部長とする「2040年を展望した社会保障・働き方改革本部」を設置し、検討を進め、本年5月には、その成果の一つとして、「健康寿命延伸プラン」を策定しました。

同プランでは、更なる健康寿命の延伸を図るため、「健康無関心層も含めた予防・健康づくりの推進」や「地域・保険者間の格差の解消」に向け、「自然に健康になれる環境づくり（自然に健康な食事や運動ができる環境、居場所づくりや社会参加）」や「行動変容を促す仕掛け（行動経済学やインセンティブの活用）」など新たな手法を活用し、取組を推進することとされています。（図4）

ナッジ理論の活用

健康づくりを進める上で重要なキーワードである「行動変容」ですが、最近では、ノーベル経済学賞を受賞したリチャード・セイラー氏が提唱した「ナッジ理論」が注目されています。選択肢を上手く設計・配置すること等によって、人の背中を押すように、人々に適切な選択をさ

図4　健康寿命延伸プランの概要

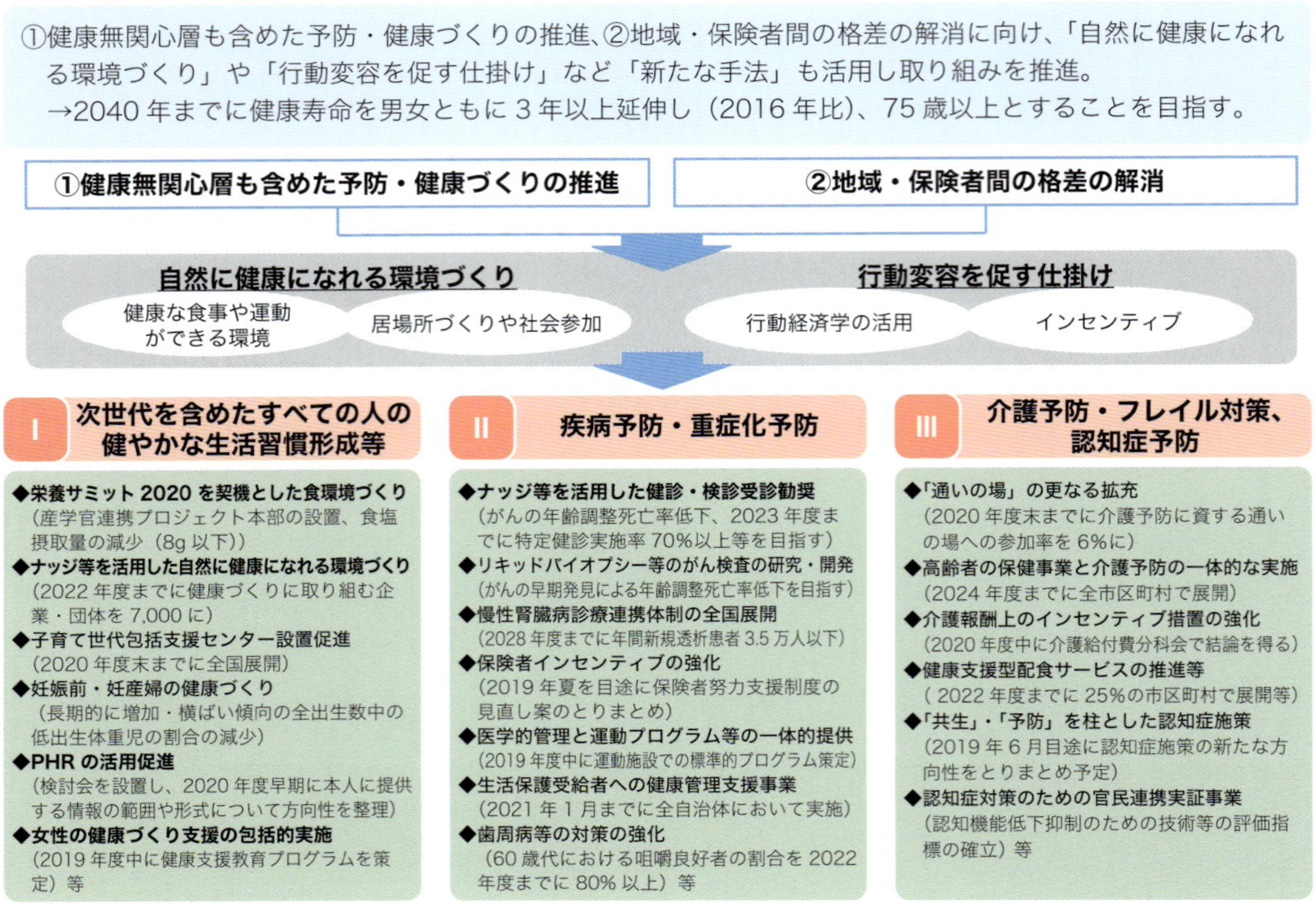

①健康無関心層も含めた予防・健康づくりの推進、②地域・保険者間の格差の解消に向け、「自然に健康になれる環境づくり」や「行動変容を促す仕掛け」など「新たな手法」も活用し取り組みを推進。
→2040年までに健康寿命を男女ともに3年以上延伸し（2016年比）、75歳以上とすることを目指す。
①健康無関心層も含めた予防・健康づくりの推進
②地域・保険者間の格差の解消
自然に健康になれる環境づくり
健康な食事や運動ができる環境
居場所づくりや社会参加
行動変容を促す仕掛け
行動経済学の活用
インセンティブ
Ⅰ　次世代を含めたすべての人の健やかな生活習慣形成等
◆栄養サミット2020を契機とした食環境づくり
（産学官連携プロジェクト本部の設置、食塩摂取量の減少（8g以下））
◆ナッジ等を活用した自然に健康になれる環境づくり
（2022年度までに健康づくりに取り組む企業・団体を7,000に）
◆子育て世代包括支援センター設置促進
（2020年度末までに全国展開）
◆妊娠前・妊産婦の健康づくり
（長期的に増加・横ばい傾向の全出生数中の低出生体重児の割合の減少）
◆PHRの活用促進
（検討会を設置し、2020年度早期に本人に提供する情報の範囲や形式について方向性を整理）
◆女性の健康づくり支援の包括的実施
（2019年度中に健康支援教育プログラムを策定）等
Ⅱ　疾病予防・重症化予防
◆ナッジ等を活用した健診・検診受診勧奨
（がんの年齢調整死亡率低下、2023年度までに特定健診実施率70%以上等を目指す）
◆リキッドバイオプシー等のがん検査の研究・開発
（がんの早期発見による年齢調整死亡率低下を目指す）
◆慢性腎臓病診療連携体制の全国展開
（2028年度までに年間新規透析患者3.5万人以下）
◆保険者インセンティブの強化
（2019年夏を目途に保険者努力支援制度の見直し案のとりまとめ）
◆医学的管理と運動プログラム等の一体的提供
（2019年度中に運動施設での標準的プログラム策定）
◆生活保護受給者への健康管理支援事業
（2021年1月までに全自治体において実施）
◆歯周病等の対策の強化
（60歳代における咀嚼良好者の割合を2022年度までに80%以上）等
Ⅲ　介護予防・フレイル対策、認知症予防
◆「通いの場」の更なる拡充
（2020年度末までに介護予防に資する通いの場への参加率を6%に）
◆高齢者の保健事業と介護予防の一体的な実施
（2024年度までに全市区町村で展開）
◆介護報酬上のインセンティブ措置の強化
（2020年度中に介護給付費分科会で結論を得る）
◆健康支援型配食サービスの推進等
（2022年度までに25%の市区町村で展開等）
◆「共生」・「予防」を柱とした認知症施策
（2019年6月目途に認知症施策の新たな方向性をとりまとめ予定）
◆認知症対策のための官民連携実証事業
（認知機能低下抑制のための技術等の評価指標の確立）等

せることやその手法です。

例えば、男性トイレの小便器に的となる絵を描いて尿の飛散を防ぐ、電車で座席周辺の床を濃い色にして足をその内側に置くように誘導する、などの例が存在します。健康増進領域での事例としては、ビュッフェの75%の客は最初に目に入った料理を取る、客が取った料理の66%は最初の3品で占められている等のデータから、カフェテリアで野菜を最初に配置することで野菜を多く摂取するような行動を促す取り組みなどが存在します。

このナッジ理論を現場で使いやすくするためのフレームワーク「EAST」が、イギリスのナッジユニットによって開発されています。「Make it Easy（簡単に）」、「Make it Attractive（魅力的に）」、「Make it Social（社会化）」、「Make it Timely（タイムリーに）」の頭文字を取ったものです。

「Make it Easy（簡単に）」は、飲食店の〝本日のおすすめ〟などのイメージです。選択するという行為自体に人は相当なエネルギーを使うため、それを軽減することで、人の行動を誘導していくというものです。

スティーブン・ジョブス氏やマーク・ザッカーバーグ氏、あるいはアインシュタイン博士をはじめとして、多くの偉人が、毎日同じ服を着ていた（着ている）ことが知られていますが、まさに選択に必要なエネルギーを節約する側面もあったのではないでしょうか。

■オプトアウトで設計■

健康づくり領域だと、健診受診日の日時と場所を明確に指定するなどが考えられます。あるいは、多くの健康づくり事業は「オプトイン」（＝希望者が参加する）で設計されていますが、

図5　ナッジ理論の４つのポイント

EAST

● Make it Easy（簡単にする）
「“選ばなくていい”は、最強の選択肢」
「明確な指示には素直に従う」

● Make it Attractive（魅力的にする）
「得る喜びよりも、失う痛み」

● Make it Social（社会化）
「みんな気になる、みんなの行動」
「約束は守りたくなるのが、人の性」

● Make it Timely（タイムリーに）
「狙うのは、心の扉がひらく瞬間」

- ナッジ理論は、「人の行動は不合理だ」という前提のもとに人間の行動を心理学、経済学の側面から研究する「行動経済学」から生まれた。
- ナッジ理論を実際の現場で使いやすい手法の**フレームワークとして「EAST」**が存在。
- 英国内閣府の傘下に設置された The Behavioural Insights Team(BIT) によって開発された。
- 厚生労働省でも、**ナッジ理論を活用した受診率の向上施策をハンドブックとして整備**。

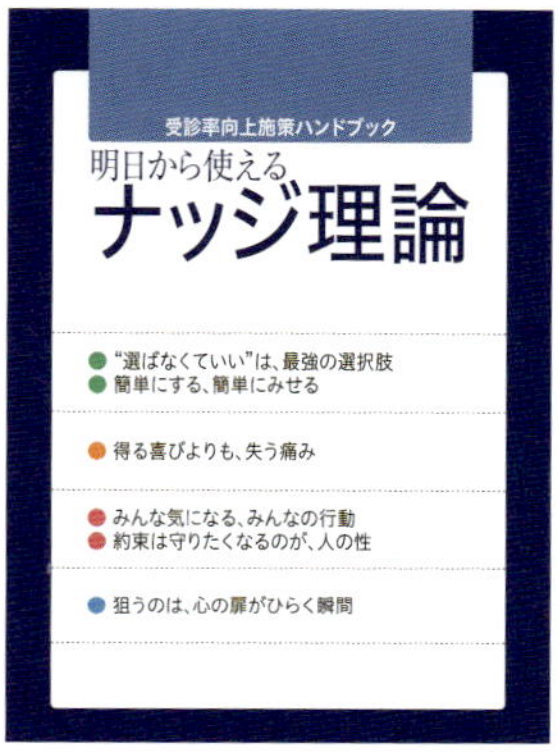

「オプトアウト」で設計する（＝参加をデフォルトにする）ことで、その参加率は向上します。

もちろん、一定の方向に行動を誘導することは、その危険性や負の部分も理解しておくことが必要ですが、今後の健康づくり施策を設計する際に、大きな可能性を秘めていることは間違いありません。厚生労働省でも、「受診率向上施策ハンドブック～明日から使えるナッジ理論～」などを策定し、健診の受診率の向上への活用なども進めています。（図5、6）

資源や領域を総動員し健康への環境整備を

前述したとおり、健康づくりを進めるため、それだけを目的とした施策を実施しても、その効果が十分得られない可能性もあります。健康づくりのための施策ではなく、あらゆる取り組みに「健康づくり」という視点を組み入れていくことも重要です。

ある地域では、「飲食店で料理を注文すると、自ずと食前ミニサラダが出てくる」というように、住んでいるだけで自ずと健康になれるまちづくりに取り組まれています。あるいは、エスカレーターではなく、階段を選択してもらえるように、階段を鍵盤のデザインにするなど、様々な工夫を行っている地域もあります。

日常生活の中に、健康づくりへのきっかけを組み入れてくことが、今後非常に重要であると思います。そのためには、従来の健康づくりに係る資源や関係者のみならず、様々な領域の知見や資源を活用していくことがポイントです。

時代に即した健康づくり施策

これまで、我が国は、国民皆

図6　ナッジ等を活用した健診・検診受診勧奨

特定健診とがん検診の同時受診（ナッジの活用）（福井県高浜町）

- Opt-out フォームで特定健診とがん検診のセット受診率アップ。セット受診により受診時間を短縮（平均約 40 分）
- 受診者の負担と経費を軽減。

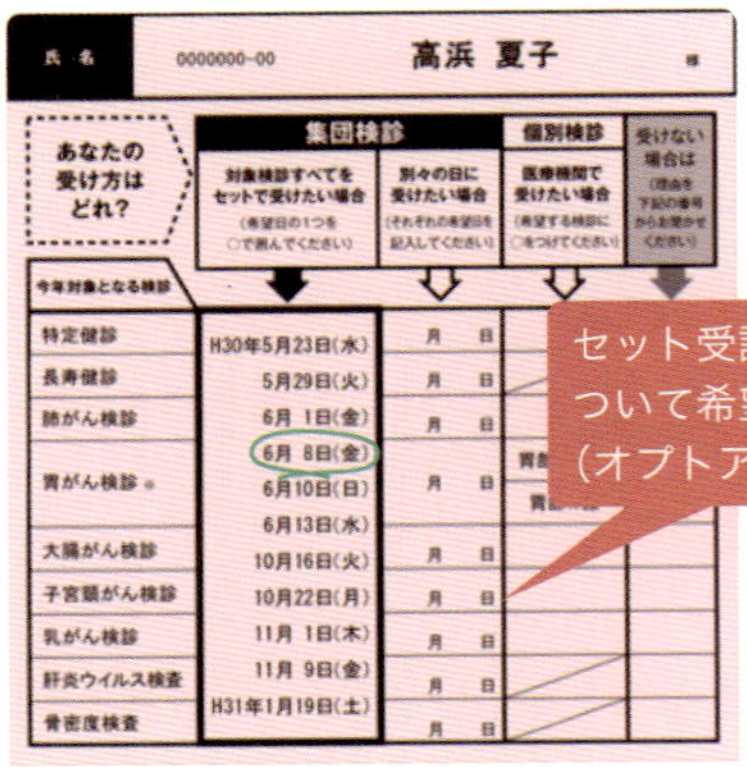

（出典：受診率向上施策ハンドブック（第２版））

行動科学やナッジ、ソーシャルマーケティングを活用したがん検診の受診勧奨

- 国立がん研究センターで開発したソーシャルマーケティングを活用　した受診勧奨用の資材（無料配布）。未受診者の特性にあわせたメッセージによる個別勧奨・再勧奨を行う。
- 全国 43 都道府県 194 市町村で受診勧奨を実施。その結果、一部の自治体では、２～４倍程度のがん検診の受診率向上を達成

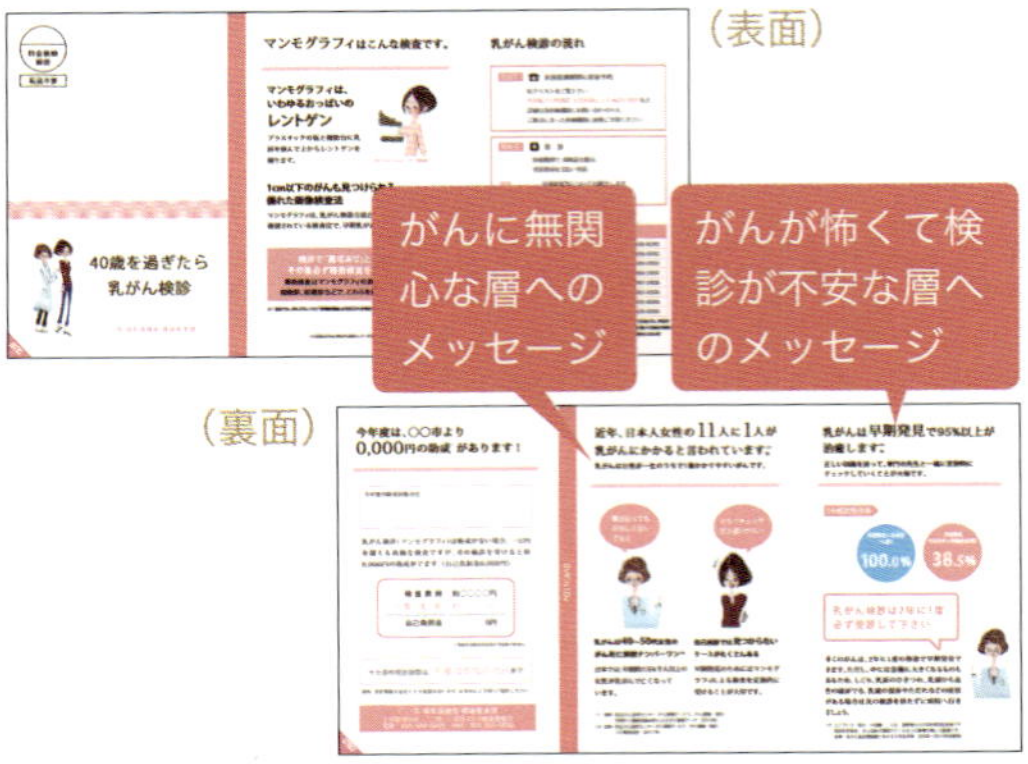

（出典：国立がん研究センター「希望の虹プロジェクト」）

保険制度や介護保険制度を整備し、国民の生活の安定を図り、安心を確保しつつ、国民健康づくり運動である健康日本21（第二次）等に基づき、生活習慣病予防などライフステージに応じた健康づくりを、地域や職場を巻き込んで総合的に推進し、健康寿命なども着実に伸びています。

昭和時代から連綿と

我が国の「健康づくり」が体系だって始まったのは、1978（昭和53）年からの「第一次国民健康づくり」です。当時は、健康診査の充実、市町村保険センター等の整備、保健師などのマンパワーの確保を中心に取り組まれてきました。昭和63年からは、「第二次国民健康づくり～アクティブ80ヘルスプラン～」として、運動習慣の普及に重点を置いた対策がなされてきました。

その後、2000（平成12年）から「第三次国民健康づくり～健康日本21～」において、一次予防への重点的対応、健康づくり支援のための環境整備、目標設定などに取り組まれています。2003年には健康増進法が施行され、現在の健康づくり政策の基盤が整備されました。

現在は、13年から「第四次国民健康づくり～健康日本21（第二次）～」による対策が進められており、次期の国民健康づくり運動も視野に、健康づくり政策の今後の在り方を検討しなければならない時期に差し掛かっているのではないでしょうか（**図7**）。

新しい時代の価値観や社会環境を踏まえて

近年の、いわゆる「健康ブーム」の下、テレビでは健康情報番組なども多く見られ、国民の健康への意識は、高まってきて

図7　我が国における健康づくり運動

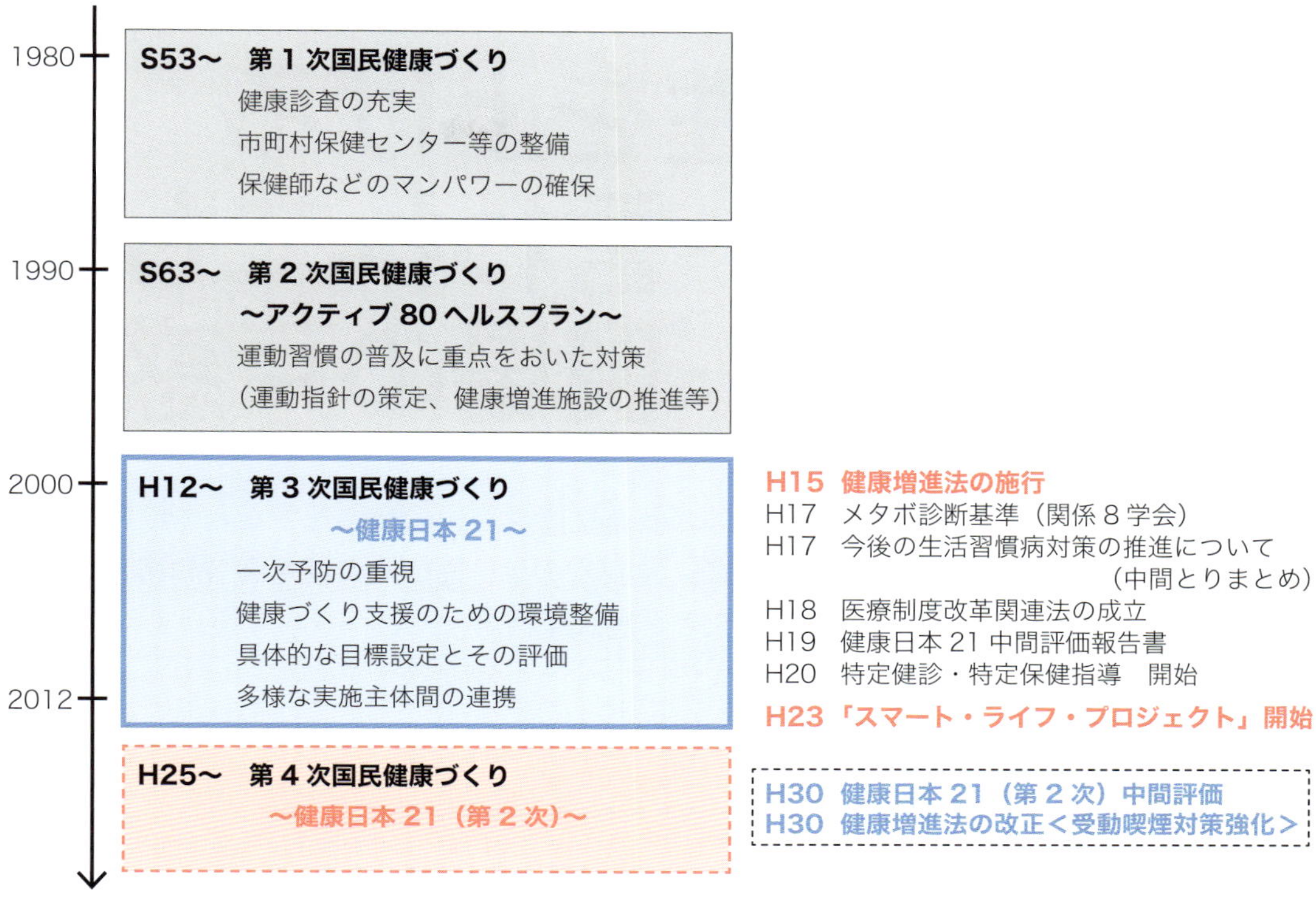

いるのではないでしょうか。また、様々な健康づくりに関連した商材も生まれ、健康づくりを行う上では、昔とは比較にならないぐらいの環境が整ってきています。

一方で、このような商材の主な購入者・利用者は、健康意識の高い人に偏っているとの指摘など、健康格差の拡大を懸念する声があることも事実であり、適切な対応策を講じることが重要です。

働き方の多様化に伴い、生活背景なども千差万別となり、健康づくりを進める上での前提条件は大きく変革しています。新しい時代の価値観や社会環境を踏まえた設計をしなければ、効果的な取り組みを進めていくことは難しくなっていくのではないでしょうか。

従来の枠組みにとらわれない、様々な取り組みが生まれて、実施されていくことに期待するとともに、またそのための環境を整備していくことが重要だと考えます。

医療・介護の生産性を問う

“生産性を上げろ”と言われてもね——現場の戸惑い

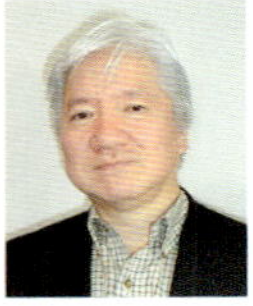

権丈善一《けんじょうよしかず》

医療と介護の分野の付加価値生産性は、公定価格すなわち診療報酬や介護報酬を上げれば向上する。重要なのは、医療や介護を必要に応じて利用できるようにする目的と、適正な料金を支払う目的を両立することだ。

慶應義塾大学商学部教授。専門は社会保障・経済政策。社会保障審議会、社会保障制度改革国民会議などの委員を歴任。『ちょっと気になる医療と介護　増補版』『ちょっと気になる政策思想』など著書多数。

生産性とか成長戦略なぜ急に登場？

「社会保障改革といえば、給付の効率化、提供体制の改革や負担増の話になりがちだが、Society 5.0 時代にふさわしく、医療介護の生産性を上げるために、ＩＣＴの活用を大いに促しながら経済にプラスに働く方向で進めていくべきである」。

今の時代、これくらいのことを口にしておけば、政府の主な会議の委員はそれらしく務まると思う。財務省と厚生労働省に取って代わり、経済産業省が財政と社会保障をとりしきるようになって来《らい》、そういう状況になっている。どうも世の中には、生産性とか成長戦略という言葉にシビれる人が大勢いるようで、人のそうした性向が今の状況を支えているのであろう。

経済成長に対する資本や労働の量の増加の寄与は、昔からどこでもさほどではない。成長率から資本と労働の寄与を除いた残差としての全要素生産性（ＴＦＰ）が、多くの人の直感が想像する以上に大きく、ゆえに、ほとんどの人がＴＦＰの寄与率の大きさに驚くことになる。ところが、この分野を専門とする経済学者たちは、全要素生産性がいかなる要因によって上下するのか、実のところよく分かっていない。

■付加価値生産性とは■

成長論のパイオニアであるソローは、成長の主因たる全要素生産性を「無知の計量化」と呼んでいた。彼はＴＦＰを左右する原因を論じようとすると、「素人社会学の炎上」に陥ってしまうのがオチと評しているし、日本でも有名なクルーグマンなんかは、アメリカ経済の停滞期の１９９７年に書いた本の中で、アメリカの生産性は「なぜ停滞

図1　医療・介護の労働生産性の推移

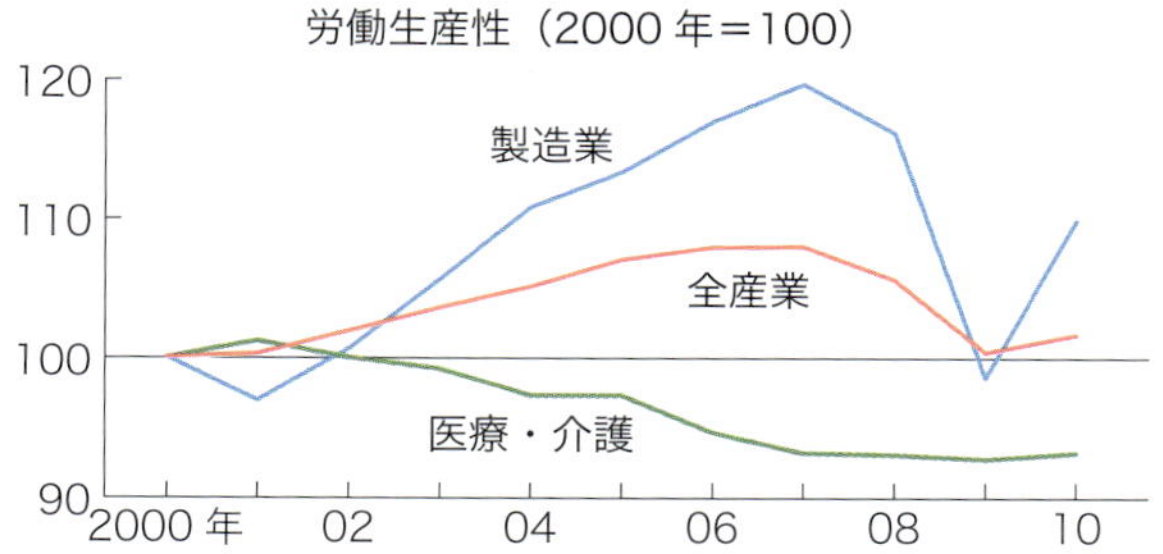

注：労働時間当たりの生産量で試算．経済産業省・厚生労働省資料より作成．
出所：「（エコノミーフォーカス）医療や介護の生産性低迷　全産業平均の6割　賃金も落ち込み」『日本経済新聞』2011年2月7日

したの？　どうすれば回復するの？　答えはどっちも同じで、『わかりませーん』なのだ」と、経済学者としての見解を正直かつ軽妙に（？）語っている。

成長の理由がよくわからないのだから、手の打ちようがない。だからクルーグマンは「生産性成長は、アメリカの経済的なよしあしを左右する唯一最大の要因である。でもそれについてぼくたちは何をするつもりもない以上、それは政策課題にはならない」とも論じていた。

と言っても、成長とか生産性向上とかは、誰も損害を被ることなく誰かが利得を得ることのできるプラス・サムのニュアンスを持っているために、ゼロ・サムという世知辛い社会においては、なんとも魅力的な言葉に聞こえることは分かる。しかし、そうしたムードの中で、次のような話を、新聞に堂々と書くのは、どうだろうと思う。「成長の重荷」という見出しの記事である。

成長の要として期待している医療・介護サービスの生産性が低迷している。同分野の生産性の水準は全産業平均の6割にとどまり、様々な業種の中でも低い部類だ。しかも効率化や適切な設備投資が進んでいないため、生産性は年々低下。医療・介護の需要は今後ますます拡大し、成長産業としての期待も大きい。だが供給側の生産性が低いままでは、国全体の成長を後押しする産業にはなり得ない。

こうした現象に対する、日経的な解釈は、次のようなものであった。

▼参入障壁があり事業者間の競争が乏しく、生産性を高めようという動機づけが働きにくい。
▼福祉サービスの料金は公定価格が基本で、サービスの差が生まれにくい――などの理由が挙げられる。

いやいや、それはない。公共政策における公定価格の下で、サービス産業の生産性をはかる方法として普通に利用されている「労働の**付加価値生産性**（付加価値額／労働単位）」は、公定単価の上下に応じて動く指標である。医療や介護は、診療報酬や介護報酬などの公定価格が上がれば、計算上、**図1**の指標は高まるし、公定価格が下がれば落ちる。

介護の付加価値生産性

2002年以降、2000年よりも医療、介護の付加価値生産性が落ちているのは、そこで働く労働者が増えているにもかかわらず、公定価格はマイナス改定が続いてきたからである。

図２　労働者の質の分布

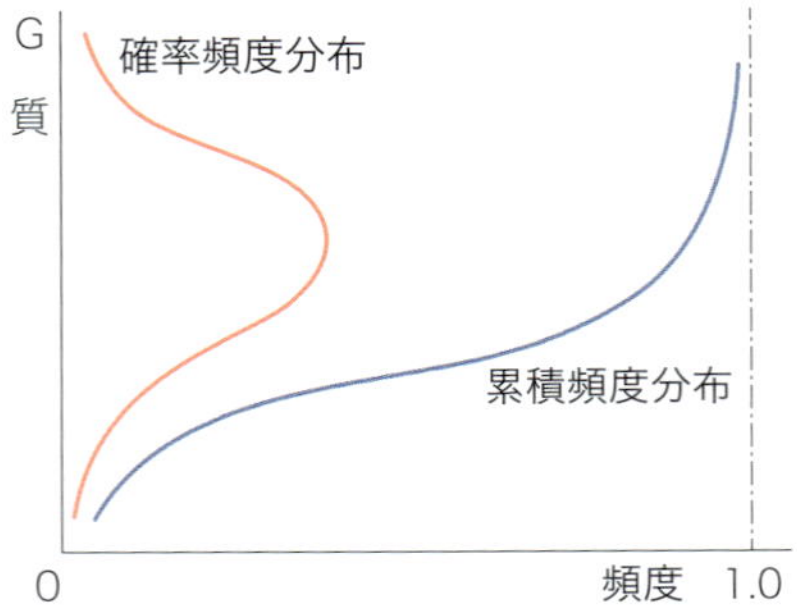

出所：島田晴雄（1986）『労働経済学』119 頁

では、介護の付加価値生産性を上げるためには、何を行えばいいのか？

すでに答えを示しているような話だが、介護報酬を上げることである。のみならず、介護報酬が高くなり給与も高くなれば、自ずとマンパワーのダイバーシティも進み、そこから日々のサービス提供のあり方に工夫が図られ、専門用語を用いれば、労働増大的技術進歩――労働が増大したかのような技術進歩――も起こるだろう。つまりは、イノベーションが起こる可能性がある。

イノベーションを起こすために

シュンペーターは、成長はイノベーションによって起こるとは言っているが、イノベーションの起こし方には生涯触れていない。強いて言えば、歌を歌う能力同様に経済上の創意にも分布があり、「最上位の4分の1のもの」がイノベーションを起こし得るとは論じていた。

そうした話に繋がるものとして、賃金格差の形成メカニズムを説明する「順位均衡モデル」というものがある。このモデルでは、生産的資質に関する労働者の質G（Grade）には分布があり、質の高い労働力に対して、雇い主側は質の低い労働力に比べて一定単位の労働供給により高い価格を支払っても需要すると考える。そして労働者の質Gは、**図2**のように分布していると想定する。

一般の労働市場モデルでは、労働力の質が一定の下で労働需給を描こうとするのだが、順位均衡モデルではそこが根本的に異なり、質の高い方から順番に仕事が決まっていく世界が想定されている。

この順位均衡モデルに基づけば、シュンペーターの言う創意に長けた労働者を全労働市場に期待するにはムリがある。むろん、確率的な話であるために絶対にムリとは言わない。しかし、上が音頭をとれば満遍なくイノベーションが起こるわけでもない。

ＩＣＴを使いこなしても

おそらく、今日の生産性話は、労働増大的技術進歩や労働節約的技術進歩の話をしているのだと思う。しかし、仮に、ＩＣＴのスキルアップができるほどに日頃の業務に余裕があり（それ自体が信じられないことだが）、それを自由自在に使いこなす人がでてきたとしても、ＩＣＴの活用には費用がかかるために、介護産業全体では労働から資本への代替が進むだけで費用節約的なイノベーションは難しい。つまりは、今の介護を取り巻く財政的な環境下で、いくら生産性をあげよ、イノベーションを

図３　子育て支援連帯基金

年金保険、医療保険、介護保険という、主に人の**生涯の高齢期の支出を（社会）保険の手段で賄っている制度が、自らの制度における持続可能性、将来の給付水準を高めるため**に次世代育成支援連帯基金（子育て支援連帯基金）に拠出し、この基金がこども子育て制度を支える

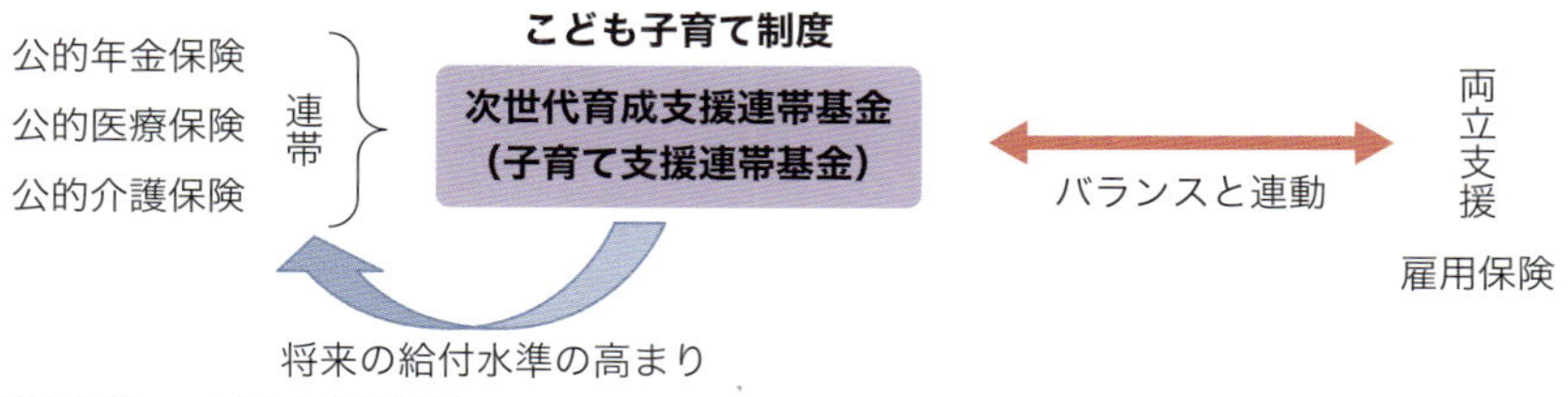

出所：権丈（2018）『ちょっと気になる政策思想』

起こせと言ってみても、気休め程度にしかならない。

非情な市場から外し特殊平等主義を

それでは、介護の財政をもっと潤沢にすることができるのか？

このあたりは医療、介護に関する制度をいかに設計するかの理念の問題が関わってくる。現代の我々が生きている福祉国家にあっては、人々が不幸せなときにはどうしても必要となる基礎的な財・サービスや、子どもという、本人達の経済的責任、意思決定の責任を問うことが難しい人たちが必要とする基礎的な財・サービスについては、できるだけ彼らの必要性に基づいて利用できるようにすることを目的とした制度が準備されている。前者の代表例が、医療・介護であり、後者の例として保育・教育などである。

市場というのは需要にしか対応せず、需要とは支払い能力に裏付けされた必要のことである。家計が財・サービス消費の必要を感じていても、支払い能力がなければそれらを利用する権利を市場から与えてもらうことはできない。「市場は非情」でもある。

市場に載せるかどうかというのは、その財・サービスを必要に応じて利用できるようにするかどうかの判断をすることである。市場に主に頼る社会にあっても、所得や資産に基づく支払い能力だけに依存しないで、ある特別な財・サービスについては、これを市場から外し、必要に応じて利用できる機会を平等に保障する方針を「特殊平等主義」と呼ぶこともある。宇沢弘文先生の「社会的共通資本」にもそうした資本を必要に応じて利用できるようにするという考え方が含まれている。

子育て支援連帯基金の構想

そして介護においても、ある程度は、支払い能力ではなく必要に応じて利用できるようにしようというのであれば、税・社会保険料をみんなで負担して、必要になった人が利用できる仕組みを展開していくしかない。

介護保険とセットに

そのための手段として、子育て支援連帯基金という、年金保険、医療保険、介護保険など各種社会保険が、自らの制度の持続可能性を高め、将来の給付水準を高めるために子育て支援連帯基金に資金を拠出する構想を考えてきた。今のままでは、社会保険の中でも介護保険の40歳未満の現役期のみが、この連帯基金に関わらないことになるのは不自然で、介護保険は、子育て支援連帯基金の創設とセット

表1　米国と比べた日本のサービスの質　（日本生産性本部の調査より）

	米国滞在経験のある日本人	日本滞在経験のある米国人
宅配便	118.3	101.9
タクシー	117.9	102.9
病院	116.6	93.4
理容	116.1	106.6
クリーニング	115.9	103.2
航空	115.9	103.6
地下鉄	115.6	110.8
コンビニ	115.4	106.4
大学教育	99.7	112.8
博物館	98.5	106.5

出所：『日本経済新聞』2017年8月30日

にして、20歳まで被保険者年齢をさげる――そういう構想である。

さて、こういうふうに考えていくと、本稿冒頭の、「社会保障改革といえば、給付の効率化、提供体制の改革や負担増の話になりがちだが、Society 5.0時代にふさわしく、医療介護の生産性を…」の「なりがちだが」以降の後半部分が、前半の議論を先送りするためのものにすぎない、本当は実態のない時間稼ぎの話のようにみえてくる。

成長は望ましいが政策対象にならない

政策というものは、制御可能な対象にしかなしえない。制御可能であるためには、対象とする現象の原因がわかっている必要がある。ところが、なぜ、労働と資本の寄与を除いた残差としての全要素生産性が、成長の主因であったのか？　付け加えれば、人はなぜ若返ったのか？　というようなことは、実はよく分かっていないのである。

成長は望ましい、若返るのは望ましい、これは間違いない。しかしながら、望ましいからという理由のみで、政策の対象になり得るものでもない。そして、そうした話で盛り上がること（いや、盛り上げること）に、霞ヶ関の貴重な政策リソースが大量に使われ彼ら自身が疲弊していく。その反面、本当の意味での介護の付加価値生産性を上げるための政策努力はおろそかにされている。

医療介護に適正料金を

最後に、生産性について、珍しく正しいことを書いていた記事を紹介しておこう。上の**表1**は、米国滞在経験のある日本人と、日本滞在経験のある米国人にサービス業の品質差を聞いた調査である。数値が高いほど日本の品質が高いことを示している。この記事の見出しは「日本のサービス〝米より質高い〟――割安料金、生産性向上阻む」であった。

調査を実施した人は「日本が高い品質の商品を割安な料金で提供していることで、労働生産性は米国よりも低くなる面があると」答えている。その通りであろう――そしてこの事実は、医療や介護の生産性の話を考える際にも有益であるし、生産性を上げるように国から迫られる医療・介護現場の今日の戸惑いも想像させる。

そして最後に触れておけば、今後この国で確実に必要と利用が伸びるため、当然、雇用が増えると見込まれる医療や介護への資金投入を絞ったままでいると、彼ら働く人たちの購買力の側面からみてもマクロとしての経済規模への寄与が期待できず、所得が低いゆえの低購買力が、国民経済の需要面から成長への足かせとなるだろう。公的な負担を求め適正な料金を払い、成長への寄与を期待するか、それとも特殊平等主義を捨てて市場に任せるか――そういう話なのである。

編集者から頼まれて付記

生産性って、なに？

物的生産性と付加価値生産性は全く違うもの

権丈善一

『ちょっと気になる医療と介護』には、生産性について次のように書いています。

＊

たとえば、認知症の人をグループホームでお世話している介護労働者1人について考えてみましょう。彼は5人の認知症の人のお世話をしていて、介護報酬が1日1人8千円だとします。すると、彼が勤める介護事業所の得ることのできる介護報酬は4万円になります。そうなると、彼の1日の生産高は、4万円でしょうか、それとも5人でしょうか、はたまた、5人の認知症高齢者の満足感でしょうか。いやいや、介護サービスによる受益者は、5人の認知症の人のご家族かもしれず…。

しばしば、労働の生産性というのは、グループホームが受けとった経済的な価値4万円の介護報酬を元に計算されます。でもですね、次は『岩波 現代経済学事典』にある生産性に関する経済学上の正確な定義です。

「生産要素投入量1単位当たりの生産量を、そのものの生産性といい、その増加率を生産性上昇率という。……エコノミスト、新聞などが誤って使っている場合が多いので、その内容を厳密に定義する必要がある。いま投下労働量をl時間とし、それによって生産された生産物をqとすると、労働生産性はq／lであり、労働当たりの物的生産性である。したがって、生産性の比較は、工場内の同じ工程をとって比較する以外ない。たとえば、乗用車の組立工程を日米間で見ると、1人1時間当たりもっとも効率のよい工場同士で日本1に対して米国0・35であり、塗装工程で最頻価日本1、米国0・5である。しかし、通常エコノミストや新聞が用いる生産性は付加価値生産性で、価格をp、製品当たり原材料費をuとすると（p－u）q／lである。したがって、価格の高い米国の自動車産業が、物的生産性q／lは小さくても、付加価値生産性が高くなることがあり、日本は生産性が低くなる可能性がある。」

う〜ん、「付加価値生産性」というのは、この経済学事典によると、生産性という言葉の本来の意味からみれば誤用のようですね。

＊

生産性は物的生産性が正しく付加価値生産性は誤用。と言っても、誤用が普通になっているご時世ですので、本論では付加価値生産性の話をしています。なぜ、こんな時代になったのやら、その根本原因と弊害は？　そのあたりも含めて、「働くことの意味とサービス産業の意味」を『ちょっと気になる医療と介護』の第1章に書いています──『医療と介護　Next』からの僕への原稿依頼も、それを読まれてのことでして。

第３部

マネジメントから見る医療・介護の未来

地域、組織、医療、介護、看護、自治体それぞれの事業者・識者による2040年に継承すべき地域包括ケアマネジメントとは。

地域格差が大きくなる2040年の介護 ——60
齊木 大（株式会社日本総合研究所創発戦略センター シニアスペシャリスト）

進化し続けるチームや組織を作る方法を教えます ——67
中土井 僚（オーセンティックワークス株式会社代表取締役）

医療のICT化は質の向上やACPに寄与できる ——74
遠矢純一郎（医療法人社団プラタナス桜新町アーバンクリニック院長）

ICT・IoT・Maasがもたらす2040年のヘルスケア ——81
香取 幹（株式会社やさしい手代表取締役）

訪問看護St.の生産性を高めて地域に貢献する ——89
藤野泰平（株式会社デザインケア代表取締役）

未来都市おおむたはパーソンセンタード・シティを目指す ——95
梅本政隆（大牟田市保健福祉部健康福祉推進室福祉課主査）

訪問看護事業所の開設や経営・運営のための基礎知識 ——102
今村知明（奈良県立医科大学教授）　長野典子（奈良県立医科大学公衆衛生学講座）

革新と生産性向上の先にあるもの

地域格差が大きくなる2040年の介護

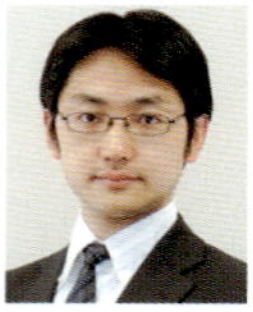

齊木《さいき》 大《だい》

株式会社日本総合研究所創発戦略センターシニアスペシャリスト。2005年、京都大学工学研究科都市環境工学専攻修了。同年、㈱日本総合研究所入社。現在注力しているテーマは「時間とともに変わりゆく高齢者一人ひとりのニーズ」を出発点とするサービス創出・制度設計等。

2040年の日本を見据えて、介護事業がどのように変わっていくのか。どのような取り組みが求められるかを展望する。

介護事業を取り巻く財源と人材の限界

介護財政に着目してみれば、必要な費用を被保険者で分担する今の方法では、被保険者の数に対する要介護高齢者の割合が多くなれば、必然的に保険料を上げざるを得ない（図1）。

■財政的制約■

厚生労働省がとりまとめた全国の介護保険料の水準を見ると、現在の第7期で全国平均が５８６９円であり、前の第6期の全国平均５５１４円と比べて６・４％伸長している。[*1] なお、今回のとりまとめでは将来推計が集計対象外となっているが、参考までに第6期計画の策定に際してとりまとめられた将来推計を見ると20年度の見込みが６７７１円、25年度の見込みが８１６５円となっている。[*2]

実際には、介護予防への取り組みやケアの質を高める取り組みが進展するなどして、介護サービスの必要量も保険料もこの水準よりは抑えられると考えられるが、それでもなお、介護保険制度が現在と同じ財政構造のままで介護サービスの給付水準も大きく変わらないとすれば、20年代の早い時期に介護保険料が月額７０００円を超えることは確実である。

この水準は、年金を収入源として生活する第1号被保険者にとって、非常に大きい負担規模となる。介護保険財政は国、都道府県、市区町村の負担分もあるため、介護保険財政の厳しさは即ち公的財政の厳しさと捉えられがちだ。つまり、公的財政が厳しいから介護サービスの給付水準が引き締められているというものである。

しかし、現在の介護保険料の水準は、被保険者、特に第1号被保険者から見て負担の限界と

図１　介護保険の総費用と保険料の推移

○ **総費用**

介護保険の総費用（※）は、年々増加

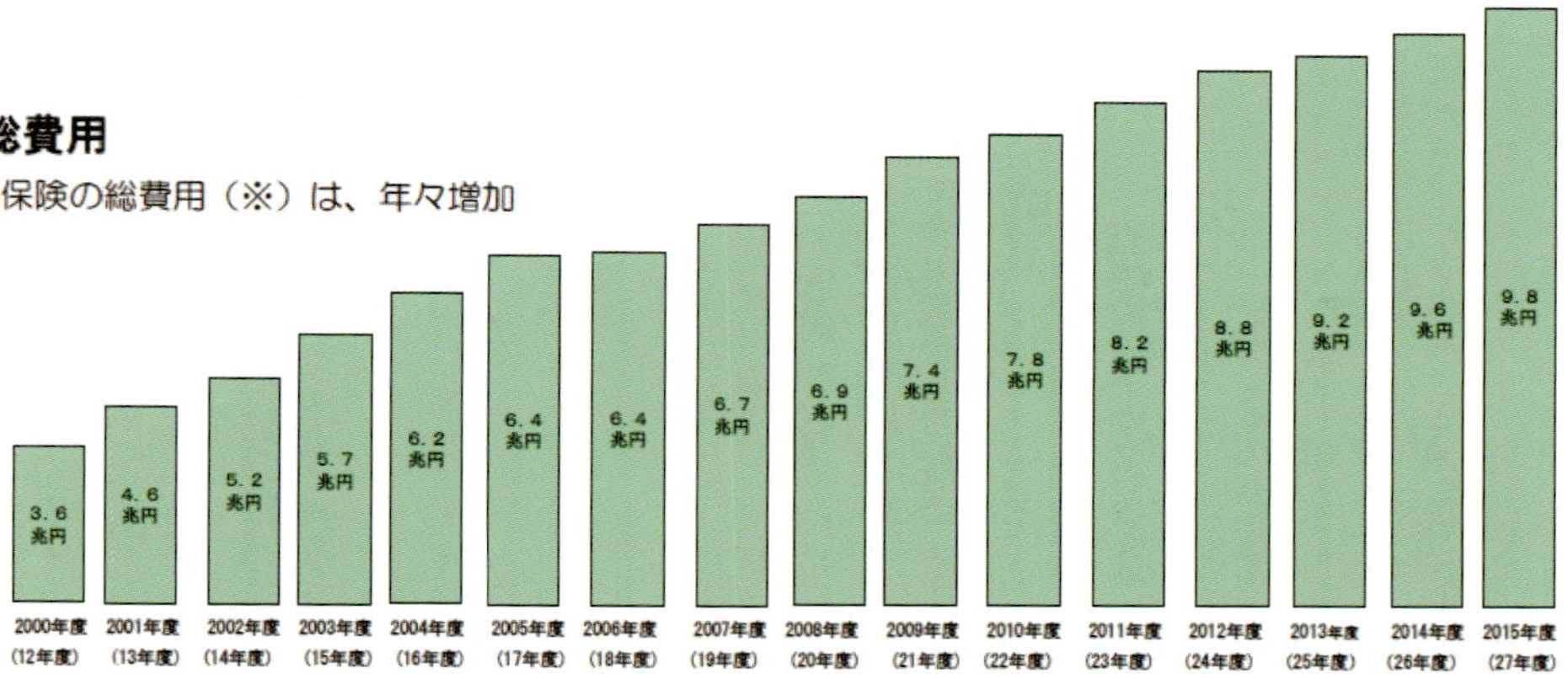

※介護保険に係る事務コストや人件費などは含まない（地方交付税により措置されている）。

○ **65歳以上が支払う保険料〔全国平均（月額・加重平均）〕**

第1期（H12～14年度）(2000~2002)	第2期（H15～17年度）(2003~2005)	第3期（H18～20年度）(2006~2008)	第4期（H21～23年度）(2009~2011)	第5期（H24～26年度）(2012~2014)	第6期（H27～29年度）(2015~2017)	第7期（H30～32年度）(2018~2020)
2,911円	3,293円（+13%）	4,090円（+24%）	4,160円（+1.7%）	4,972円（+20%）	5,514円（+11%）	5,869円（+6%）

出典：厚生労働省社会保障審議会介護保険部会（第75回）資料「介護保険制度をめぐる状況について」（2019年2月25日）より

なりうる水準に近づいている。つまり、介護財政の厳しさは、公的財政の厳しさ以上に「被保険者が負担しきれない」状況へと変化している。

支える側の割合が少なくなるという人口構成の変化は、今後も長期間にわたって続いていくことから、今のままであれば、長期的にみて介護財政をこれまで以上に大きくすることは現実的ではない。

■人材不足■

高齢化が進展する一方、現役世代の人口の減少が進む。これは周知の事実だが、介護保険事業は高齢者を現役世代が支える事業だから、一人当たりの介護従事者が対応しなければならない高齢者の数でみると、その割合が急速に増加することを意味する（62ページ**図2**）。

つまり、単に高齢化がさらに進展するとか、生産年齢人口が減るというだけでなく、特に介護事業においては、今のままのやり方を前提とすれば、介護従事者一人当たりへの負荷が急速に大きくなる状況に置かれていることを意味する。

こうした背景から、実際に介護人材の需給はひっ迫した状況が続いている。介護人材需給を緩和するのは簡単ではなく、できるだけ多くの人に介護領域に参加してもらう（介護労働市場に関心を持つ人を増やす）ことから、現在の介護従事者が出来るだけ辞めなくてすむような環境を作る（介護労働市場から退出する人を減らす）など多面的な取り組みが既に行われている。

いずれにしても、全労働者に占める介護分野への従事者の割合は18年度時点では5%だが、現状投影での推計を踏まえれば、40年度にはこれを約9%程度の水準まで引き上げなければならない（63ページ**図3**）。

図２　人口構成の変化

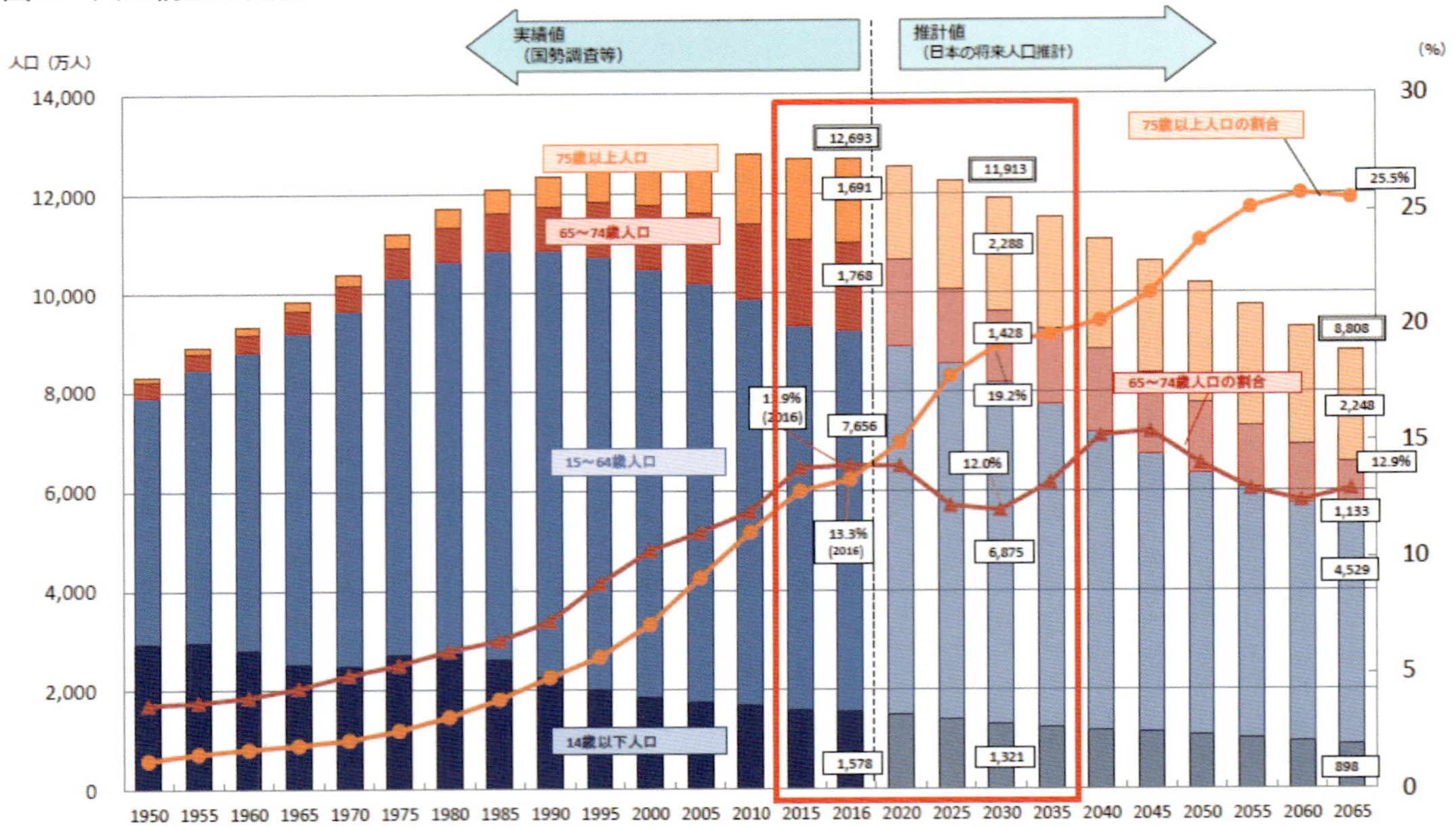

出典：厚生労働省社会保障審議会介護保険部会（第75回）資料「介護保険制度をめぐる状況について」（2019年２月25日）より

介護の職場環境の改善や新たに介護分野に参加してもらう人を増やす取り組みは、当然やらねばならない。さらに、こうした外部環境を踏まえると、いかにして少ない担い手で多くの高齢者の生活を支えるかを考えなくてはならない局面にある。こうした環境はこの先もより厳しくなることこそあれ、背景には労働力人口の減少という人口構造の変化があることからも、今のままの延長で改善する可能性は低いと考えるのが妥当だろう。

介護現場における「生産性」の意味

介護の価値を捉えなおす

生産性は、そのサービスが提供する価値を、サービス提供にかかるコスト（人数、時間、投入費用）で割ったものである。したがって、生産性を考えるにはまず、そのサービスが提供する価値をどう捉えるかを定める必要がある。では、介護サービスにおける価値とは何だろうか。

まず思いつくのが、介護サービスを通じて、サービスを利用する高齢者の利便性が確保されること、あるいはＡＤＬ／ＩＡＤＬの維持・向上といったものが考えられる。あるいは日常生活の中でのリスクや不安の軽減といったものも考えられる。これらの価値は、介護サービスの提供過程で現れるものもあれば、介護サービスを提供した結果として現れるものもあるという違いはあるものの、いずれも介護サービスとの因果関係を、割と明確に説明しやすい範囲での、価値の捉え方であると言える。

しかし、前節で触れたように、これからの長期的な環境変化を踏まえると、介護サービスの提供のあり方そのものを革新していかねばならない局面にある。そして、革新された介護現場における、「革新後」の生産性を考えるのであれば、今の介護サービスの提供方法から離れて、本質的に介護が提供しようとしている価値は何なのかを捉えなおす必要があるだろう。言いかえれば、介護サービスとの因果関係が遠く、説明が難しくても良いので、介護が究極的に提供しようとする価値に目を向ける必要があるということだ。

図3　医療福祉分野における就業者の見通し

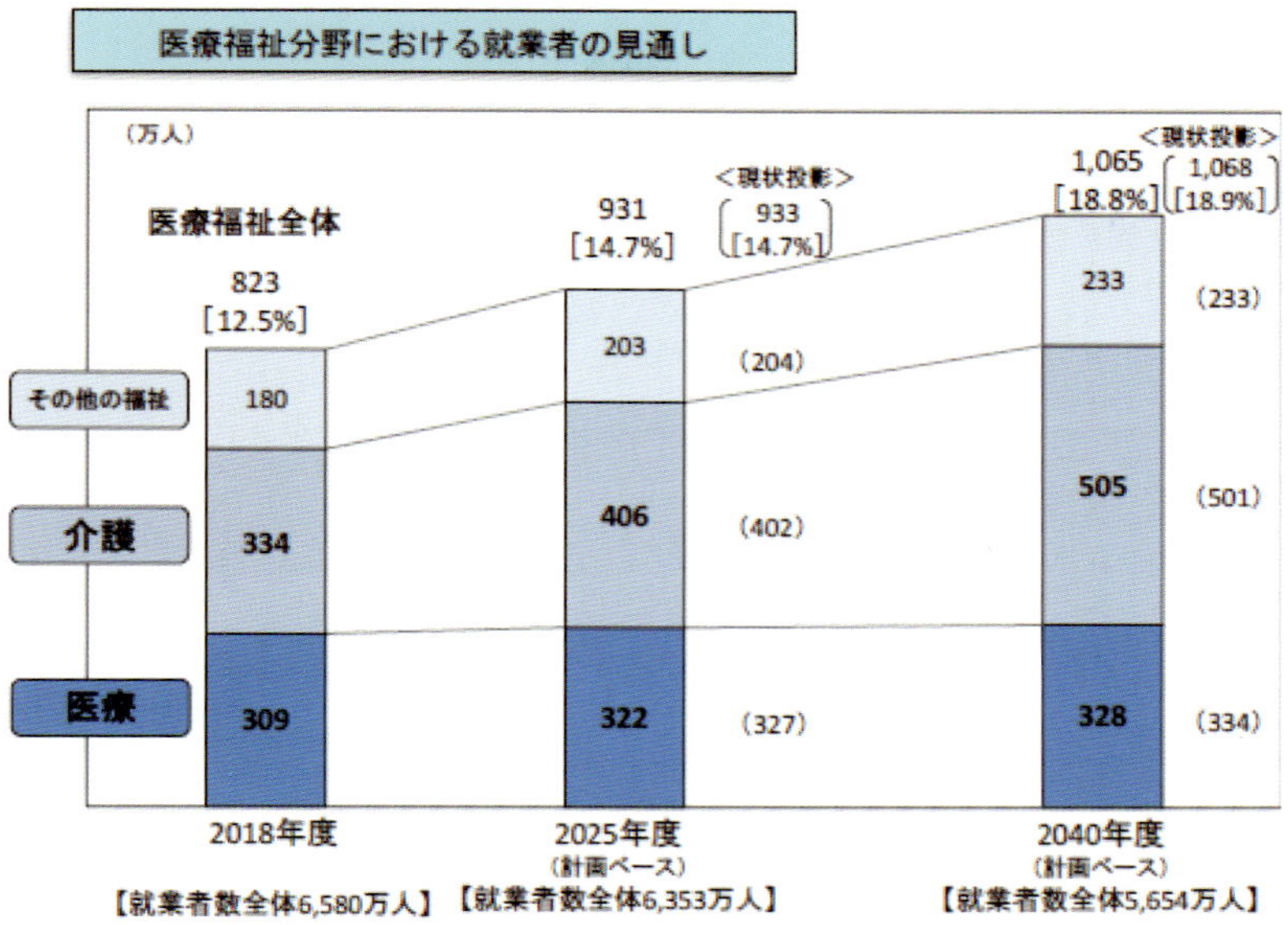

出典：厚生労働省社会保障審議会介護保険部会（第75回）資料「介護保険制度をめぐる状況について」（2019年2月25日）より

なお、ここで指摘していることとは、社会的インパクトの評価で用いられる言葉を借りると、介護サービスのアウトプットを見るのではなく、アウトカムさらには社会的インパクトに目を向けるということを意味する（64ページ**図4**）。やり方を抜本的に変える前提で考えるのであれば、サービス提供が直接もたらす結果を見るのではなく、結果として広く社会にどのような価値を波及させようとするのかに着目するということだ。

革新の先に価値を創出

では、介護が目指す社会的インパクトとはどのようなものだろうか。

地域包括ケアシステムの構築を目指すプロセスにおいては、「住み慣れた地域でその人らしい生活をできるだけ長く送れるようにすること」とされる。これをもう少し分かりやすく読み替えれば、高齢者本人がこうありたいと考える生活を実現することと捉えることができる。あるいはその人にとってのQOLの向上・維持であり、QOLの高い生活を送る時間を長くすることと捉えることもできる。

このように捉えなおすと、次に挙げる2つの重要な点が見えてくる。

第1に、その人が期待する「生活の質」は一人ひとり異なるということだ。最低限度の水準は共通して定めることができたとしても、より高い水準を期待する部分については一人ずつ異なる。だからこそ、画一的な内容のサービスだけでは不足であり、個別的あるいは嗜好性に応じたサービスを提供できる体制が必要になる。

第2に、生活全体を見て質を高めるのは、介護サービスだけでは実現できないということだ。介護サービスは利用しうるサービスの選択肢の一部に過ぎない。

図４　社会的インパクトの評価の視点

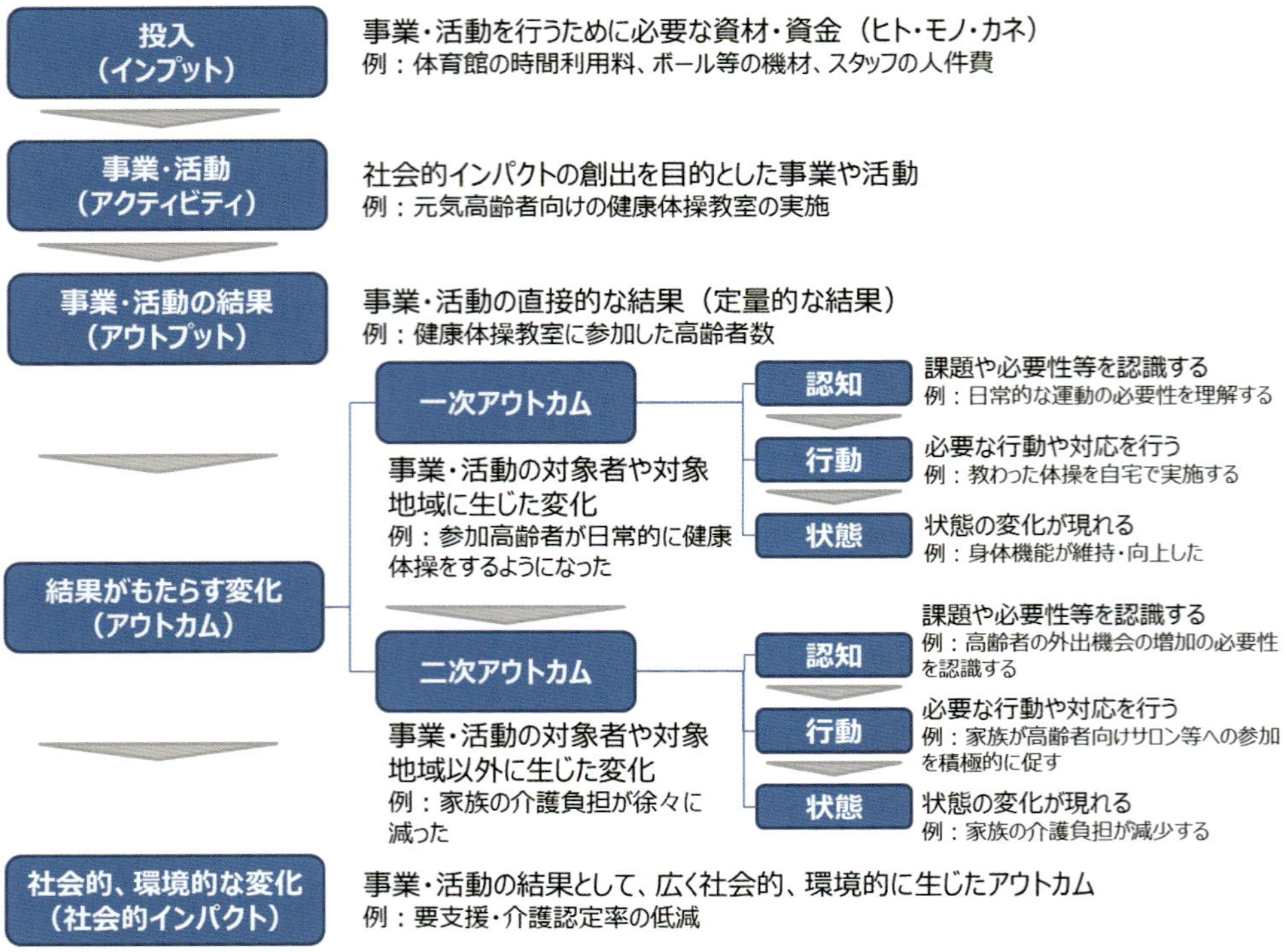

出典：株式会社日本総合研究所「地域支援事業の実施状況及び評価指標等に関する調査研究事業　報告書」より

生活全体として捉えるならば、例えば同居する家族や近隣の住民など、本人と関わる周辺の人びとをサポートするサービスも求められる。あるいは、住まいや地域の環境をより暮らしやすいものに改善する取り組みも重要だ。

　サービスを提供する担い手の減少と財政的制約の中で、ここに挙げたような捉え方での価値を提供できるようになることが、これからの介護現場の革新である。そして、革新した介護現場における「生産性」は、いかに限られたリソース（人手と財政）でここに挙げたような価値を創出できるか、という視点で捉えるべきだ。

２０４０年の介護事業の姿

　本稿のテーマは40年を見据えてどのような変化が見込まれるかを展望するものだ。40年の日本は、死亡数が過去最高の水準に達して人口減少が加速する局面に入る。都市部でも人口減少が進む一方、後期高齢者の割合が増加を続け、都市部でも高齢化が進展する。

地域の姿の差が拡大

　これらはいずれも日本全体を展望した見え方だ。しかし、着目すべきは、日本全体での動向よりもむしろ、地域の姿の違いが、いま以上に大きくなることだ。現時点でも、図表に示すように、地域ごとの人口構成や住まい方、介護サービスの分布などに違いがある（**図５**）。介護サービスの事業運営で影響が大きいのは、特に人口の「変化スピード」と「人口密度」だ。

　まず、地方部では高齢化が早くに進展して人口減少のスピードも鈍化し、過疎状態での低位安定状況に入る。高齢化率が高く人口密度が低く、サービスを

図５　社会構造の変化と示唆（地域セグメント別）

● 2040年に向けた社会構造の変化を地域セグメント別に整理すると以下の通り

※1　人口、面積、要介護認定率、医療機関、介護老健施設数、財政指数等に基づいてクラスタリング（３分類）したもの

地域の社会・産業構造の変化		大都市圏地域	大都市圏周辺、地方中心部	その他の地域
	概要	・大都市圏（首都圏、関西圏、中京圏、北九州圏）の中心部～郊外部の地域 ・2015年時点で、全人口の約３割、国土面積の約1%を占める	・大都市圏周辺市部と地方の中核的な地域及びその周辺市部を含む ・2015年時点で全人口の約２割、国土面積の約4%を占める	・大都市圏以外の町村部（郡部含む） ・2015年時点で、全人口の約5割、国土面積の約95%を占める
	地域イメージ	○現在 ・人口約23万人、高齢化率約24%、人口密度は約8.5千人/km² ・可住面積当たり医療施設数は7.3件 ・介護老健施設１施設当たりの総人口は35千人 ○将来（2030年頃までの見通し） ・人口減少が始まり、2030年までに総人口が約4%減、高齢化率は4pt増	○現在 ・人口約10万人、高齢化率約26%、人口密度は約3千人/km² ・可住面積当たり医療施設数は2.6件 ・介護老健施設１施設当たりの総人口は27千人 ○将来（2030年頃までの見通し） ・都市地域よりも人口減少し2030年までに総人口約7%減、高齢化率は4pt増	○現在 ・人口約2万人、高齢化率約33%、人口密度は約150人/km² ・可住面積当たり医療施設数は0.4件 ・介護老健施設１施設当たりの総人口は35千人 ○将来（2030年頃までの見通し） ・2030年までに総人口が約15%減、高齢化率は6pt増
	想定される問題	・人口密度が高く、民間ｻｰﾋﾞｽ市場が活発だが、人口減少が始まり供給不足	・人口密度低下に伴うサービスの効率悪化、民間主体の撤退による供給不足	・過疎に伴う地域の存続、医療・介護サービスの維持に向けた取り組みが課題

公表統計をもとに筆者作成

提供する人手も少ないため、一人の介護従事者が広範囲に効果的に支援を提供できる仕組みの導入が不可欠だ。需要が小さく変化も少ないので、仕組みの構築への投資が実現すれば、少数の事業者が継続的に事業運営を続けることは可能だろう。

　これに対し、大都市圏郊外部では団塊の世代が平均余命に達することによって多死社会を迎え、その影響で急速な人口減少が進む。新たにその地域に参入してくる人が少ない地域では、人口減少に拍車がかかり、きわめて速いスピードの人口構成の変化と向き合わなくてはならなくなる。介護サービスの需要が一時的には大きくなるが、中長期的にはその需要も急減する。したがって、介護施設のように長期にわたって投資回収する事業の運営は他の地域と比べて難しい環境になると考えられる。

　一方、社会流入を続けることができる大都市中心部では人口減少も穏やかであり、加えて人口密度が高いことによって、介護サービスの提供効率を高く維持することができる。そのためほかの地域よりは比較的事業運営を続けやすい環境にあり続ける可能性が大きい。ただし、他産業でも働き手の需要が旺盛な地域でもあるため、給与だけでなく働き甲斐を含め、いかにして他産業に対して魅力的な働き方を創出できるかが課題になると考えられる。

■革新の３ポイント■

　40年に向け、介護が本質的に提供したい価値と地域ごとに異なる外部環境の変化を踏まえると、介護現場を革新し、生産性の高いサービス提供の姿をデザインするポイントとして次の３点に整理できる。

　第１に、介護サービス以外の地域のサービスとの融合、ある

いは連携したサービス提供の実現である。ここでは、サービス利用者本人に対するサービスだけでなく、その人に関わる家族や近隣住民などの周囲の人へのサービスや、住環境・地域環境を向上させるサービスも含まれる。その人の生活の質を高めるという目標の実現に向け、その人の嗜好も考慮して選択でき、統合的に提供されるようなサービス体制へと進化することだ。

第2に、一人のスタッフがサービスを提供できる範囲や対象者数を拡張するサービス提供形態の実現である。集住化を推進するのではなく、今の暮らし方を大きく変えないのであれば、ITを活用したサイバー空間でのサービス提供の拡大も必要になる。ただし、サービス提供が可能な範囲の拡張はITの活用だけではない。例えば予防的なアプローチを推進することも有効である。つまり、スタッフによるサービスが必要な状況が起きにくいようにすることで、長い目で見れば、サービス提供可能な範囲が増えることになる。

第3に、利用者に合ったサービスを実現するまでの「すり合わせ」時間の短縮である。大都市圏郊外部で見込まれるように、需要の急激な変化に備えるには、ケアギバー（サービスを提供するスタッフだけでなく、家族や近隣住民も含む）が知識やノウハウを習得できるようになるまでの時間を短縮することが必要になる。また、サービスは、サービスの利用者と提供者との協働作業なので、利用者と提供者の〝波長が合う〟ことが重要であり、そのような状態になるまでに、信頼関係の構築をはじめ、一定の期間を要する。この期間を短縮できるような革新もまた、時間短縮の観点では重要な取り組みとなる。こうした時間の短縮は、研修だけでなく情報分析・マッチングの精度を高めるためのITの活用や、ケアギバーによる関わりを支援するxR（VRなどを含む3D技術）やロボットの活用なども考えられる。

なお、ここで整理した3つの目指すべき姿については、全ての実現を目指すのか、どれか1つに重点をおいて介護現場の革新を進めるのかは、その事業者の経営理念や、事業者を取り巻く事業環境（地域環境や他の事業者の動向、保険者の政策動向）によって異なり、各事業者が経営判断すべきものである。

本質的価値に目を

本稿では、介護が提供する本質的な価値の実現のために、どのような外部環境変化があり、どのような姿を目指すべきかを整理した。

地域によって置かれている事業環境の違いが大きい中、どのような革新を目指すのかは各事業者の経営判断に委ねられており、正解は一つではない。しかし共通して大事なことは、介護が提供する本質的「価値」に目を向け、それを実現するために、現在のやり方を抜本的に見直すという考え方だ。

現在のやり方を大きく変えるのは、抵抗感も大きく、エネルギーも必要だ。しかし、今からすぐ取り組まなくてはこれからの社会環境変化に適応できないのもまた事実である。本稿で挙げた視点が、各事業者における経営判断の助けになれば幸いである。

＊1　厚生労働省「第7期計画期間及び平成37年度等における介護保険の第1号保険料及びサービス見込み量等について」（平成30年5月21日）
＊2　厚生労働省「第6期計画期間及び平成37年度等における介護保険の第1号保険料及びサービス見込み量等について」（平成27年4月28日）
※原典資料では元号「平成」表記。

介護現場の組織マネジメント

進化し続けるチームや組織を作る方法を教えます

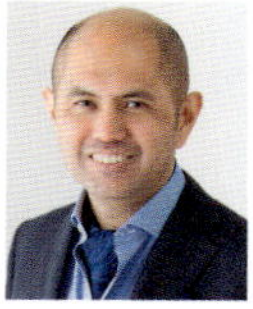

中《なか》土《ど》井《い》僚《りょう》

オーセンティックワークス株式会社代表取締役。リーダーシップ・プロデューサー。組織開発やリーダーシップ開発などに携わる。

技術的なスキルと対人スキルが必要とされる介護現場の組織力を高めるテクニックを伝授する。

少子高齢化による労働力不足の中で、貢献意欲が高くても人材が定着しづらい介護の現場においては、そのインパクトがダイレクトに起き続け、慢性的な人手不足になっていく構造があります。

業務の仕組み化が進みづらく、人に依存し、人が辞めやすいという現場の悲鳴は明白で、目の前で日々繰り広げられる対応すべき問題であるにも関わらず、有効な打ち手が打てずに後手に回り続けてしまいやすくなるのは一体なぜなのでしょうか。それに対しての、着目すべき観点と、組織マネジメント上の実践テクニックをご紹介します。

介護現場の構造をループで図示

介護の現場で起きている構造を、わかりやすくループ図で示したものが**図**「介護業務にまつわる関係性ループ」です。図の一番上の「介護業務の複雑さと労力の大きさ」という部分から順にご説明をしていきたいと思います。

まず、介護業務というのは、仕事内容が複雑な上に労力もかかり、人命にも関係するものであるため、介護業務に従事する人材に対しては、求められるコミットメントとスキルのレベルはあがりやすくなります。

この求められるコミットメントとスキルレベルにギャップが生じると、職場の中では、単純なミスに始まり、時には事故につながりかねないトラブルが発生することから、責任感の高い職員が生まれやすくなります。しかし、責任を感じる対象やその強さは人によって差が生じるため、その差が大きければ大きいほど、トラブルが生じた時に

図　介護業務にまつわる関係性ループ

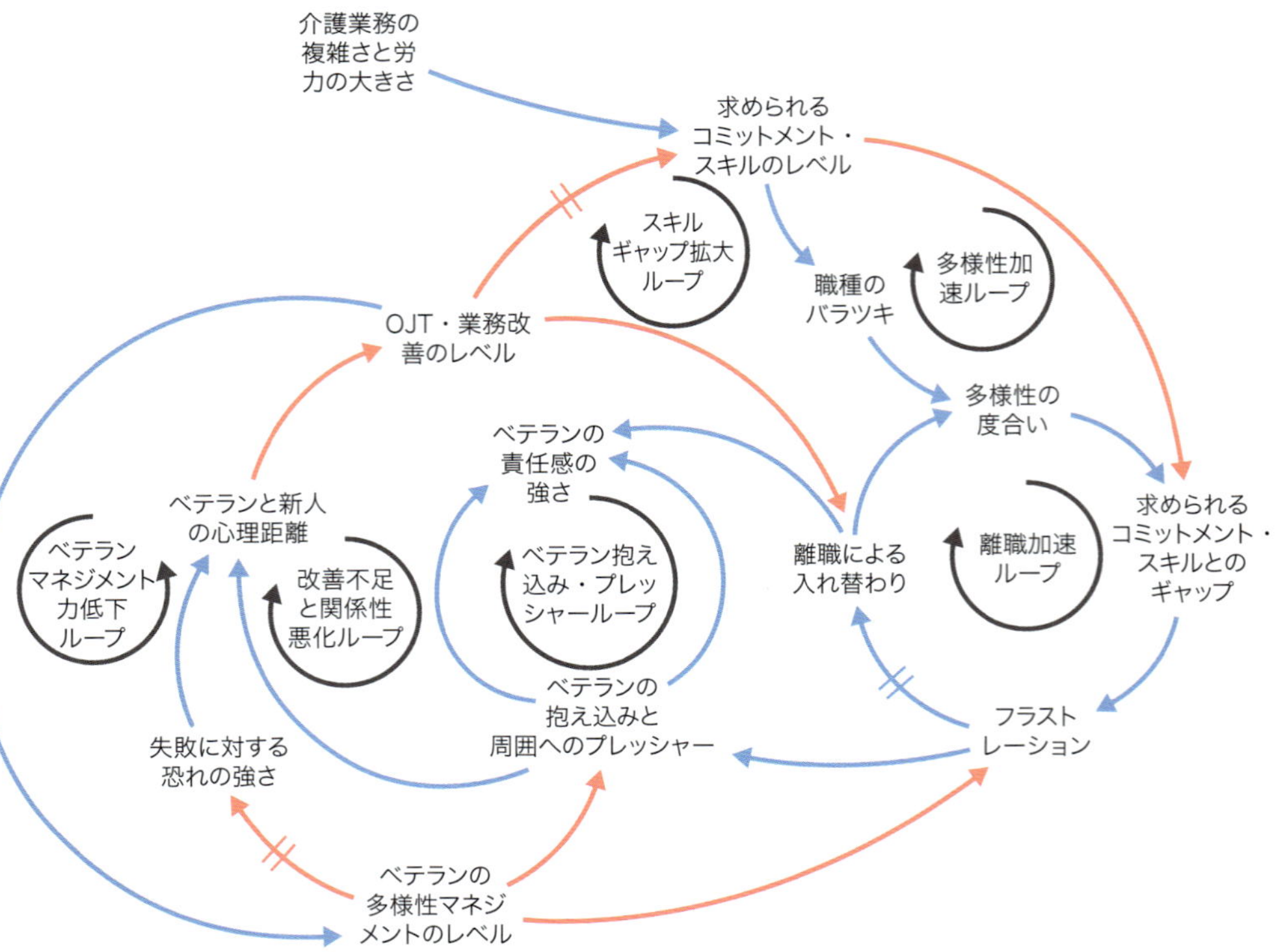

はもちろんのこと、普段から人間関係上のフラストレーションは高まりやすくなります。

一時的であっても強いストレスが頻発したり、ストレス状態が慢性化したりすると、時間の遅れをともなって、退職する職員が生じ始めます。(離職加速ループ)。

次に、離職による人の入れ替わりの頻度が高ければ高いほど、意思疎通が図れるだけの関係性を育むことができないことから、職員間の多様性の度合いは高まりやすくなります。介護の現場は、医師や看護師など様々な職種のプロフェッショナルと連携を取る必要があることから、職場の多様性の度合いが元々高くなりやすい状態にありますが、離職による人の入れ替わりによって、この度合いがさらに高まります(多様性加速ループ)。

そうして、職場の多様性の度合いが高い状態が続くことで、次に引き起こされるのが、ベテランの抱え込みと周囲へのプレッシャーです。

■ループがループを呼ぶ■

人が入れ替わるたびに、ベテランスタッフは、「私がなんとかしなければならない」と責任感を強め、自ら仕事を抱え込みやすくなります。同時に、周囲にも自分と同じレベルのパフォーマンスを期待し、周囲へのプレッシャーを高めていくのですが、そもそも求めているコミットメントやスキルレベルにギャップを抱えた状態であるため、すぐに事態が好転することは極めて少なく、結果、ベテランスタッフは、「結局、頼れる人、あてになる人は誰もいない」といった犠牲者感を伴った自己正当化に陥り、さらに孤立的に責任感を強めていくのです(ベテラン抱え込み・プレッシャーループ)。

このベテランによる独善的な

抱え込みは新人に顔色をうかがわせるかのような状態を生みやすくなり、ベテランスタッフと新人との間に微妙な空気が流れて、心理距離は離れやすくなります。その微妙な空気はツーカーのコミュニケーションの妨げとなるため、結果的にOJTや業務改善のレベルを下げてしまいます。

OJTの低下と一向に進まない業務改善は、状況が難しくなれば求められるコミットメントとスキルレベルのギャップをさらに拡大させていく要因となり（スキルギャップ拡大ループ）、離職による人の入れ替えがより進むことになります。

もし業務改善のレベルを上げることができれば、ベテランスタッフに深く考える余裕が生まれ、多様性のマネジメントのレベルが高まりえますが、業務改善による余裕が生じない場合は、目先の応対に追われることから、ベテランのマネジメント力は依然として低いままにさせてしまいます。

多様性のマネジメントのレベルは、仕事を任せて伸ばすという姿勢とその支援の度合いが比例するため、任せてもらえない感覚は周囲に「失敗は許容されない」という警戒心を強めさせ、ベテランスタッフと新人の心理距離をさらに広げてしまうことになります。結果、OJTや業務改善のレベルが下がり続けていく事態を継続させてしまいます（ベテランマネジメント低下ループ）。

そして、職場内のフラストレーションがさらに高まり、離職加速ループをより強めていくことになります。ループ図で表されているような複数の要素が複雑に絡み合いながら繰り返されてしまっている状況こそが、今まさに、深刻な人手不足が常態化している介護現場の構造と言えるのではないでしょうか。

ここから抜け出すための着眼点

介護現場のループ図でもご説明したとおり、組織を取り巻く環境は、単純な因果関係に留まらず複雑に絡み合っています。

業務の複雑性が高まれば高まるほど、個人の暗黙知に頼って仕事を進めざるを得なくなることから、特定の個人に依存する状態で仕事が進められるということはより生じやすくなります。

特定の個人への依存は、ループ図で示されたような状況を再現しやすくなるだけでなく、その人が辞めてしまうと組織には何も残らないという経営リスクを抱えていることと同義になります。

複雑性が高まれば高まるほど、

個人依存からの脱却を図り、粘り強く進化し続けるチームや組織をつくっていくことが何より重要になってまいります。

心理距離を縮める

では、このループを抜け出し、粘り強く進化し続けるチームや組織をつくるためには、どこから手をつければよいのでしょうか。着目すべきポイントは2点あります。1つは、心理距離を縮めること。もう1つは、業務改善レベルを高めることにあります。

まず1つ目の、心理距離を縮めるというのは、言い換えれば、心理的安全性を高めるということに他なりません。つまり、職場のメンバー一人ひとりが、恐れや不安を感じることなく、安心して自分らしく働ける状態をいかに作るかということです。心理的安全性は、米グーグル社のリサーチチームが、「チームのパフォーマンス向上のためには、心理的安全性を高める必要がある」と発見・発表したことで、一気に注目を集めるようになりました。

業務の複雑性が高くなればなるほど、失敗はつきものになるだけでなく、空振りをし続ける確率もより高くなっていきます。

結局のところ、失敗の中からより深く学び、次につなげていくための成長を促進できるかが、チームや組織に問われることになります。それを個々人の意識の高さに任せるのではなく、相互サポートによって成長を図れるようにするためには、失敗を恐れずチャレンジし、その失敗をオープンに共有し合い、共に学び合えるような心理的安全性の高さが必要になります。

安心して何でも言い合えるチーム・組織づくりの必要性はこれまで以上に高まってきているといえるでしょう。

業務改善レベルを高める

次に、もう1つの業務改善レベルを高めるという点についてです。業務の複雑性の高まりは、次から次へと新しい難題が降ってくるだけでなく、「重要かつ緊急な問題」として対処せざるを得ない「火の粉」がひっきりなしに飛んできやすくなるということを示しています。

「重要かつ緊急な問題」への火消し対応依存は、後手に回っている状態を常態化させてしまいやすくなります。実際には、「重要かつ緊急ではない問題」に対して先手を打てていればいるほど、未来の火事を防ぐことができるのですが、それができていないが故に、将来の対処を避けられない「重要かつ緊急な問題」を量産化していくことになります。その意味で、問題が起きるたびに単に火消しに追われるのではなく、その都度、振り返り、再発防止のための業務改善を丁寧かつ継続的に行えるようにする必要があります。

「重要かつ緊急な問題」への火消し対応依存は、急いで対処せざるをえないものになればなるほど、実際には付加価値を創出していないにも関わらず仕事をした気分にさせてしまうという中毒症状を生み出し、それを見ている周りの人も「大変そうだし、余計な口出しはやめておこう」と遠慮をさせてしまうことになります。それがさらなる本質的な業務改善をさせない状態にさせてしまいます。

小さな改善だったとしても、それを継続的に積み重ねていく組織学習力を高めていく施策を展開していくことが今後ますます重要になってくるといえるでしょう。

では、これらの状況に対して、どのようにアプローチしていけばよいのでしょうか。次の項で、具体的な実践テクニックについてご紹介させていただきます。

マネジメントの実践テクニック

今回は、人の入れ替わりを前提として、現場に負担がかからず、効果が見えやすい、シンプルかつパワフルな取り組みを2つご紹介したいと思います。まず1つ目は、心理距離を縮めるのに有効な、グッド・アンド・ニュー（Good and New）という施策。2つ目は、業務改善レベルの向上に効果的な、アフター・アクション・レビュー（After Action Review）という施策です。

グッド・アンド・ニュー

最初にご紹介するのが、『グッド・アンド・ニュー（Good and New）』というエクサイズです。これはアメリカの教育学者により考案された、組織やチームを活性化するための手法です。やり方は非常に簡単で、3名から7名くらいでグループになり、それぞれが24時間以内にあった「よかったこと」や「新しい発見」を1分程度で発表します。発表が終わったら、聞いていたメンバーが拍手するというものです。

職場の雰囲気というのは、スタッフ一人ひとりの意識の影響をダイレクトに受けます。不安や不満に意識が向かってしまっていては、職場の雰囲気は一向に改善しません。そこで、グッド・アンド・ニューを取り入れると、スタッフは日常の中で、意識的に「よかったこと」や「新しい発見」を探すようになります。

その結果、チームに自然とポ

■グッド・アンド・ニュー■

心理距離を縮め、職場における心理的安全性を高めるのに有効なエクササイズ。

①３名から7名くらいでグループを作る

グッド・アンド・ニューは、毎日のチーム習慣となるよう継続的に取り組めることが重要です。間延びせず、適切な緊張感を保ちながら続けられるよう、1グループあたりの人数配分を適切に設定します

②24時間以内にあった「良かったこと」や「新しい発見」を発表（1分程度）

どんな些細な事であっても発表できるような雰囲気づくりを心がけます。毎日続けることで、気づきの度合いが大きくなりますので、その効果が現れるまで辛抱強く取り組みます

③発表が終わったら、聞いていたメンバーは拍手！

導入当初はぎこちない発表が続くため、お互いに耳を傾け合い、相手を承認する力を養うため、積極的に行うことが訓練になることを伝えます

④交代し、次のメンバー発表に移る（全員の発表が一巡するまで行う）

お互いに学びあえたことを振り返るなどの工夫を入れながら交代をすることで、日常の気づき力の向上を促すことに役立ちます

■アフター・アクション・レビュー■

業務改善レベルを高めるチームでの経験学習の仕組み。以下4つの問いについて対話する。

①自分たちが期待していた／目指していたことは何か？

物事に取り組んだ後に反省会を行うと、問題にだけ目を向けることになりがちです。それを避けるため、「そもそも自分達は何を期待していたのか？」を明確にするようにします

②実際には何が起きたのか？

反省会では問題やよくない事だけが共有されがちですが、アフター・アクション・レビューでは、ポジティブ、ネガティブ、ニュートラルのどの内容であってもよいので、観察したことを共有します

③何がうまくいき、なぜうまくいったのか？

①で挙げた期待していたことと、②の起きたことのギャップとなるため、想定を上回った理由、下回った理由のいずれも共有できるようにします

④さらに良くするために、何をどのように改善できるか？

①の期待していたことと、②の起きたことのギャップを解消すべく、期待を上回った/下回った原因を共に探求し、ネクストアクションが生まれるようにします

ジティブな雰囲気が生まれ、心理距離を縮めることにつながるのです。非常に簡単で時間もかからないエクササイズなので、朝礼やミーティングなどの冒頭のアイスブレイクとして、取り入れてみてはいかがでしょうか。

■アフター・アクション・レビュー■

次にご紹介するのが、『アフター・アクション・レビュー（After Action Review）』です。これは、元々、米国陸軍で導入されていた、業務遂行後の振り返りの手法です。

ポイントは、結果の良し悪しを評価するのではなく、チームとしての〝学びと改善〟にフォーカスすることで、更なるパフォーマンスの向上をはかるという点です。業務が終了した時点で、その業務に関わったスタッフ同士で集まり、次の4つの問いについて対話をするというものです。

①自分たちが期待していた／目指していたことは何か？
②実際には何が起きたのか？
③何がうまくいき、なぜうまくいったのか？
④さらに良くするために、何をどのように改善できるか？

人は、実際に経験したことを、内省し教訓を引き出すことで、はじめて学びを得ることができます。アフター・アクション・レビューは、いわゆる、経験学習を職場の仕組みとして取り入れるのに有効な手法です。

学びが蓄積されていくことで、仕事への創意工夫が生まれ、業務改善が進むだけでなく、小さな成果を互いに承認し合うことでモチベーションアップにもつながります。とてもシンプルですが非常に効果的なアプローチです。

組織の生産性を高める近道

以上、介護現場を取り巻く構造を踏まえながら、着目すべき観点と、組織マネジメント上の実践テクニックをご紹介させていただきました。最後に、もう1つだけお伝えしておきたいことがあります。

今回、介護現場の構造をループ図でご説明させていただきましたが、こうした状況は介護分野に限らず、他の様々な分野でも共通して起きています。つまり、「原因」と「結果」が複数あって、それらが相互に複雑に結びついているために、「問題」が生じているという構造です。

こうした状況下では、これまでのように、「原因」を1つに特定して、それに対して打ち手を講じるという直線的なアプローチが通用しません。もっと言えば、「誰か一人が悪さをしている」という犯人捜しの発想では、問題が解決しないばかりか、問題をより根深いものにさせかねません。

ベテランスタッフが悪い、新人のスキルが低い、仕組み化がなってない、採用がうまくいっていない…という、個別の要素に目を向けるのではなく、ループ図全体を1つの問題として捉えて、様々な打ち手を同時に仕掛けていくことや、チーム全員で対話し、問題の対処策を探るといった取り組みが必要です。

今回、ご紹介した、『グッド・アンド・ニュー』や『アフター・アクション・レビュー』などの施策を取り入れていただくとともに、このループ図を共有して、チーム全員で対話されることから始めるというのも有効です。

もし皆さんの職場で、次のような〝症状〟が見られるようであれば、ぜひ一歩踏み出してみてください。

・飲み会などの場では愚痴や不平不満を言っているが、ミーティングなど公式の場では表面的なことしか言わない

・「本音を話していない」「腹を割って話していない」といったこと自体が問題として取り上げられやすくなっている

・一枚岩になっていない、一丸となっていないといった形で、組織の結束が図られていないことを問題視する人がいる

一見、遠回りに思えるかもしれませんが、実はこうしたアプローチこそが、複雑性の高い環境下において、組織の生産性やパフォーマンスを高める上で、最も近道なのです。

2040年の医療マネジメント

医療のICT化は質の向上やACPに寄与できる

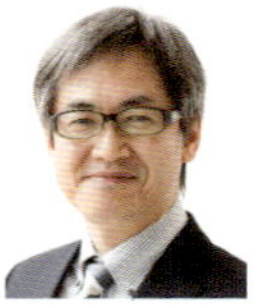

遠《とお》矢《や》純《じゅん》一《いち》郎《ろう》

ICT化をいち早く進めていることで知られる桜新町アーバンクリニック（東京）で在宅医療に従事する遠矢院長に、医療とICTについてうかがった。

医療法人社団プラタナス桜新町アーバンクリニック院長。総合内科専門医。2000年より地域医療に携わる。用賀アーバンクリニック副院長を経て09年4月より現職。

医療にICTを導入する黎明期

私が医師になったころは、言うまでもなく紙のカルテに手書きで記入していた。診断書、指示書、入院証明書など多くの書類があり、とにかく書類仕事が多かったと記憶している。臨床に加えて、そういうデスクワークに時間を割かれ、業務時間が長引いていた。

書類は大量にあったが、記入するのは患者さんの名前や病名など、だいたい同じような内容なのだ。こういうところをどうにかして効率よくこなしたいと、若いころから思っていた。

■電子カルテの波■

そのためにはICTを導入してシステム化するしかないが、実際にはなかなか進まなかった。医療界はもともとICTに疎く、他の業界と比べても一番遅く波がやってくるようなところがあるような気がする。

医療界に最初にやって来たのは電子カルテの波である。15年ぐらい前、別のクリニックで在宅医療を実施していた。紙から電子に移行したカルテをノートパソコンに保存して、そのノートPCを訪問先に持っていった。当時はまだタブレット端末もスマートフォンも普及していなかった。

訪問先でノートPCを開いて、データ通信カードを差し込み、データ通信をしながら入力していた。ただ、患者さんは高齢だ。高齢者の家でちゃぶ台にPCを置いて開いて、キーをカチャカチャ叩くのは、違和感があるというか、あまりその場に似つかわしくない。電子カルテを注視するとPC画面ばかり見ていることになり、「先生はコンピュータばっかり見て、全然患者のことを見ない」と言われたりもする。

在宅医療では生活やQOLを支えることが基本なので、ナラティブな部分がとりわけ重要である。そのためには患者さんとのコミュニケーションが肝で、そこを大事にしたい。そうすると、現場でPCばかり見てはいられなくなり、事務的な作業は現場でできなくなる。だからといって持ち帰って入力しようとすると、仮に1日に10件訪問するとして、1件に10分かかるとしても全部で100分になる。けっこうな時間だ。だから、デスクワークをどう効率化すべきか、いつも思案していた。

グループ診療と在宅ケアに必要

生活を支える在宅ケアでは、支える側の主役は基本的には介護職の人たちである。医師は急変など医療的なイベントがあったらサポートするスタンスだ。

介護職の人たちが患者さんの日々の状態をきちんと把握しておくことが重要で、それが急変時の診立てにつながっていく。だから、介護職の人たちが日々、どういうことをみているか、その情報を医師にも共有してほしい。医師の側も、この人はこういう病気だから、介護する上で生活上のこういうことに気を付けてほしい、ということを介護職に正確に伝える必要がある。そこでも情報共有が求められる。在宅療養では医療と介護がタッグを組まないと、生活を支えることはできない。

夜間のコールに対応

桜新町アーバンクリニック（以下、クリニック）には今、医師が10人所属し、グループ診療を実施している。グループ診療にしているのは、在宅療養支援診療所（在支診）として24時間・365日の対応を求められるからだ。患者さんはいつ状態が悪くなるかわからない。家の中で転倒することもあるだろう。コール当番のとき夜中の1時、3時、朝の5時に電話がかかってきて往診し、ほとんど眠れないまま日中も訪問…ということになるのは、やはり問題だ。今は複数の医師がコール当番を日替わりでローテーションしているので、そういう問題は起こらない。

同時に、自分が普段診ていない患者さんの夜間のコールも受け、適切に対応しなければならない。だから、グループ診療においては医師同士の情報共有が欠かせない。そのためには、カルテをきちんと作らないと、ほかの医師がカルテを見ても患者さんに何が起こっているのかわからない。だから、記録をしっかり整理して書いておく必要がある。

実際のところ紙のカルテの時代には、何が書いてあるかわからないような殴り書きも少なくなかった。書いた本人があとで見ても読めないようなカルテも多かった。

電子カルテの時代になって、文字が読めないことはなくなった。ただし読めるだけではだめで、内容が整っていないといざというときに使えない。やはりICTを使うべきと考えた。

スマホは在宅と親和性が高い

私がこのクリニックで在宅医療に携わるようになった10年ほど前、ちょうど、日本で初めてスマートフォンが発売された。iPhoneである。世の中にスマートフォンという新しいデバイスが登場したのだ。これで何ができるか、まだはっきりとはわからなかったが、きっと何か、今PCで行っているようなことがだんだんスマートフォン

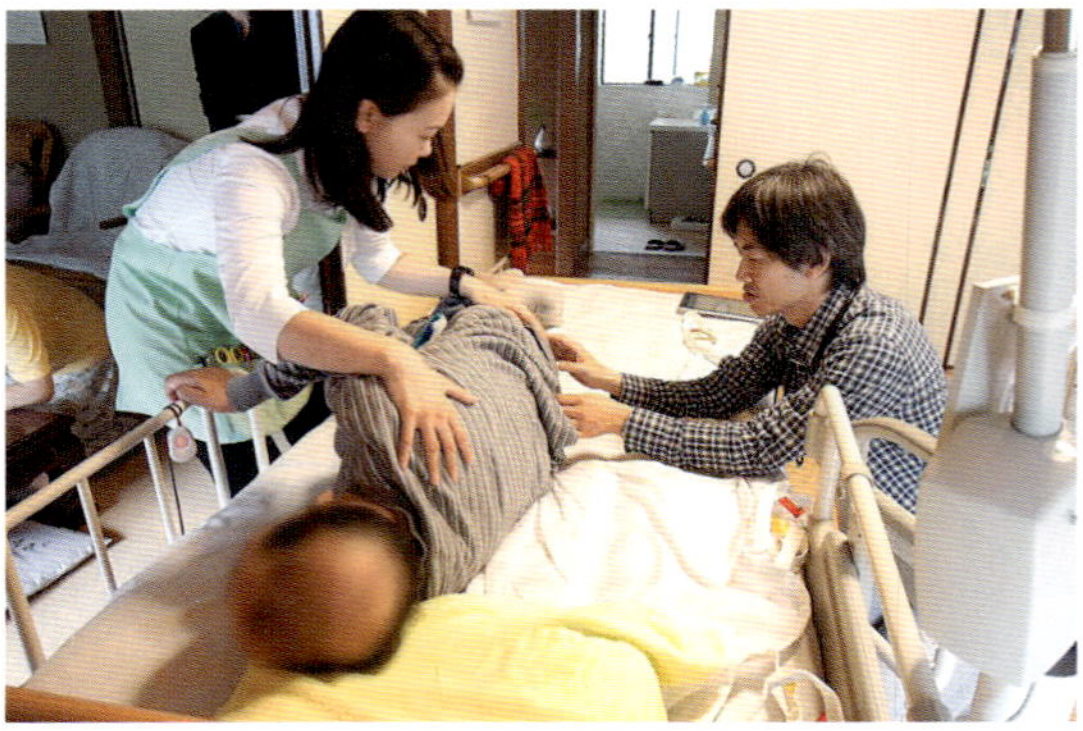

に置き換えられていくだろうという予感があった。それで、早くからスマートフォンを使い始めた。

カスタマイズが醍醐味

iPhoneはインターネットマシンというか、ネットにつながるモバイル端末として最初の形で、使ってみたら、在宅医療とはとても親和性が高かった。モバイルであり、いつでも身に付けていられる、いつでも新しい情報が飛んでくる、どこでも情報発信できる。さらによかったのは、この1台が電話だけではなく時にはカメラになり、地図になり、いろんな役割を果たすところだ。これらの機能は在宅にはありがたい。まさに位置情報とか写真や動画の記録など、スマホは10年前から在宅ではとても使えるデバイスであった。

当時はまだ、在宅医療向けの専用アプリはなかった。でも、専用アプリには窮屈な側面もある。スマホのいいところは、アプリを集めて自分が好きなようにシステムを作れるところだ。そこが一番の醍醐味だと思っている。たとえばカメラアプリなら、写真に文字を書き込みやすいもの。ファイル共有はこれ、といった具合に、機能ごとにアプリを選んでいく。そうして自分専用の端末を作り上げていくような、そういう使い方をしている。機能がインテグレートされたシステムを使おうとは、いまだにあまり思わない。

院内はメールやラインで

クリニックでは、端末はiOSのデバイスであるiPhoneとiPadを使っている。一番使いやすいから使い続けている。多職種間や医師同士の情報共有が中心なので、あまり高度なシステムやアプリは必要なく、メール、ライン、Slack、医療・介護専用SNSが使えれば情報共有には十分という感じだ。

端末もアプリも年々進化しているが、電子カルテ専用のアプリはというと、それほど速いスピードで進化するわけではない。ICTの進歩に合わせてクラウドを使ったり、汎用アプリを医療用に応用したりするほうが、より最先端の技術を使っていける。

メールはクリニック内で1日100件ぐらい飛びかうし、業務連絡的な報告や相談は、顔を合わせるよりもメールやラインでのやりとりのほうが多い。

セキュリティや個人情報の扱いには、もちろん細心の注意を払っている。万一、スタッフがiPhoneやiPadを落としたら、遠隔でリセットできるように設定している。パソコンよりはセキュリティ管理も容易だ。

多職種の課題を共有

情報をICTで早く正確に共有することは、人の仕事を客観的に見る機会にもなる。たとえばA先生が書いた診療記録を、私はどこでもスマートフォンを使って見ることができる。どんな診療をしたのか、どんな処方をしたのか、どんなアセスメントなのか、ということが読める。実は、我々医師は基本的に、他の医師が書いたカルテを読むようなことはあまりない。ここでは、それが日々、送られてくる。

クリニックには医師のほか、看護師、社会福祉士、リハビリ職、管理栄養士など、様々な専門職が所属している。だから、他の医師のカルテに限らず、こうして多職種がアップする報告書を見ていると、職種ごとの専門性がよく理解できる。ICTツールはこうして、お互いの動き方や抱えている課題を共有できる場になっている。そこはとても有意義だと思う。

たとえば褥瘡の経過は、写真を保存すれば一目瞭然だ。文字で「肛門周囲に発赤、周囲何ミリ広がっている」と記載するだけでは、前回と比べてどう変わったのか、といったことが伝わりにくい。写真を時系列で並べれば、よくなっている、悪化しそう、ということがすぐわかる。ケアの際に注意すべきことも指示しやすい。

ストックカルテ

先述したコール当番のとき、患者さんがパニックになって電話をかけてくることがある。「今転んじゃって、大変です、どうしよう」。そんなときに、患者さんのカルテが、ぱっと一目見てその方のだいたいの状況が把握できるような内容になっていないと、役に立たない。クリニックでは毎回の記録と別にサマリーを立てている。毎回の記録を「フローカルテ」、サマリーを「ストックカルテ」と呼び、ストックのほうには、患者さんの認知状況、身体機能、病状、処方薬などをまとめている。だから、情報がどこにあるかが一目でわかる。

ストックカルテはフォーマットが決まっている。スタッフで話し合って決めたフォーマットだ。どんな項目を抽出するか、より迅速に的確に対応するためのカルテとはどうあるべきか。がんの方にモルヒネを使うとき、医師によって使い方がまちまちだと、グループ診療は成立しない。別の医師が行くたびに治療内容が変わっては、在宅医療はできない。ある程度、標準的な治療を決めて、それに沿った形で提供する必要がある。

すると、標準的な治療とは何か、という議論にもなる。現在のスタンダードな医療、ガイドラインも参考にして議論を重ね、フォーマットを作っていった。そういうプロセスを経ていくことで、診療の質も向上している。

画像や動画で遠隔での診療も

スマホのおかげで写真や動画を撮影し送ることが簡便になったことも、在宅医療に威力を発揮する。

在宅療養の高齢者の子ども世代はおおよそ50代から60代で、ほぼスマホを使っている。その場で写真をとってすぐ送ってくれたり、ビデオ通話に切り替えて「先生、父は今こんな感じです」と見せてくれたり、といったことは割とよくある。電話だけでわかりにくいとき、こちらから「ビデオで見せてもらえますか」と頼むこともある。これらはある種のオンライン診療といえるのではないだろうか。ただし診療報酬上の点数をつける

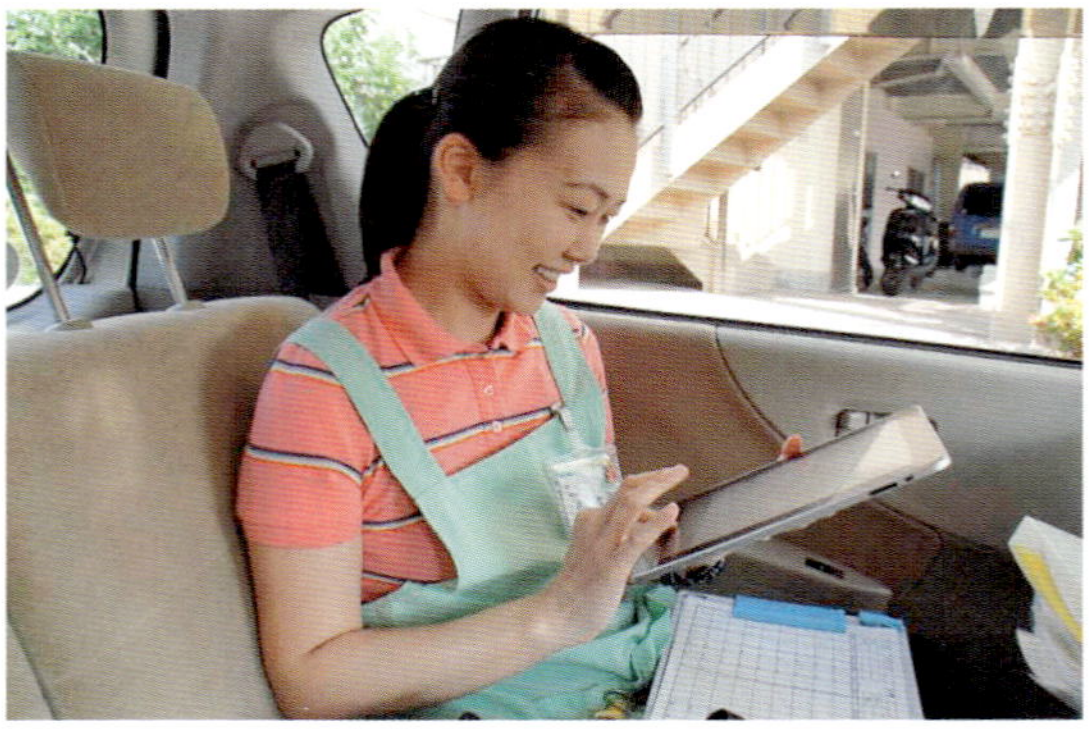

には、いくつかの縛りがあるようで、それを実施するかどうかは未定だ。

在宅医療において大事なことは、できるだけ急変を生じさせないように予防的に関わることである。とりわけ夜間に容態が悪化することは、本人やご家族、医療者にとっても大きな負担となるので、できるだけ早期に介入して入院を回避する必要がある。そのうえで、介護職も含め皆が専門性を発揮し、ちょっとした変化も見逃さず報告し合う場ができていることは、とても力になっている。

在支診が増えない理由は2つある

在宅医療がこれだけ必要と言われているのに、在支診が増えない。その対策は2つあると思う。1つは、負担といわれる24時間対応をフォローすること。地域によっては医師会で輪番制にするとか、大規模なクリニックならチームで分担する。大規模なクリニックが小規模なところをヘルプするとか、いくつかのスタイルが考えられる。訪問看護など他の職種がサポートする手もあるだろう。

高齢者医療への不安

在支診が増えないのは、24時間対応が難しいから、ばかりではない。もう1つの理由は、在宅医療はさまざまな病気に対応しなければならないことだと思う。むしろ、こちらの方が医師にとってストレスが大きいのではないだろうか。これまで、たとえば整形外科、泌尿器科、婦人科などの専門領域でやってきた先生方は、いきなり在宅療養高齢者にがんの緩和ケアをお願いしますとか、あるいは骨転移の痛みをモルヒネでコントロールしてほしいと言われても、経験がなければとても手を出せないと思う。

日本の医学教育では専門特化した医師の育成に注力してきたため、プライマリケア医を育ててこなかった。人生の最終段階にさしかかり、いくつかの病気や症状を複合的に抱えた人を包括的に診ながら、かつ、幅広い領域をカバーできる。そういうトレーニングを受けていない。訪問診療の現場は居宅だから、その場には相談できる医師もいない。専門領域、臓器医療に特化した医師にとって、そのあたりは不安があるのだろう。

実際に、最近は診療所からの紹介が増えてきている。これまで長年、かかりつけ医として外来で診てきた患者さんが、いよいよ通院が難しくなり在宅医療に切り替える。やがて状態が不安定になってくると、夜や土日にも対応せねばならないことも増えてくる。その時点で、我々のような在宅専門クリニックに

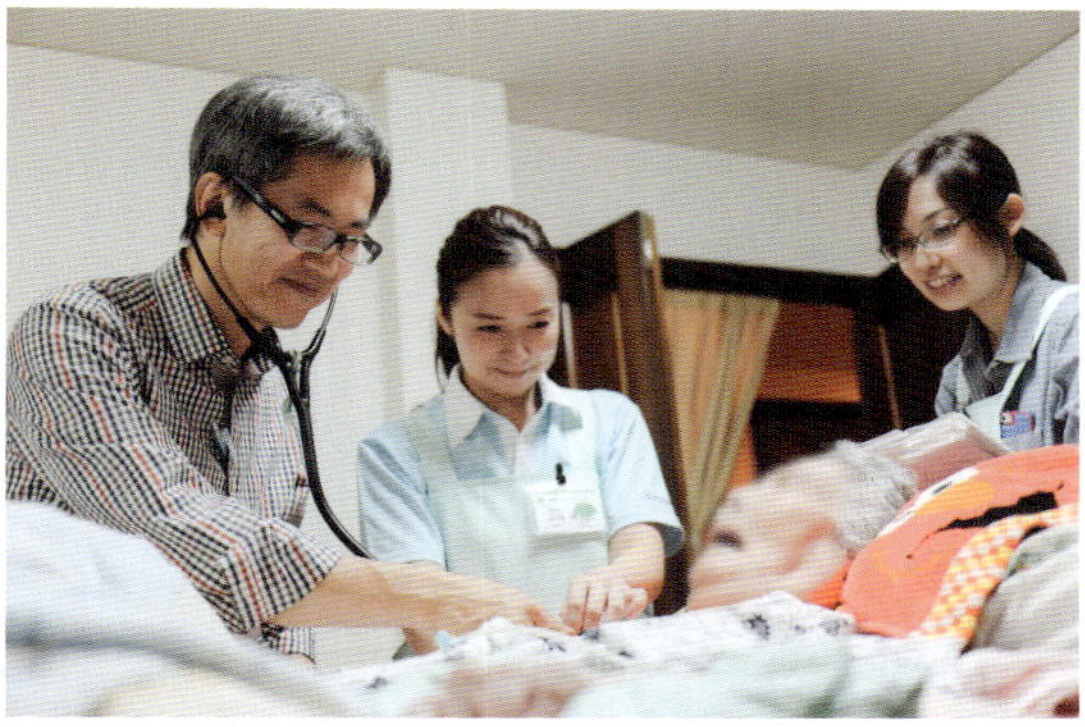

バトンタッチする。

その時点で主治医は交代することになる。そういう形が出てきている。それでもいいと思う。すべての医師が24時間対応を強いられるのは、持続可能なものではないだろう。

家庭医が制度になっているイギリスでは、地域に1つ、臨時対応チームがある。クリニックの診療時間以外はそのチームが対応するそうだ。日本でもそういう方法を取り入れていければ、在宅医療へのハードルをもっと下げてくれるだろう。

地域でACPを積み上げる時も

ACPは、我々は長い時間をかけて少しずつ積み上げていく。そのプロセスが大事だと言われている。病院を退院した時点では、何かあったらすぐまた病院に入院したい、と希望する患者さんは珍しくない。本人に在宅療養の経験がなければ不安は大きく、入院するほうが安心できると思うだろう。

しかし実際に在宅療養が始まって我々が支援し始めると、「在宅でもここまでやってくれるんだ」「電話すればすぐつながる先生がいるんだ」と安心感を持ってもらえる。その安心感は病院に通院するよりもはるかに大きかったりもする。その結果、気持ちが変わって「先生、もう病院には行きたくない、このまま家で看取ってほしい」となることも少なくない。そうして病状の変化や、スタッフとの関係が影響して、その方の気持ちや意思も変化していく。都度変化していく病状と本人の気持ちを引き出しながら意思決定支援を行っている。

地域で意思を共有

「ほぼ在宅、ときどき入院」というように、入退院を繰り返すことも多い。したがって、我々が蓄積してきたACPの内容、患者さんの思いや状況などを病院にも共有しなければならない。同時に、入院中に患者さんが吐露した気持ちを我々在宅の側も受け取って、つないでいく。そういう地域連携、病診連携を深めることで、ACPが確立していくのだと思う。

クリニックでは今、近隣の病院とやりとりしながらACPを構築する取り組みを始めている。診療所のかかりつけ医だけがその人のACPにかかわるのではなく、その患者さんが関係しうる地域の医療機関で共有する必要がある。そうしないと、突然意識を失って運ばれた先の病院で、本人の意思に反して延命治療をされたり胃瘻を造られたりすることも起こりうるだろう。

そういう情報を地域で共有するためのツールは、ICTしかない。もう一歩進めて、これからは救急隊もそういう情報にアクセスできるようになれば、意識を失って倒れている人が延命を希望しているかしていないかがわかる。そうすると、やみくもに病院に搬送するのではなく、在宅医に連絡する、という選択肢も普通のことになる。

今は原則として、何が何でも救命第一、となっている。患者さんや家族も、普段は救急車を呼ばないと意思表示していても、実際に突発的なことが起こると、あわてて、ほとんど反射的に救急車を呼んでしまうことも起こりうる。たとえそのような場合であっても、本人の意思が尊重されるような仕組みが必要と思われる。

AIを活用して診断の向上を

電子カルテは臨床に導入されているが、これだけの診療情報を電子化しているにもかかわらず、データ化されていない。電子カルテと言いつつ、紙の電子版のようなもので、真の意味での電子カルテとはいえない。

他院からの紹介状も、いまだに紙である。自分で電子カルテを作っている医師仲間がいて、よくそういう話題になる。本当の意味での電子カルテをこれから作らなければ、と。

AIの時代だから、AIにデータを読ませて診断の向上につなげることも必要だ。しかし、そのもとになるデータが日本にはない。レセプトのデータは整理されコード化されているが、我々が普段接する肝心の診療記録については、そうなっていない。ここは、ぜひとも変えていかなければならないと思う。

ICT・IoT・MaaSがもたらす2040年のヘルスケア

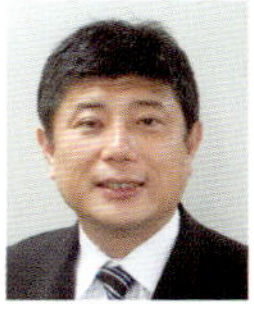

香取《かとり》 幹《かん》

株式会社やさしい手代表取締役。日本在宅介護協会常任理事等役職多数。厚生労働省と経済産業省の「未来イノベーションワーキング・グループ」委員。

介護の世界の深刻な２０４０年問題

20年後に訪れる２０４０年とはどのような年なのか。日本の人口は約１億１０００万人に減少し、わずか１・５人の現役世代（生産年齢人口）が１人の高齢世代を支える社会になる。85歳以上人口が高齢人口の３割に迫り、高齢世帯のなかで単独世帯が４割を超え、高齢世代の孤立が進行することが予想されている。さらには、社会保障費の増大、生産人口の減少等多くの課題が山積されるのが20年後の日本の姿である。

介護の現場における人材確保は、現在においても困窮を極めている。しかし、これから必ず訪れる人口構造等の劇的な変化の波の中では、今以上に質の高いサービスを供給し、業務の効率化を図れるかが重要になっていくのである。

紙媒体記録は廃止の方向へ

厚生労働省の推計では、40年度に医療・福祉等人材は現状ベースで１０６５万人必要とされている。一方で、労働力需要・労働力供給を勘案した「医療・福祉」の就業者数は９７４万人にとどまる見込みとされている。この需給ギャップの解決策として、従事者を増加させる方法と同時に、業務改善・ＩＣＴ等技術の導入よる生産性向上の取り組みが求められている。つまり、介護業務の「ムダ」をなくし、徹底的な効率化を図るということが不可欠なのである。

介護業務における「ムダ」の

代表例は、「紙での帳票管理」である。私どもはまず、様々な場所に散乱し、振り返ることも、分析をすることもできない紙媒体記録を廃止する必要があると考える。すべての情報は、基幹システム上に集約されることで初めて、業務の効率化につなげることができ、集約されているからこそ、情報を活用することができるのである。そして、一元化された情報は、ICT（Information and Communication Technology：情報通信技術）技術により、リアルタイムで多職種や利用者、ご家族に共有され、さらには、双方向での情報伝達も可能になるのである。

ICTが実現する介護のイノベーション

多くの介護の現場では、紙媒体に記録された情報は優秀な管理者の頭の中に記憶される。そして、それらの情報が活用される場面においても、優秀な管理者の頭の中の情報を、経験に基づき判断されるのである。優秀な管理者やベテランスタッフと、新人スタッフや優秀とは言えないスタッフの間には、圧倒的な情報量の差が生じ、業務量やそれに伴う成果も大きな差異が生じているのが現状である。

つまり、優秀な管理者のもとには情報が集まり、業務が集中し、負担が大きくなり、さらには、管理者がいなければ判断ができず業務はストップすることになるのである。これは由々しき事態であるが、介護の現場ではよく見られる光景である。

ICT技術の活用は、そんな介護の現場に革命を起こす。ICTを活用することで、医師・看護師・介護支援専門員・訪問介護員・サービス提供責任者、そして、ご利用者、ご家族からの情報が一元管理され、新人スタッフであっても、優秀な管理者と同様の情報を得ることが可能となる。そして、ICT技術の活用をベースにした教育研修を行うことで、新人スタッフの早期戦力化を果たすことができ、管理者のみが行っていた業務をすべてのスタッフが行うことが可能になるのだ。その結果、大幅な迅速化、生産性の向上を図ることができるのである。そして、新人スタッフにとっては、業務の幅を広げ、自分自身の成長を実感することができ、やりがいを感じ、モチベーションの向上を図ることができるのである。

ICT技術の活用は、生産性向上を図り、単に「ムダ」を無くすためだけの取り組みではなく、スタッフ1人ひとりの人材価値を向上させ、ご利用者1人ひとりのサービスのPDCAサイクルを適切に回し、ご利用者に寄り添い、結果的にサービスの質の向上につながり、在宅生活継続に寄与することができるものである。優秀な人に依存し成立させてきたこれまでの介護現場を未来永劫継続することは不可能である。ご利用者のため、そして、スタッフのためにICT技術を活用したイノベーションが求められているのである（図1）。

IoTと介護・看護の融合

IoT（Internet of Things）とは、「モノがインターネットにつながること」である。一般的なIoTとは、エアコン（モノ）がインターネットにつながり、外出先から電源操作を行うことができる商品などを指す。私どもはIoTには、これまでの介

図1　ICT 技術を活用したイノベーション

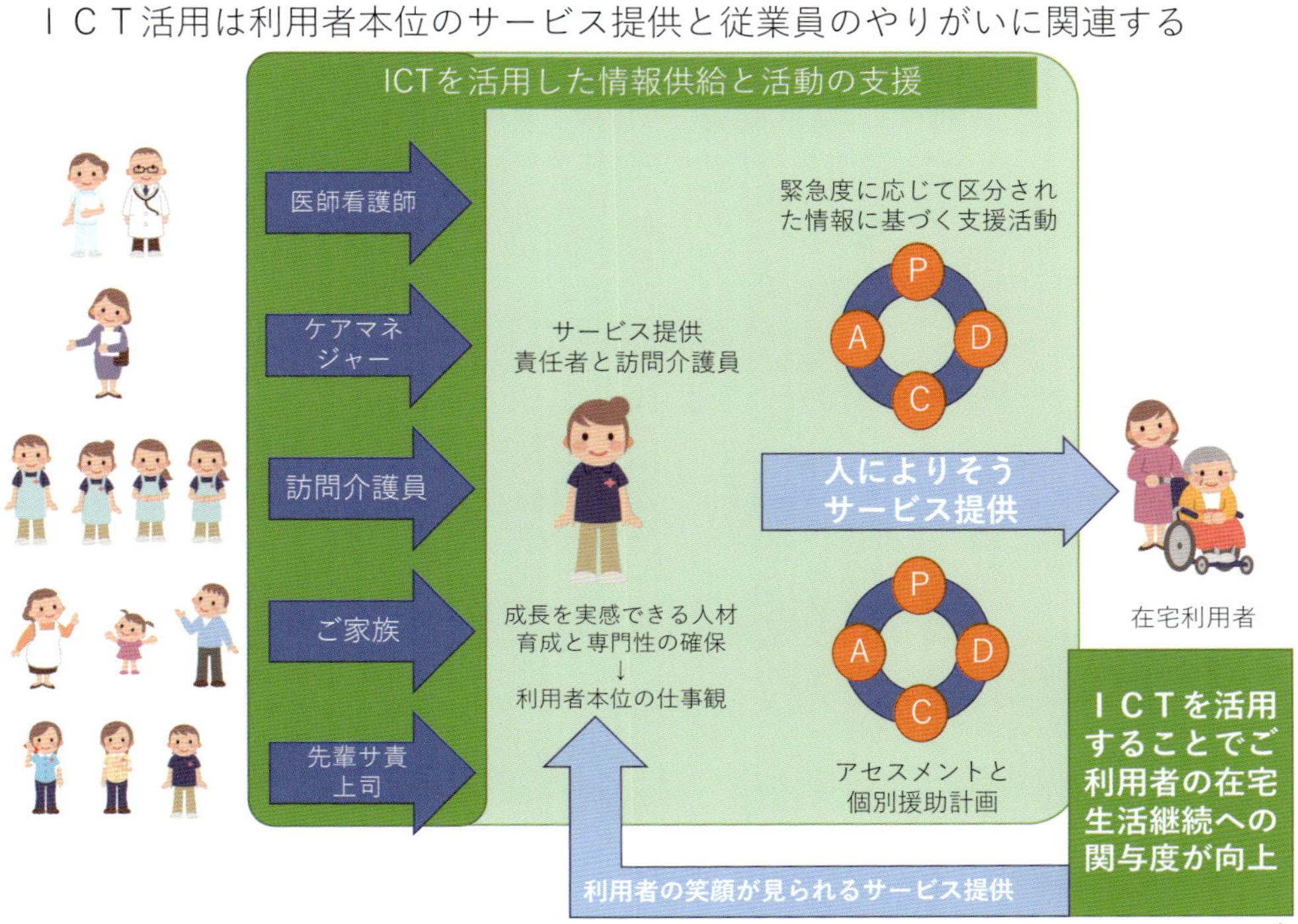

図2　IoT 生活支援サービス全体像

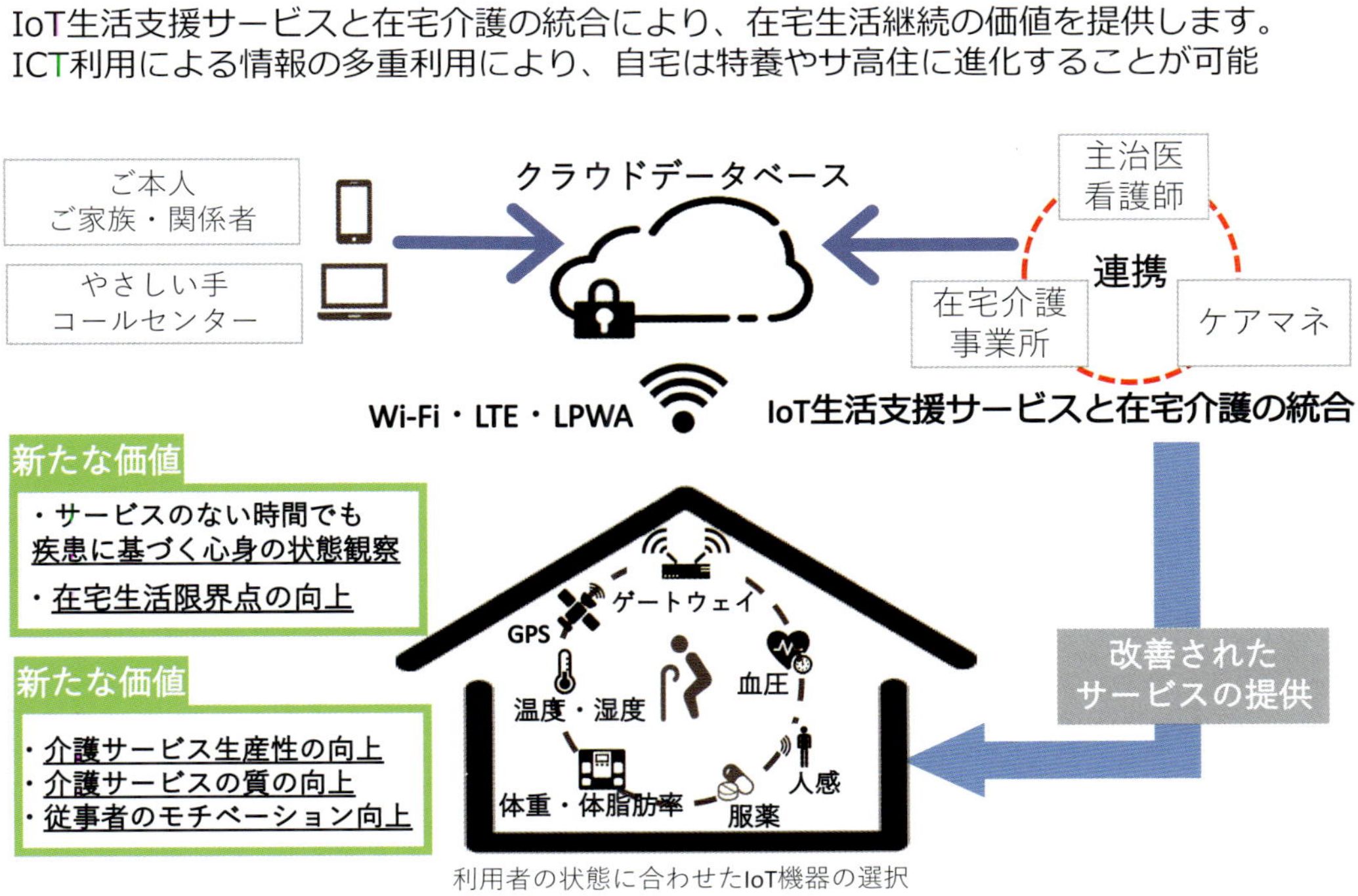

護を変え、高齢者の生活に「新しい価値」を創出する可能性があると考えている（図2）。

これまでの在宅介護サービス

在宅介護サービスの代表例である訪問介護は、介護保険サービスの中でもっとも利用者の自宅に訪問する頻度が高いサービスである。

しかし、厚生労働省の資料によると訪問介護の月間利用回数の平均は、要介護（要支援）認定者数全体の1割にも満たない要介護5であっても、45・5回／月という結果である。

つまり、大部分の介護が必要な高齢者は、1日1回以下の訪問介護サービスしか受けられないことになる。

大半の時間を、1人もしくは同居の家族のみで生活をしていることになるのだ。

ＩｏＴの利用の目的と効果

ＩｏＴを介護分野で活用することの最大のメリットは、サービスのない時間でも疾患に基づく心身の状態観察（疾患管理支援）が行えることであり、それが利用者の享受する「新しい価値」であると考える。高齢者の在宅生活は、「身体介護」や「生活援助」などだけでは、支えることはできない。例えば、室温・服薬の状況確認、次回の通院日の確認など、介護力のある同居家族がいれば担うであろう事柄が実施されなくては、在宅生活を維持することは困難なのである。

このような、生活する上で必要不可欠なちょっとした手助けを「生活支援」という。ＩｏＴは「生活支援」との親和性が高い。私どもが提供するＩｏＴ生活支援サービスも、まさに、独居、日中独居、高齢者のみ世帯が、世帯の介護力の低下にともない不足する「生活支援」を「家族の代替的」「おせっかいな隣人的」に補う役割を果たす。サービスのない時間でも疾患に基づく心身の状態観察をし、「点」で支える在宅介護や在宅医療の間の時間を埋め、「生活全体」を支える機能を発揮する。

さらには、本人以外の家族やケアマネジャー、サービス提供責任者などの専門職にとっては、ＩｏＴによる生活支援サービスを通じて、これまで知ることができなかった情報を得ることができ、これまでの「点」で支える介護を文字通り、「面」で支え、「生活全体」の情報を基に、ケアプランの変更や医師・看護師との連携を行うことを可能にするのである。その結果として、在宅生活継続の可能性を拡大させる効果を得ることができるのである。

ＩｏＴ生活支援「ウェルネスハブ」活用事例

ウェルネスハブとは、「Bluetooth対応の測定機器（体組成計・血圧計）からの測定結果を専用アプリ（スマホ等）で可視化することができ、バイタルデータを自身のスマホで管理をしたり、家族などと共有したりすることで、円滑な健康管理を行うことができるものである。機器の製造は台湾に本社がある「acer社」が行い、日本でのヘルスケア分野での展開に関して、私どもと協業をしている。

【利用者概要】

68歳・男性・要介護1・独居、車で1時間程度の場所に長男家族が在住

既往歴は、脳梗塞後遺症・高血圧

週2回、機能訓練のために短時間のデイサービスを利用。週2回訪問介護で生活援助による

図3　ウェルネスハブ概要

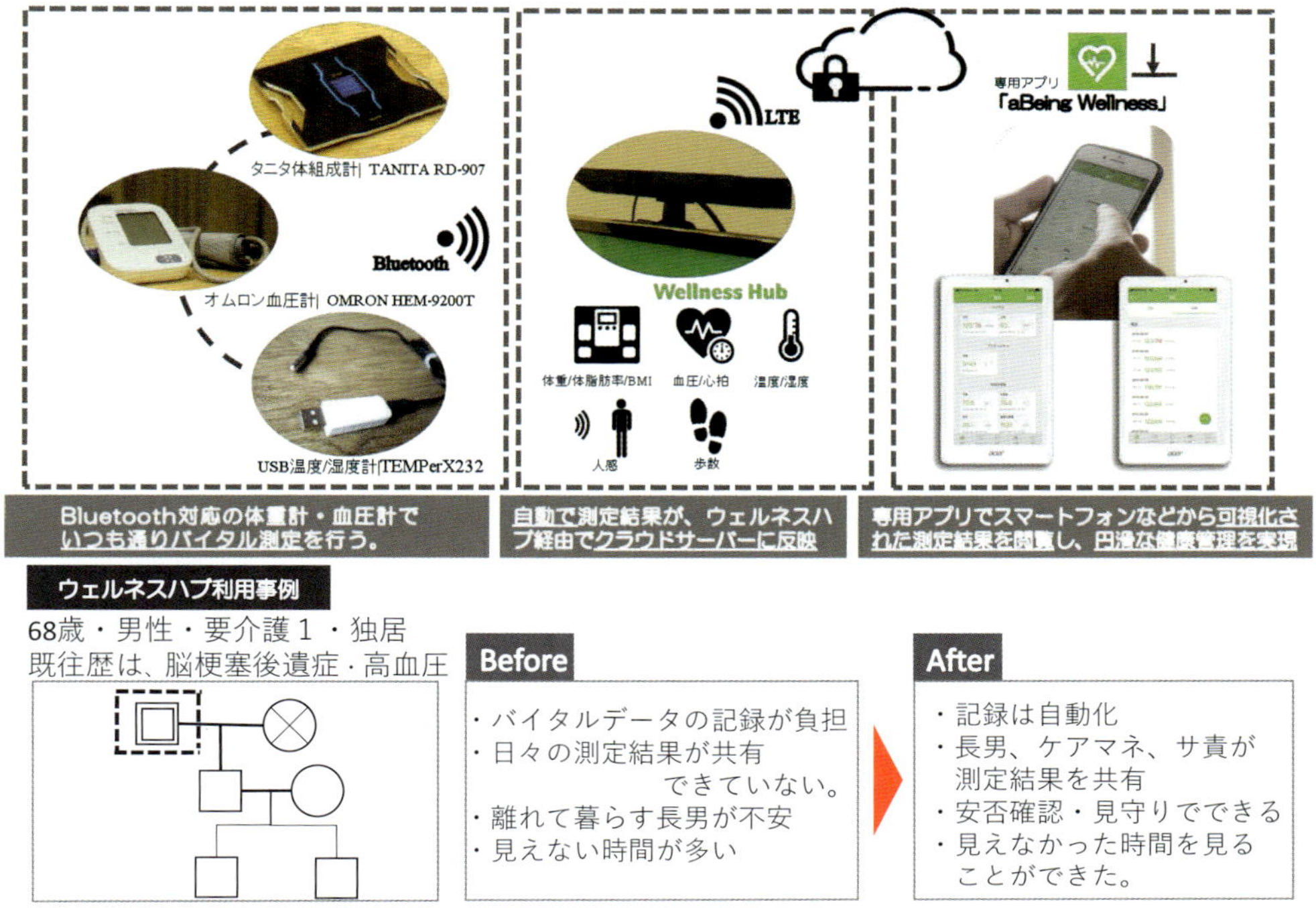

掃除と買い物を行っている。食事は宅配弁当を利用している。

【経緯】

主治医より、毎日の血圧測定と体重測定の指示があり、実施をしているが、記録ノートへの記入の負担が大きく、記録する日としない日がある状況だ。スマホで管理ができないかと考えているタイミングで「ウェルネスハブ」の紹介があり、導入に至る。「ウェルネスハブ」の情報は、本人・長男様・ケアマネジャー・サービス責任者が共有することとなる。

【結果】

≪本人≫

バイタル測定は、今までと変わらず実施。測定結果は、自動的にスマホの専用アプリから確認することができることから、記録の負担はなくなった。通院時には、アプリを通じて血圧と体重の測定結果を主治医に報告することが可能となった。

≪ご家族（長男）≫

離れて暮らす父親の日々の測定結果をアプリで共有することが可能となり、安否確認と緩やかな見守りを行うことができた。血圧の数値が高い時などは、自然な声がけを行うことができている。

≪ケアマネジャー、サービス提供責任者≫

ウェルネスハブからの情報と実際の介護サービスにおける情報を統合し、介護サービスのモニタリングを行うことができた。主治医・看護師との連携においても日々のバイタルデータを活かすことができている（図3）。

■ＩｏＴの展望■

介護分野におけるＩｏＴ機器の活用は現在、スタートラインに立とうとしている段階である。科学技術の進歩は著しくＩｏＴ機器は日進月歩で進化を続けている。訪問介護の現場でＩｏＴ

機器を導入するケースはまだ少数であるが、あと数年でその数は激増すると見込んでいる。さらには20年後の日本では、介護従事者を含む生産年齢人口は減少の一途をたどり、IoT機器からの情報を活用しなければ、介護そのものを行うことが困難になるであろう。大量の情報が1つのプラットフォームに集まり、それらの情報をAIが分析し、健康リスクを早期に検知したり、介護の必要性の優先順を示したりすることになるであろう。

現在の私どもの取り組みは、未来への一歩であり、今後も進化を続けていく。

MaaSとヘルスケアの融合が地域を支える

2040年の高齢者の暮らし

今から20年後の未来を想像する前に、まずは、20年前の過去に目を向けたい。2000年4月、介護保険制度がスタートし、介護を必要とする高齢者の暮らしは、大きく変化した。世の中も、携帯電話が普及し、写真を撮ったり、インターネットに接続したりする時代になった。それから20年が経過し、携帯電話はスマートフォンに取って代わり、いつでもどこでもインターネットを通じて世界中と繋がり、SNSの世界では誰しもが情報を発信することが可能となった。

介護の分野でも、介護保険制度のスタート時にはなかった「定期巡回・随時対応型訪問介護看護」「看護小規模多機能型居宅介護」などが「地域包括ケアの実現」のために新設された。20年前では、想像をすることのできなかった世界が今ここにある。

では、今から20年後の世界では、我々はどのような暮らしをしているのであろうか。

スマートフォンやインターネットなどは、今以上に生活に欠かせないものになり、買い物はECサイト（インターネット上の通販サイト）を通じて完結し、さらには、必要な商品をAIが自動的に自宅に届けることになるであろう。未来の日本では、大部分の高齢者が、今では考えられないほどのITリテラシーを持ち、AIを活用しながらスマートフォンを自身で操作し、インターネット上で自らの意思で商品やサービスを購入することになるであろう。これは介護の分野でも例外ではない。

東京圏一極集中と地方都市のスポンジ化

日本の人口は、一貫して東京圏へ集中する傾向をみせている。日本全人口のなかで東京圏が占める割合や、全国の出生数のうち東京圏が占める割合も、右肩上がりの状況である。

そして、地方圏の都市の中心市街地においては、空き店舗、空き地等の低未利用地が増加している。これまで多くの人が集い、消費の中心であったエリアが廃れ、幹線道路沿いに建てられた大型ショッピングセモールに取って代わられているのである。それに伴い、人口が集中する地区は拡大し、その中心であった市街地はさらにスポンジ化が進んでいる。こういった現象は全国で散見されている。では、20年後の未来、地方圏の都市はどのような変化を遂げているのであろうか。

人はデザイン性の高い場所に集う

地方圏の都市では、現在、大型ショッピングモールに多くの人が集っている。しかし、20年

図4　MaaSは社会課題を解決するソリューション

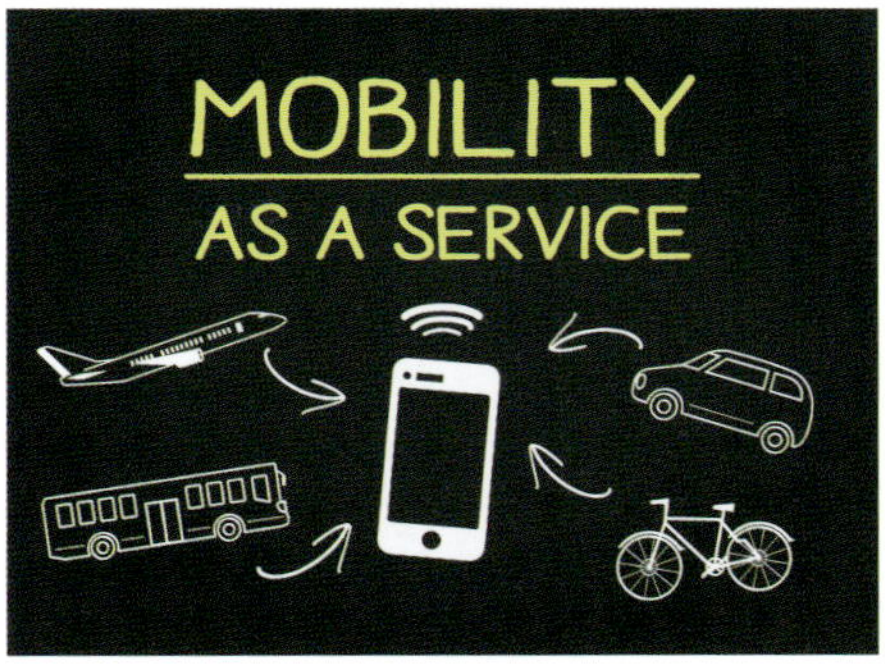

後は、大型ショッピングモールは老朽化、陳腐化し、人が集う場所ではなくなるであろう。旧中心市街地から大型ショッピングモールへ中心地が遷移したことを「第一次遷都」とするならば、「第二次遷都」がそれまでに生じているはずである。時間が経過することで、「街」は古くなる。その時人々は、時代の最先端をいくデザイン性の高い新しい中心地を形成するのである。そして、そこに人は集い、人口集中地区はさらに拡大することが予想される。

これは高齢者も例外ではない。先述の通り、買い物をするためだけに外出する機会は減る。その代わり、おしゃれで洗練された空間で、食事や時間を過ごすことに今以上の価値を見出すことになる。さらには、東京圏に流出した若者や子育て世代も、新しい街が形成されることで呼び戻すことが可能になる。現在は、東京圏でしかできない事柄（仕事や学び、経験）をIT・ICT技術によって物理的な距離を超え、日本のどこにいても同様に行うことができ、近隣に、最先端で誰もが憧れる街があることで、東京圏に留まる理由はなくなるのである。

MaaSが不可欠となる未来

MaaS（マース：Mobility as a Service）とは、現時点では様々な定義がみられるが、国土交通省が開催した「都市と地方の新しいモビリティサービス懇談会」では、「出発地から目的地までの移動ニーズに対して最適な移動手段をシームレスに一つのアプリで提供するなど、移動を単なる手段としてではなく、利用者にとっての一元的なサービスとして捉える概念」と定義されている。

地方都市の少子高齢化による人口減少、そして、公共交通機関サービスの縮小、高齢者の事故の増加、バス等の運転手の人手不足、都市のスポンジ化といった背景の中で、大きな注目を集めているMaaSは、無人自動運転技術と融合し、単なる移動手段としてだけではなく、社会課題を解決するソリューションそして、まちづくりの新たなインフラとして期待が寄せられている（**図4**）。

MaaSとヘルスケアの融合が支える

「第二次遷都」がなされた地方都市では、スマートフォンやIT・ICT技術に慣れ親しんだ新しい高齢者が生活する。求めるものは、「デザイン性」の高い空間や経験である。その高齢者の移動手段として、「MaaS」がイノベーションを起こすのである。

行きたい場所をアプリ内で登録すれば、無人自動運転車両やバス・電車・タクシー・地域住民の自家用車など、ありとあらゆる移動手段の「検索」「予約」「決済」をすることができる。現在は、個人がそれぞれの移動手段に個別にアクセスしているのに対して、連携している移動手段のすべての中から最適な方法を利用することができるのである。

「MaaS」により、どこに行

図５　「MaaS」＋「無人自動運転」＋ヘルスケア

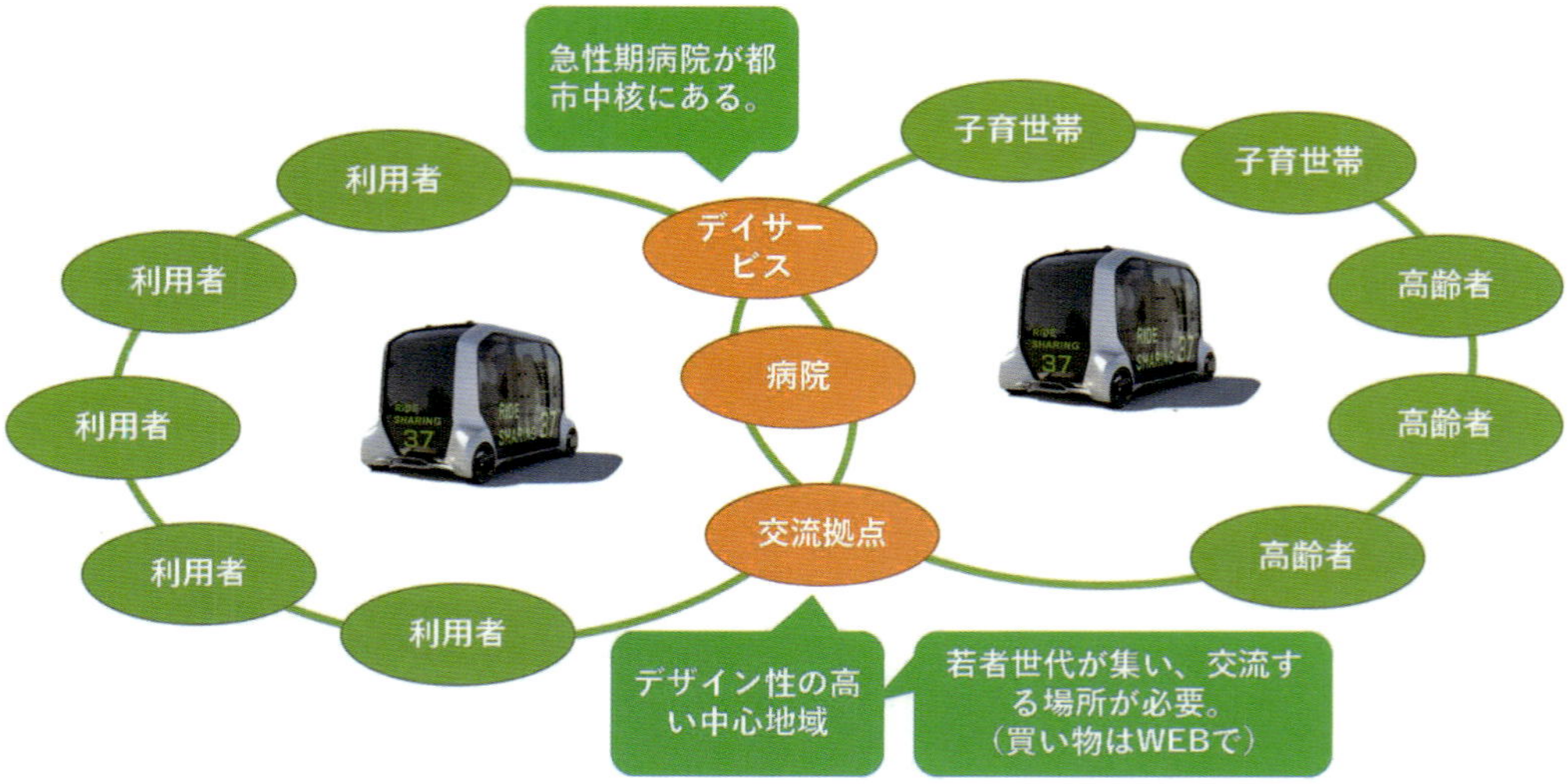

く場合でも、今よりも自由に早く簡単に、さらには低コストで移動が可能になると、ヘルスケア領域ではさらに膨大なメリットが生じることになる。

・いくつになっても外出をすることが可能で、引きこもりを防止できる。
・やりたいことや見たいもの、経験したいこと、学びたいことを継続することができる。
・IoTヘルスケアと複合し在宅医療、在宅介護の生産性が飛躍的に向上する。
・施設に入所せずに在宅介護等で在宅生活を継続することができる。
・病院での入院治療も自宅で実施できる可能性が拡大する。

2040年、必ず来る近い未来に、我々はどのように対応するかを考える必要がある。

■2040年の未来戦略■

私どもはこれまで、「在宅生活の継続」を企業理念に事業展開を行ってきた。20年後の日本においても、住み慣れた地域で暮らすことに対する阻害要因を排除するために、挑戦をし続けていかなくてはならない。

IT・ICT・AI技術は目覚ましい発展をしている。最新の技術を駆使し、高齢者の在宅生活を支えることは、高齢者だけではなく、子ども・子育て世代・現役世代、すべての住民の生活を豊かにし、地域を作ることにつながる。

地域の中に「MaaS」＋「無人自動運転」の移動網が張り巡らされたとき、物理的な距離はさらに縮まり、「もの」「ひと」の流れの改革が生じる。その中心にはヘルスケアがあり、その担い手として私どもがいなくてはならない。これが、私どもが考える2040年の未来戦略である（図5）。

2040年の在宅看護を展望する

訪問看護St.の生産性を高めて地域に貢献する

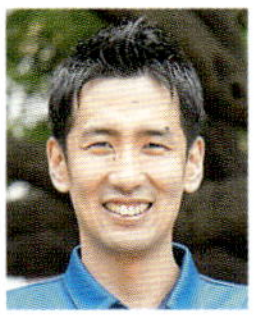

藤《ふじ》野《の》泰平《やすひら》

名古屋市立大学看護学部卒業後、聖路加国際病院に入職。2014年、株式会社デザインケアを名古屋で創業、「みんなのかかりつけ訪問看護ステーション名古屋」を含む5店舗と保育園を運営。一般社団法人オマハシステムジャパン、一般社団法人日本男性看護師会の創業理事も務める。

地域包括ケアシステムの要といわれる
訪問看護ステーションの生産性を高めて
地域全体に最高のケアを。

みんなのかかりつけ訪問看護ステーション

筆者が運営するみんなのかかりつけ訪問看護ステーションは、現在5店舗、スタッフ80名（うち療法士15名）を超える大規模なステーションです。

我々のミッションは、「人々や地域社会に最適な価値をデザインする挑戦者であり続ける」です。その実現のため、Better Work、BetterCare、Better Communityの3つのバリューを掲げ、特にBetterCareを目指すために、生きる力と生きる希望のケアを実践しています。この、利用者様が幸せになれる、生きる希望のケアをスタッフ全員で実現すべく日々試行錯誤しています。

最高のケアを目指すために、様々な専門職も積極的に雇用しており、診療看護師（NP）、がん看護専門看護師、緩和ケア認定看護師、感染管理認定看護師、フットケア認定看護師、修士、博士も合わせて10名在籍しています。

また、スタッフの平均年齢は34歳で、新卒の採用経験もあり、28歳で管理者の要件を満たし活躍しているスタッフがいることも特徴です。訪問看護は平均年齢が50歳とも言われているため、若い看護師が挑戦しにくい中で、よい傾向だととらえています。

事業としては、訪問看護以外に、結婚式同行サービス、旅行支援事業を行っており、地域の課題である災害や、予防に関しても、BetterCommunityを目指し活動をしています。

２０４０年とはどんな時代か

２０４０年は年間の死亡者数がピークになるといわれており、その数１６７万人、15年の１・3倍になると推計されています。

人口も１９７０年代と同等レベルまで減少していると予測されており、２０６０年には、18歳以下の人口を、認知症を発症している高齢者の人口の方が上回るといわれています。

病床数は全国的に減少し続けています。そのため、〝時々入院ほぼ在宅〟という考えがより進んでいく可能性が高く、厚生労働省も、在宅看取り率目標25％を目指しています。このことから、在宅での看取りも含めた役割は極めて大きくなることが予測されます。

ただし看護師数は、全体で年間約３万人しか増えないとされます。訪問看護従事者は現在５万人を下っており、２０２５年での必要数に比べ10万人近く足りないといわれています。

高齢者が増加し、現在と同じケア提供体制では、ケア提供者が足りなくなり、また認知症の方も増大し、医療や地域での支えの在り方そのものにイノベーションが必要な時代であるといえるでしょう。

ＩＣＴインフラの進化も目まぐるしく、２０４０年には、都市部での自動運転、遠隔診療（看取りを含む）、ゲノムによる健康管理など、健康の自己管理技術が発展することは、ほぼ確実な未来だといえます。

なぜ生産性を高める必要があるか

そのような未来の中、在宅での訪問看護の需要に対して供給が間に合わないといわれています。

医療分野の生産性

医療におけるゴールの考え方は、01年にThe Goals of Medicine.[*1] Towards a Unified Theoryでまとめられた、最も重要視されるもの、「①寿命の保持・延長、②ＱＯＬの維持・向上」であります。それを達成するうえでの生産性とは、すべての人にケアが届けられる量と、①②を達成できる質の向上でないかと考えています。

インフラとしての訪看

少し古いデータですが、２０１４年度時点で、訪問看護ステーションがない自治体は全国で14市（１・８％）、３４４町（46・２％）、１５９村（86・４％）、計５１７（29・７％）でした。[*2]

憲法25条（生存権）で、文化的最低限度の生活が保障されています。医療は社会保障であり、セーフティーネットである性格上、すべての人に届けられる必要があります。しかし、病をもって生活をすることを支援する訪問看護ステーションがすべての人に届いていない現実があります。

社会インフラとしてすべての人に届けるために、訪問看護が量・質ともに成長することは喫緊の課題であります。

　在宅ケアを受けられない方が今もおられ、在宅生活を望むも叶わず病院で永眠されています。そういう方々のためにも、最高のケアをする訪問看護ステーションが増え、ケアが受けられない人を最小限にする必要があると考えています。

　また訪問看護のケアの質を高めることで、不要な入院を防ぎ、入院関連機能障害を予防し、自宅での生活のQOLを高めることができると考えています。弊社に所属するNPやCNS（専門看護師）はまさに、プロアクティブなケア（予測的なケア）を行い、疾病管理を支援し、再入院を予防するために必要不可欠な人材となっています。

　最高のケアをすることと生産性を向上するということは、一見、二律背反で両立できないように感じる課題かもしれません。1時間訪問を1日3件回るのと6件回るのとでは、質に差が出るという意見です。

　それは本当なのでしょうか。6件回っても質が落ちないのであれば、ケアを受けることができず苦しんでいる市民に手を差し伸べることができます。我々は最高のケアと生産性の向上は両立できると考えています。

生産性向上のアプローチ

　訪問看護師の1日8時間の構成は、ケアの時間、記録の時間、移動の時間、連携の時間が主な内容です。この中で記録、連携、移動の時間を最小限にすることで、ケアの時間を増やし質を高めることができます。

　移動の時間について1つの方法は、訪問エリアを最小限にすることです。弊社も元々は名古屋市全域を対象にしていました。そうすると、北区で訪問をしていて、南区で緊急に呼ばれると、移動距離がとても長くなり、1日5件訪問するのがやっとの状態でした。現在は、訪問エリアを半径5キロ以内とすることで、1日5－6件訪問しても定時に帰れるような体制になってきています。

　当初はエリアが狭いことで、新規利用者様の獲得が鈍化しましたが、結果として、移動時間が短縮し生産性が上がることで、より経営的な安定を生むことができています。

　都市部はそれがやりやすいですが、へき地においてどうするか。ここはチャレンジだと思いますが、1ステーション内で、エリアを限定するようなチーム編成ができれば、同じような効果を生むことができます。

　私たちも東海3県でへき地に訪問看護という社会インフラを創り維持するためにはどうしたらいいか、フィールドワークを続けています。関心がある方は

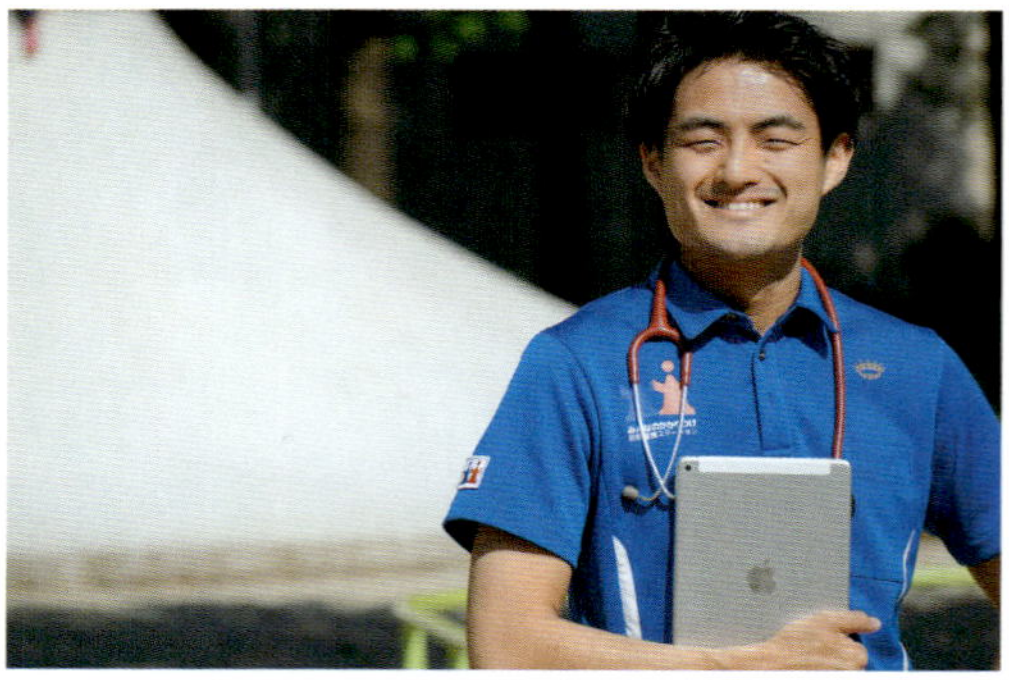

訪問にはタブレットを必携する

是非ご意見をいただきたいと思います。

２つ目は、記録、連携の時間です。ここはＩＣＴ化をすることと、現地で記録をすることで大幅に改善することができます。

電子化のメリット

ＩＣＴ化については、訪問看護ステーションで電子化をしているところは、２０１８年調査によると、訪問看護記録Ⅱを電子化しているのは43・1％と、15年の24・6％からは大きく伸びていますが、まだ半分以上は電子化が進んでいないのが現実です。

まだまだ複写の紙記録を記載しており、利用者様１名ごとに毎月、計画書、報告書、サマリー、記録Ⅱ等、10枚程度の記録を書く必要があり、その中には、同じような内容のことを記載する必要もあり、とても非効率的です。

電子カルテにすることにより、記録時間が大幅に減少し、効率的になっています。また、現地で記録を書くときも、利用者様にバイタルの推移のグラフを見てもらったり、看護計画にご意見をもらったりと、病気に関心をもってもらい、自己管理を支援することにもつながっていると感じています。

また、クローズドな社内ＳＮＳの導入もしています。それにより、社内でのコミュニケーションが加速しており、褥瘡や皮膚の状態も写真を添付し、ＷＥＢ上で相談するため、社内で相談の頻度、即時性も高まっています。

従来は、事務所に戻ってくると、管理者の前に列をなして相談をしており、業務時間が長くなっていました。その都度相談できることの時間短縮効果はとても大きいと感じています。

管理者以外にも、弊社にはＮＰ、ＣＮＳ、ＣＮ（認定看護師）のようなスペシャリスト人材がいるため、彼らとの相談に関しても、社内ＳＮＳを通じて簡便に行えます。そうすることでケアの不安も解消し、ディスカッションを通じて質が向上しています。

連携においても、最近は非公開型のＳＮＳを導入する医師が増えています。社内で使っていれば抵抗なく参加でき、情報を転記するなど医師との連携に活用することも効率的にできており、より密な連携が簡単にできています。

また弊社は、全スタッフにスマートフォンを支給しています。このスマートフォンのテレビ電話機能を使って空き時間に会議をすることで、スタッフの不安の軽減や、不要な残業が減り、生産性の向上につながっています。

経営管理にも資する

ＩＣＴ化のメリットはマネジ

メントにもあります。訪問看護ステーションを運営するときは、利用者様数の推移、新規と終了の推移、依頼元、訪問件数の内訳、どういった疾患・医療処置・ケアが多いかを把握しておく必要があります。

統計処理をされたデータを用いる経営手法に、データドリブン経営というものがあります。それは、①データ収集、②データ可視化、③分析、アクションプランの検討、④アクションプランの実行、というステップに分かれます。紙カルテであると、①②に非常に大きな時間がかかってしまいます。ICT化することで、①②のデータを簡単に見ることができます。

訪問看護は、訪問に行ったらブラックボックスで、訪問先で実際にどういったケアをしているかを管理者が把握することは容易ではありません。よくないことがされていると後々クレームという形で大きく顕在化することがあります。そのため、データをしっかりモニタリングしながらマネジメントすることはとても重要です。弊社でも、上記のデータを毎週みることによって、対策をタイムリーに打ちやすくしています。

オマハシステムとQI

質の向上についてはオマハシステムとQI（quality indicator、質の指標）について実践しています。前述のように、医療財源が切迫している中で、訪問看護の中だけでの生産性というだけではなく、自治体での生産性の向上という視点も不可欠です。したがって、再入院を防ぎ、死亡率を下げ、QOLを高める、看護師の質の課題はとても重要です。

2012年にオランダのビュートゾルフが活用していた、オマハシステムを知りました。医療のプロセスを可視化し、アウトカムを見える化することで、医療の質が改善し、医療費減少、利用者様の健康度・満足度も上昇したというオマハシステムにとても関心をもちました。そこで一般社団法人オマハシステムジャパンの発起人理事として、オマハシステムのライセンスの購入と翻訳を行いました。

ダイエットをするときは、体重を量らないと痩せたかどうかわかりません。同じように、医療の質も、測らないとよくなったかどうかわかりません。そういった意味で、オマハシステムを症例に使うことによって、よくなったかどうかが可視化され、結果、生産性が向上していると感じています。

オマハシステムを活用するステーションが増えることで、データが集まり、日本でのケアのスタンダートを可視化し、横展開していくことも可能ではないかと考えています。

また病院ではQIが進んでいますが、在宅はまだまだ発展途上という印象です。弊社もデータベースを構築しており、QIになり得るものの測定をする準備を始めています。それらが進むことにより、質の向上、自治体単位での生産性の向上が図られると確信しています。

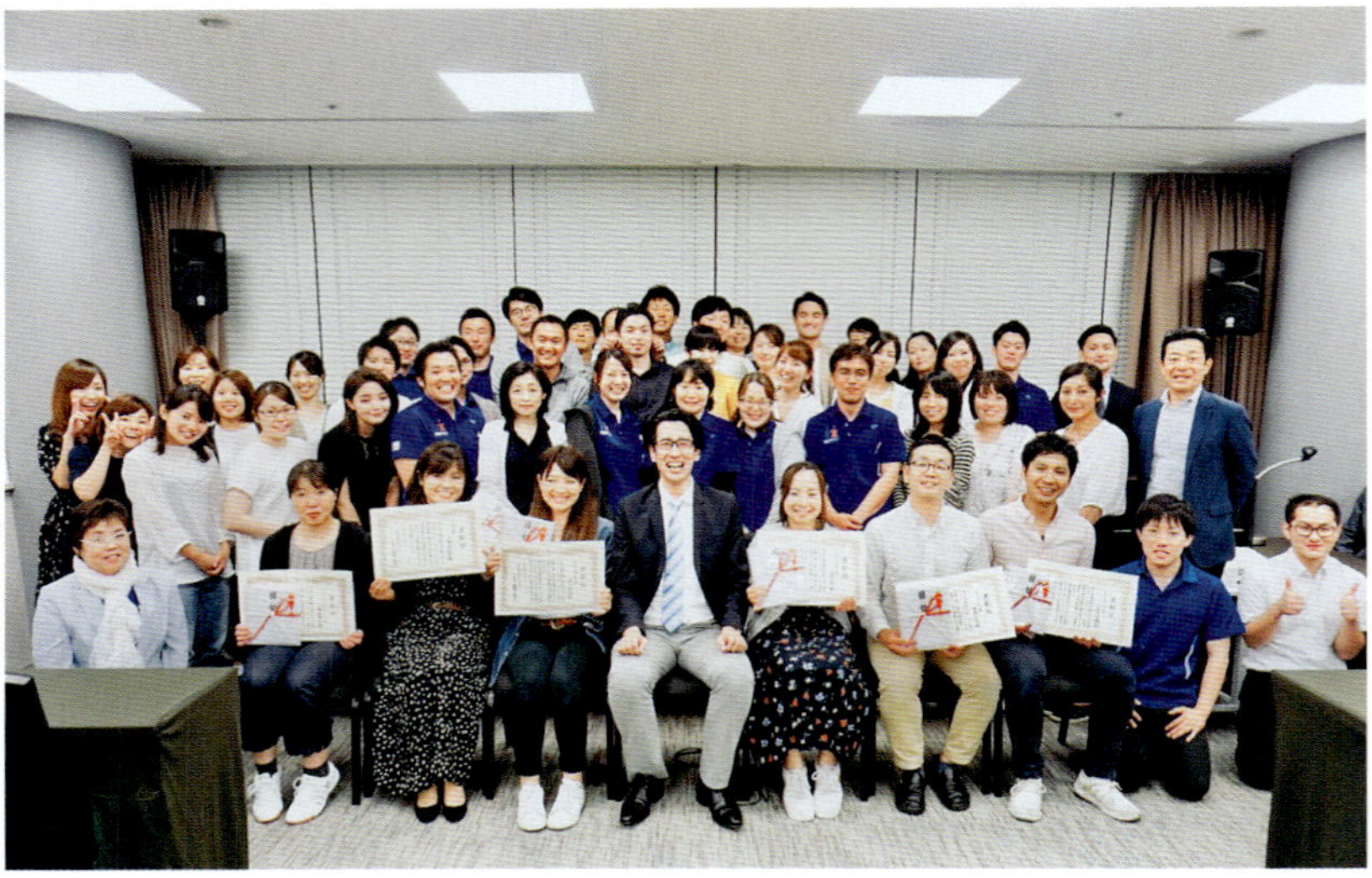
みんなのかかりつけ訪問看護ステーションの仲間たちとともに（中央が筆者）

さらなる進化と展望

今後2040年に向けて、弊社は大都市以外での訪問看護の展開と、へき地チャレンジを進めていく計画があります。社会インフラとして市民の役に立つためには、質・量ともに高める必要があります。

そのために、AI、IoTの積極活用と専門職人材の雇用を行うことで、質を高めていくこと、また訪問部門、事務部門での生産性の向上を図っていきます。こうすることで、利益が出にくいへき地で1%でも利益を生み、社会インフラとして継続的に役に立てるようにしていきたいと考えています。

弊社のスタッフの平均年齢は34歳と、若いスタッフが多いです。中には、北海道、秋田、福岡等々全国から弊社に修業に来ているスタッフも多いです。それは、地元を支えたいと願う看護師に対して、地元での訪問看護を立ち上げる支援をしているからです。

志の高いスタッフが地元で訪問看護を行い、それが継続性をもって地域に役に立てるように組織全体で支えていければ、最高のケアをより多くの方に届けることができるのではないかと考えています。

日本中どこに住んでいようが、医師だけではなく、訪問看護ステーションもかかりつけとなり、共に人生を歩んでいけるパートナーになれるように挑戦を続けていきたいと思います。

＊1 BENGT BRULDE.Health Care Analysis.9：1-13.2001

＊2 介護サービス施設事業所調査(厚生労働省、2014年10月1日時点)

新しい介護のかたち

未来都市おおむたはパーソンセンタード・シティを目指す

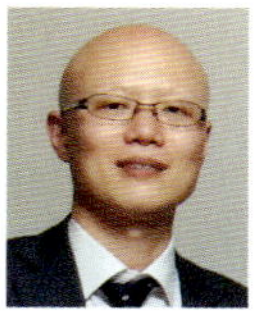

梅本政隆《うめもとまさたか》

大牟田市保健福祉部健康福祉推進室福祉課主査。大学卒業後、ケア現場に携わり、2012年に大牟田市役所に入庁。17年４月から今年３月まで厚労省社会・援護局に出向していた。

認知症の本人を尊重するパーソンセンタード・ケアの実践で知られる大牟田市のこれからのまちづくりとは。

福岡県大牟田市は、かつて国内最大の出炭量を誇る産炭地として栄えた。１９６０年に20万人を超えた人口は、エネルギー革命による石炭の需要とともに減少し、２０１９年４月現在、11万４４９６人[*1]となっている。65歳以上の高齢者人口は19年度４万１５２３人（高齢化率36・３%）とピークを迎えているが、後期高齢者（75歳以上）は今後も増加し続けることが予想されている。[*2]

生産年齢人口の減少は、医療・介護業界のみならず、産業界全体の人材不足に影を落としている。大牟田市の人口構成やそこから生じる課題は、全国平均の20年先を具現化した「未来都市」としての姿である。

本人と家族を地域で支える

02年度から市の施策として「認知症の人が住み慣れた地域で安心して暮らし続けることができるまちづくり」を進めてきた。99ページ**表1**はその施策である。

多様な事業を支えているのは、認知症ライフサポート研究会[*3]（以下、「研究会」という）とその運営を支える医療・介護現場の人材である。この官民協働の関係性がなければ、17年間継続することはできていない。この関係性は、市が研究会の事務局を担い、目の前の課題を解決するために、さまざまな事業を官民二人三脚で進めてきたことが大きい。

研究会の活動や各種事業を支えているのは、認知症コーディネーター養成研修[*4]（以下、「研修」という）の修了生である。研修では、パーソンセンタード・ケア[*5]の考え方のもと、常に「認

図1　小規模多機能型居宅介護施設及び介護予防拠点・地域交流施設の整備状況

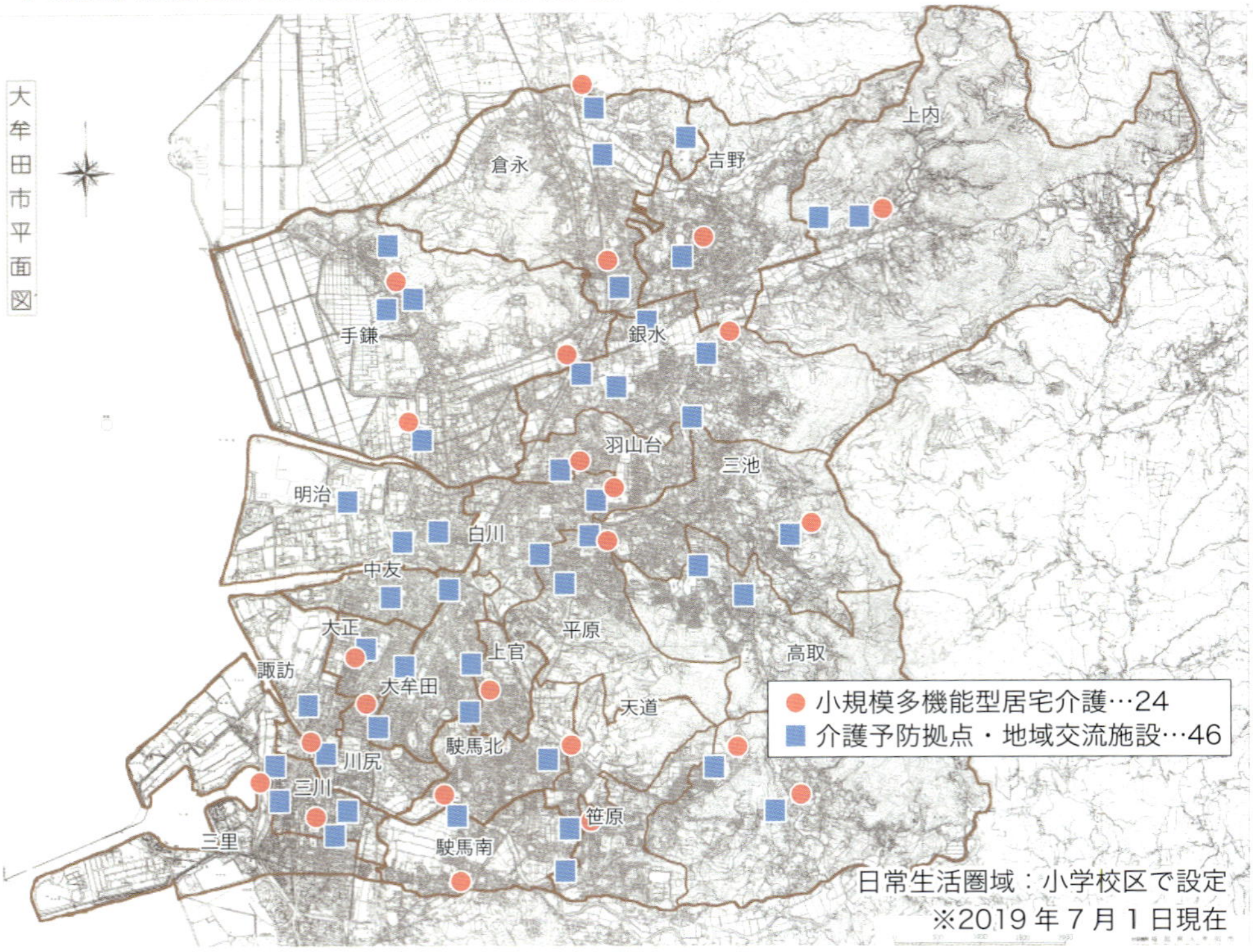

知症の本人はどう思っているのか、何を望んでいるのか」に向き合う。研修の目的である介護現場の質の向上、地域をフィールドにしたパーソンセンタード・ケアを実現するためには、研修生の意識が変わるだけでなく、実際に行動につながる必要がある。そのために、研修内容に医療・介護現場の課題を反映したり、研修内で対話の場面を多くしたりするなど、様々な工夫を凝らしている。

行動変容への最も大きな影響は、研修生や研修を運営する研究会メンバー等と2年という研修の間、「時間を共にする」という体験だと考える。この「同じ釜の飯を食う」的な感覚は重要で、研修生同士のエンパワメントにつながっていると推察される。

誰でも集うことができる拠点

大牟田市において地域包括ケアシステムを推進する基盤の1つが、小学校区ごとに1～2箇所整備している小規模多機能型居宅介護施設[*6]（以下、「小多機」という）である。小多機をはじめ、医療機関・介護サービス事業所には、介護予防拠点・地域交流施設[*7]（以下、「地域交流施設」という）を併設しており、いつでも誰でも活用することができる（**図1**「小規模多機能型居宅介護及び介護予防拠点・地域交流施設の整備状況」、98ページ**写真1**）。

地域交流施設では、高齢者の体操教室やサロン活動、趣味のサークル、子ども食堂、地域の会議等、さまざまな活動が展開されている。併設している介護サービス事業所等の利用者も参加することで、地域交流施設を

写真１

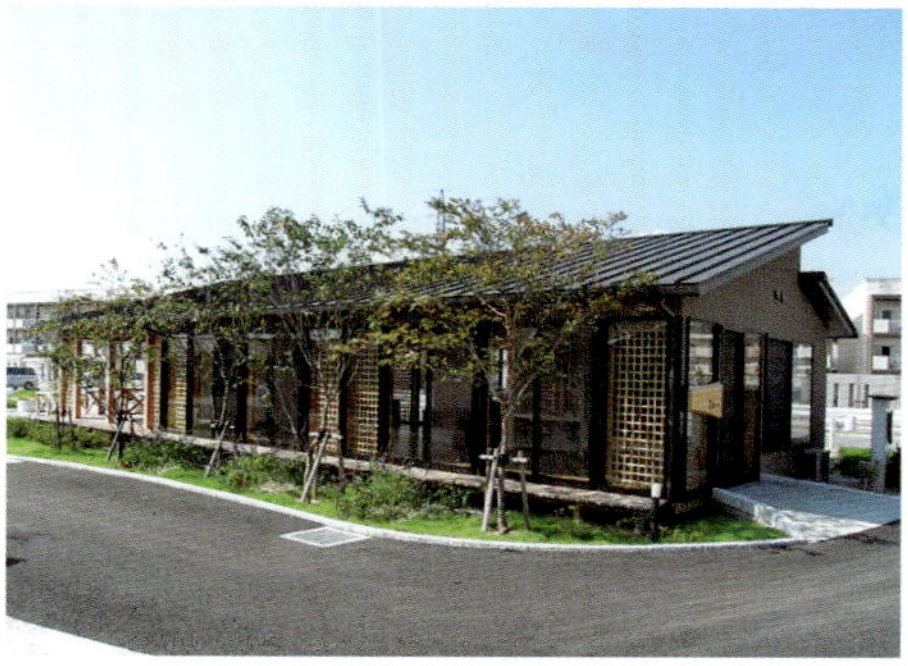

利用する住民と自然と交流することになる。このことは、地域住民にとって、例えば小多機が身近な存在になり、自らが（もしくは家族が）介護サービスを利用することの意識の壁を低くすることにもつながるものと推測される。

　他方で、地域交流施設の活用については、施設ごとに大きな差があるという現状もある。地域交流施設を設置している法人や担当職員の意識次第で、地域交流拠点のもつ可能性は大きく変わってくる。

　本当の意味で、誰もが自由に活用できる空間にしていくことが課題である。

啓発を続けて見えてきた課題

　地域住民が認知症のことを知り、支えるきっかけとなるのが、毎年開催している「ほっとあんしんネットワーク模擬訓練」[*8]（以下、「模擬訓練」という）である。

　認知症になっても安心して自由に外出できるようにするために、地域で見守りのネットワークを構築するとともに、困っている人に声をかけるトレーニングになっており、実際に行方不明者が発生したときに大きな力を発揮している（**写真２**）。

■支えていた人が発症■

　ここで１つのエピソードを紹介したい。

　ある地域で、住民の立場から毎年模擬訓練に参加し、認知症の人を支えるための活動に従事していた地域住民（Aさん）自身が認知症を発症した。そのことを知った他の住民は、急にAさんにやさしく接するようになり、時にAさんができることでも心配して手を貸すようになってしまった。

　これにはAさん自身がひどく傷ついてしまった。

　これまで通りに、一地域住民として、知人として接してほしいのに、急に態度を変えられてしまい、反対に疎外感を感じるようなことになってしまったのである。

「私は支えられる側になりたくない」と、Aさんは自宅にひきこもるようになってしまった。

写真２

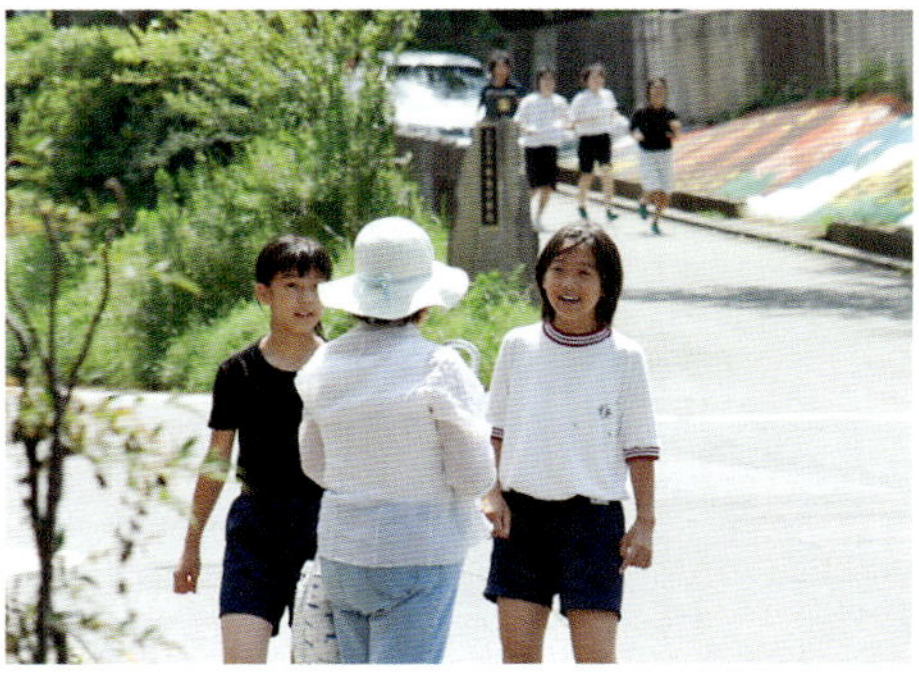

表1　大牟田市地域認知症ケアコミュニティ推進事業内容一覧

認知症コーディネーター養成研修
認知症ケア現場の情報、知識、意識や実践力の乏しさ、多職種間・事業者間・行政・地域等における連携不足などの課題を背景に、大牟田市が独自に制度化した研修事業。認知症の知識や介護の技術だけでなく、認知症の人に向き合う際の「人間観」や「認知症ケアの理念」をしっかりと兼ね備えた専門人材の養成がねらい。毎月2日間の研修と実習を合わせて、年400時間超のカリキュラムとなっている。
地域認知症サポートチーム（認知症初期集中支援チーム）
認知症サポート医、認知症専門医と認知症コーディネーターが連携し、早期発見・早期支援、BPSD（行動・心理症状）等への迅速かつ適切な対応などにより、認知症になっても安心して暮らせるまちづくりを実現する実行部隊として2010年度から事業化。2019年度現在、メンバーは医師11名（認知症サポート医・専門医9名、認知症疾患医療センターの医師2名）と認知症コーディネーター2名（看護職）で構成。
脳の健康チェック・もの忘れ相談会
2006年度から実施しているもの忘れ予防・相談検診は、タッチパネルやカード等を用いた認知症スクリーニングテストを行い、認知症の早期発見と早期支援につなげていくための仕組み。地域認知症サポートチームのメンバー、地域包括支援センターの職員等、さまざまな認知症ケア関係者が関わっている。スクリーニングテストの結果から認知症の疑いがある人、あるいは実際に日常生活で困っていることがある人は2次検査に進み、個別の状態に応じて、かかりつけ医、専門医、認知症予防教室、日常生活支援などにつなげている。
認知症の啓発（認知症絵本教室／認知症サポーター養成講座）
子どものときから認知症の人の気持ちや支援について学んでもらうため、小中学校での認知症の絵本読み聞かせとグループワークを実施している。教材として使用している絵本『いつだって心は生きている』（中央法規出版）は、子どもたちや認知症の人を介護する家族などが認知症を学べるようにと、認知症ライフサポート研究会が制作。この15年あまりの間、延べ15,000人以上の子どもたちが認知症のことを学んでいる。
ほっと・安心ネットワーク／高齢者等SOSネットワーク
認知症の人が行方不明になった際に、警察署から生活関連企業に情報伝達を行う仕組みである「高齢者等SOSネットワーク」を運用。また、普段から認知症の人等を見守り、声をかけたり、行方不明発生時には実際に捜索したりする「ほっと・安心ネットワーク」を小学校区単位で構築。年1回、大牟田市全域で小学校区ごとの模擬訓練（認知症の人が行方不明になったと想定し、情報伝達や捜索、発見時の声かけを模擬で行う）を実施。
若年認知症本人交流会「ぼやき・つぶやき・元気になる会」
若年認知症になった当事者の「仲間の役に立ち、励まし合いたい」という思いから、当事者同士、また家族同士が語り合う交流会を月1回開催。認知症コーディネーターが担当している若年認知症の当事者と一緒に参加し、交流会をコーディネートしている。 年1回、若年認知症フレンドシップキャンペーンとして、支援関係者（医師、看護師、介護職員など）や地域住民、学生など市内をウォーキングする「メモリーウォーク」も実施。
認知症在宅介護者定例会「つどい、語らう会」／認知症カフェ／DLBサポートネット
認知症の人を介護する家族同士が語り合ったり、認知症の正しい知識や対応方法の学習会を通して、家族を支援する集いで、現在は市内2か所で毎月開催。DLBサポートネットでは、レビー小体型認知症(DLB)の介護に特化した家族や支援者の集まりを開催し、介護や支援の経験を情報交換することによって学びの機会になっている（2か月に1回開催）。 認知症の当事者や家族が気軽に集える認知症カフェも、認知症コーディネーター研修修了生や生活支援コーディネーター、地域包括支援センターが主体となり、市内12か所で毎月開催（2019年度現在）。
もの忘れ相談医の養成・登録
大牟田医師会、認知症疾患医療センターと協働で、かかりつけ医を対象に認知症の研修会を実施している。修了し、希望した医師を「もの忘れ相談医」として登録。

出所）大牟田市保健福祉部健康福祉推進室福祉課作成資料

写真3

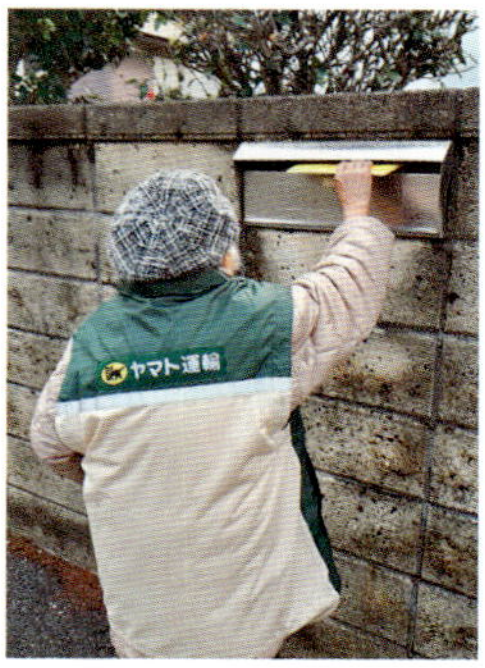

■啓発から生じる矛盾■

　模擬訓練というかたちで推進してきた、認知症の人への接し方を含めた啓発活動によって、認知症の人は支援が必要な人であり、やさしく接する必要がある人という理解は浸透したものの、「支える側」「支えられる側」という関係性まで植え付けてしまったのではないだろうか。啓発が進めば進むほど、認知症の人を客体化し、当事者の気持ちを傷つけてしまってはこなかったか。

　この事例のほかにも、何度も行方不明になる認知症の人が「迷惑な人」と捉えられ、自宅で住み続けられなくなる事例もみられ、パーソンセンタード・ケアの理念と現実のギャップを見つめ直す時期にきている。

「働きたい」をかなえる

　ケアの現場において、新たな取り組みの萌芽もみられる。

　地域共生社会の実現をめざし、地域の生活課題について、さまざまな分野（福祉関係者、産業関係者、行政）の人たちが話し合う「地域共生フォーラム」を開催[*9]したところ、すでに活動をしている企業や、これから何か取り組んでみたいと考える企業が多くあることがわかった。

　他方で、介護事業所では、利用者の「働きたい」という意欲にどのように応えたらよいかという課題があった。そこで、フォーラムに参加した企業と介護事業所を結び付けることで、働くことを応援できないか模索した。

　その結果、デイサービスの利用者が自動車販売店の展示車の洗車を担ったり、小多機の利用者が宅配便（メール便）の配達を担うなどの活動が始まっている（**写真3**）。ここでも大切なのは、本人の意思である。

　どの事業所においても、利用者自身の「やりたい」という思いを尊重し、本人の自己実現の一環として職員が支えている。

■生きがいが増加■

　実際に就労につながった高齢者は、作業の対価として得た報酬で配偶者の好きな食べ物をプレゼントするなど、生きがいの増加につながっている。また、洗車作業を通じて改めて自動車を運転したいという生きがいを見つけたり、リハビリに対する意欲が向上しADLの改善につながったりするという効果がみられている。

　これらの取り組みをきっかけとして、高齢者だけでなく、障害者、子ども、生活困窮者を支援する関係機関による「就労支援プラットフォーム」が構築された。分野を統合した就労支援のあり方について検討が始まっている。

図2　パーソンセンタードリビングラボ

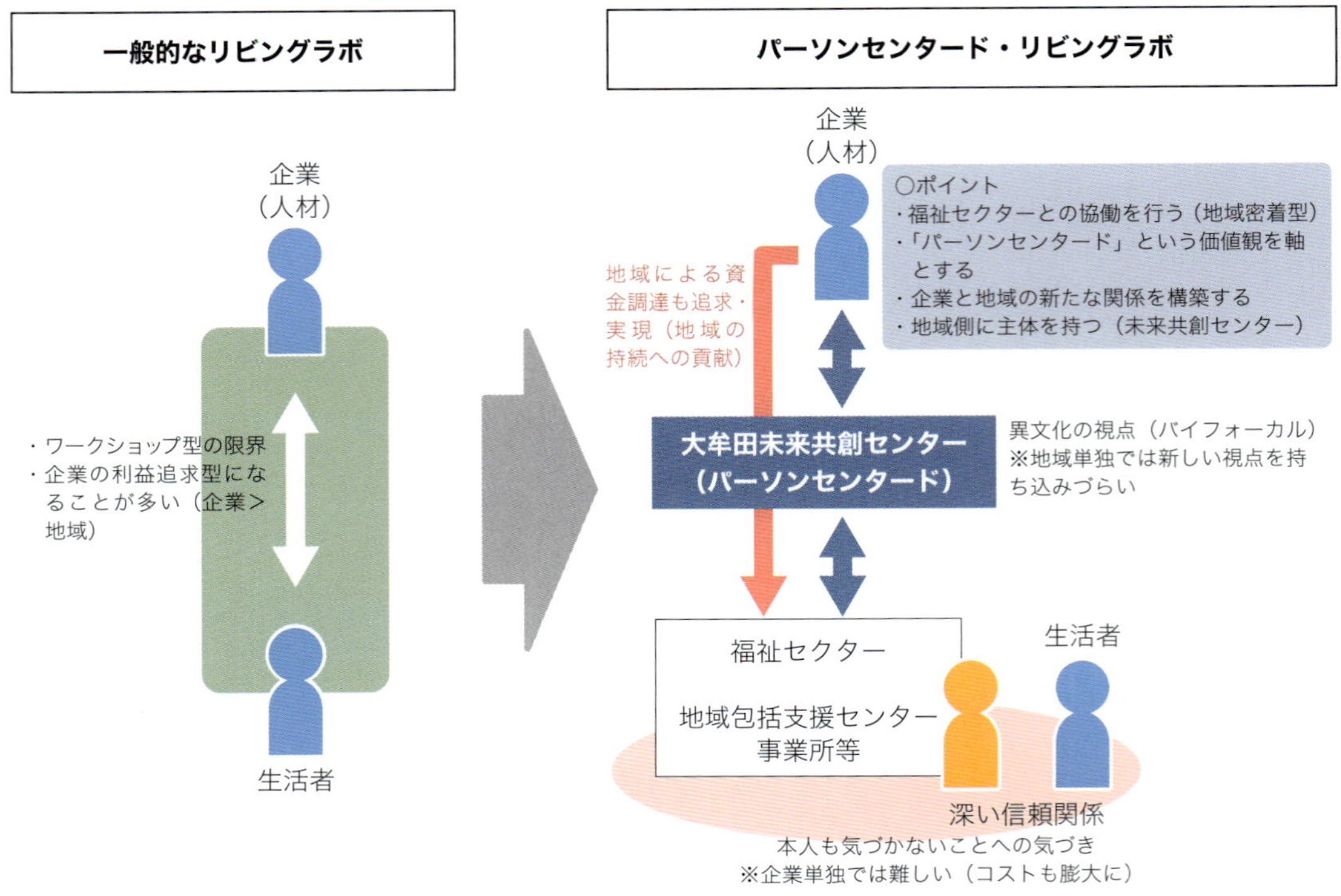

大牟田未来共創センターの設立

2018年に大牟田市、NTT西日本、NTTの3者で社会課題解決のためのリビングラボ[*10]の共同実験を実施した。共同実験では、地域住民と企業、行政の間にファシリテーターが入ることで、それぞれが対等な立場でサービス共創のすべてのプロセスに参加することを可能にする手法を採用した。

具体的には、企業の社員が、小多機などの介護事業所を訪問し、パーソンセンタード・ケアの実践や高齢者と向き合い、さらにファシリテーターからの問いかけや対話等を通して、自らのサービスプロジェクトを見つめ直すという、相互的かつ内省的な作業である（**図2**「パーソンセンタード・リビングラボ」）。

これらの取り組みから、社会課題解決には人と深く向き合って進める大牟田福祉のコンセプト（「パーソンセンタード[*11]」という人間観の探求）が有効であり、かつこの取り組みを持続的に行うために、「暮らしの課題解決やまちづくり人材育成等の官民共同の活動推進」体制が重要という観点から、19年4月に一般社団法人大牟田未来共創センター（以下、「センター」という）が設立された。

■新たな価値を創造■

センターが基本的な考え方に据える「パーソンセンタード」という人間観は、介護分野だけではなくまちづくり全般につながる新たな価値になると考えており、その価値が基盤となる「パーソンセンタード・シティ」をめざしている。これは、SDGsにおける「誰一人取り残さない」社会の実現という理念とも親和性が高い。

今年度、新たに「SDGs未来都市」に選定された大牟田市は、これからセンターとともにSDGs及び地域共生社会の実現に向けた取り組みを推進していく。

＊1　大牟田市ホームページより。

＊2　大牟田市高齢者保健福祉計画・第7期介護保険事業計画（2018年3月）における推計。

＊3　医療機関や介護サービス事業所等の現場の職員が中心となった組織で、大牟田市介護サービス事業者協議会（市内の約8割以上の法人が加入する協議会。事務局は市の福祉課が担う）の専門部会として2001年11月に設立。

＊4　認知症コーディネーター養成研修は、当初年6回シリーズの認知症に関する研修会だったものを、2003年度から2年間にわたる研修内容に改編。

＊5　認知症をもつ人を一人の「人」として尊重し、その人の立場に立って考え、ケアを行おうとする認知症ケアの一つの考え方。

＊6　2019年7月時点で24箇所整備。

＊7　2019年7月時点で46箇所整備。年間延べ8万人前後の市民が利用。

＊8　2004年度に1つの小学校区からモデル的に実施し、2010年度にすべての小学校区で取り組むようになった。2014年度から「徘徊」という名称を使わないようにし、2019年度から地域共生社会の実現の観点から名称を「認知症SOSネットワーク模擬訓練」から「ほっとあんしんネットワーク模擬訓練」に変更。地域交流拠点が模擬訓練の事務局となり、毎年3000人前後の市民が参加。

＊9　地域共生社会の実現に向けた包括的支援体制構築事業（厚生労働省社会・援護局）の一環として実施。

＊10　サービス企画や政策立案の主体（企業／行政等）とサービス利用者である地域住民とが共創し、実生活に近いところ（リビング）で、課題の発見や解決策の検討を実験的に行い（ラボ）、相互理解と解決策を得る、地域と企業とのサービス共創の場や機械を提供する仕組み。

＊11　生活者（パーソン）の暮らしを、独立した個人の暮らしとして捉えるのではなく、周りの家族や地域の人とのつながりと、そのつながりの中で捉え直されるケイパビリティに基づき、豊かで継続性を持ったナラティブによって成り立っていると捉えるもの。

地域包括ケアを支える看護マネジメント

訪問看護事業所の開設や経営・運営のための基礎知識

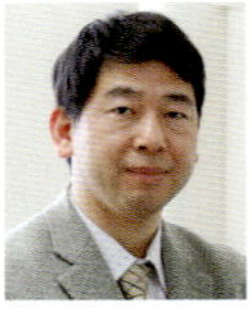
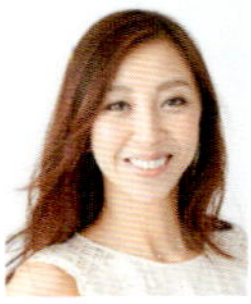

今村知明《いまむらともあき》　長野《ながの》典子《のりこ》

奈良県立医科大学教授（公衆衛生学講座）。

奈良県立医科大学公衆衛生学講座。看護師。

在宅療養や地域ケアの要として期待される訪問看護。その事業所経営に不可欠な、開設から報酬請求までのノウハウを解説する。

需要は高まるが設立数は伸び悩む

末期の悪性腫瘍、小児慢性疾患、難病など在宅療養が必要となる患者は年々増加しています。患者や家族の中には、入院するよりもできれば自宅で過ごしながら適切な医療を受けたいと望む人が多いのではないでしょうか。終末期を迎える場合でも、最期は自宅で穏やかに過ごし、家族に看取られながら息を引き取りたいと願ったり、また、最期は看取りたいと望む家族も多いと思います。

在宅医療の中でも、訪問看護は利用者（患者）が住み慣れた地域や自宅で療養生活が送れるよう、生活の場に訪問して看護ケアを提供するもので、ここ数年で需要が高まっています。しかし、訪問看護を取り巻く制度が複雑なこともあって、新規の訪問看護ステーション設立数は伸び悩んでいます。現行の事業所も訪問看護師不足により事業所を閉鎖せざるを得ないといった問題も起こっています。

訪問看護のしくみと他職種との連携

訪問看護ステーションは、開設に際して都道府県知事か指定都市・中核市の市長の指定を受けなければなりません（指定訪問看護ステーション）。病院や診療所（健康保険法に基づく保険医療機関）が設立母体であれば指定を受けたとみなされます（みなし指定）。

担当医や在宅医が訪問看護が必要と判断すると、患者カルテに訪問看護の指示が記載されます。訪問看護はこの指示に基づき提供されます。みなし指定の場合は、他の医療機関の医師からの訪問看護指示を受けることはできません。

指定訪問看護ステーションの

図1　在宅医療における訪問看護のしくみ

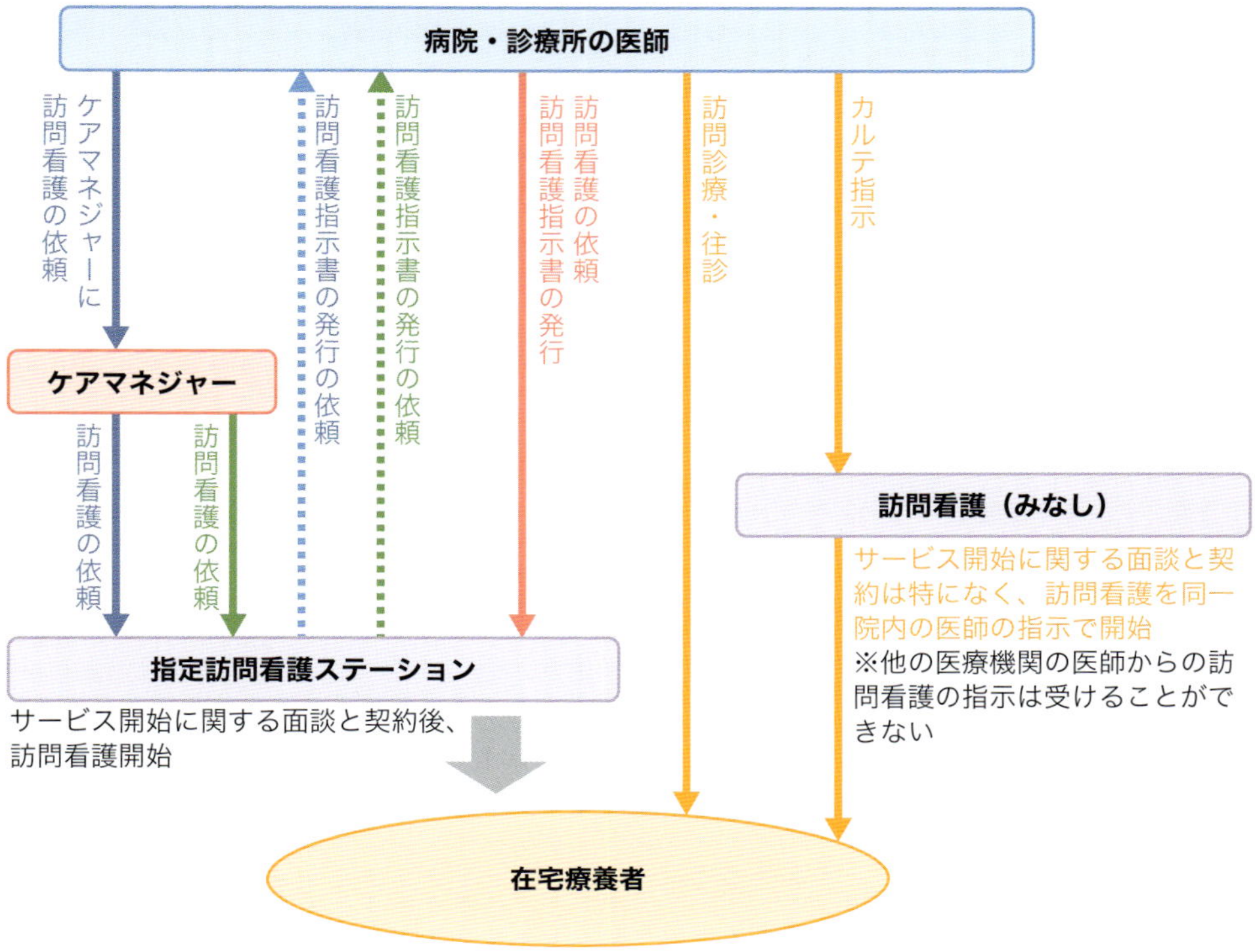

場合は、医師から訪問看護が必要であると判断されると、地域医療連携室等から直接指定訪問看護ステーションに依頼がある場合と、ケアマネジャーに訪問看護利用の指示が行われる場合があります。

指定訪問看護ステーションは、サービス開始前に利用者や家族と面談を行い、具体的なサービス内容を確認し、契約内容や重要事項・利用代金について説明します。それらについて同意を得たうえでサービスを開始することになります。訪問看護の内容が決定したら医師に訪問看護指示書を依頼し、発行された指示書の内容に基づいて訪問看護を実施します（**図1**）。

訪看ステーション開設まで

みなし指定と指定訪問看護ステーションでは、開設基準が異なります。

みなし指定

みなし指定では、病院・診療所などの開院時に基準をクリアできているとされるため、設備や人員基準は特にありません。訪問看護の管理専用の部屋がなくてもよいことになっていますが、訪問看護に必要な設備・備品などについては確保する必要があります。

健康保険法上の指定を受けた病院・診療所は、居宅療養管理指導等のサービスを提供する事業所として特に指定申請を行う必要はなく、辞退しない限り指定があったものとみなされます。訪問看護を医療保険で行う場合、患者と面談や契約を特に行う必要はありません。介護保険で訪問看護を実施する場合は、運営規定を定めるとともに、重要事項を記した文書を利用者に交付して説明し、同意を得た上でサービスを提供する必要がありま

表1 「みなし指定」と「指定訪問看護ステーション」の比較

	管理者	看護職員	PT・OT・ST	事務室または専用の区画	設備・備品
病院・診療所（みなし）	規定なし	【資格】 保健師、看護師、准看護師 ※派遣労働者は不可 【員数】 適当数 【勤務形態】 規定なし	規定なし	・運営に必要な面積を有する専門の区画を設ける必要があるが、業務に支障がなければ区画が明確に特定されていれば足りる	・訪問看護に必要な設備、備品等を確保する必要があるが、当該医療機関における診療用のものを使用可
指定訪問看護ステーション	【資格】 ・保健師または看護師 【勤務形態】 ・常勤かつ原則として専従 （抜粋）	【資格】 保健師、看護師、准看護師 ※派遣労働者は不可 【員数】 常勤換算で2.5以上 【勤務形態】 1人以上常勤	配置なしでも可	・運営に必要な面積を有する専用の事務室を設ける必要があるが、訪問看護事業を行うための区画が明確に特定されている場合は、他の事業と同一の事務室であっても差支えない ・事務室または区画については、利用申し込みの受付、相談等に対応するスペースおよび備品、設備等を保管するスペースを確保すること	・訪問看護に必要な設備（利用者の情報を保管する鍵付きの書庫や棚、手洗い場や機器の消毒・洗浄を行う場所と手指消毒剤の設置、相談室は区切りが必要）、備品等を確保する必要があるが、運営に支障なければ他の事業の設備および備品を使用可 ・特に感染症予防に必要な設備等に配慮すること

す。運営母体が病院・診療所であっても、指定訪問看護ステーションを申請し開設している医療機関もあります。

指定訪看ステーション

指定訪問看護ステーションの開設者は法人登記をしており、その定款に、実施する事業として介護サービス事業を位置付けておく必要があります。

厚生労働省令で定める指定基準は、①保健師もしくは看護師の管理者を置く、②看護職員は常勤換算で2・5人以上、うち1人は常勤、③運営を行うために必要な面積があり、事務室、相談室、感染対策のためのスペース、訪問看護に必要な設備・備品を確保する、などです。これらの基準を全て満たしてから開設の指定申請を行い、事業所ごとに介護保険サービス事業者の指定を受けます（**表1**）。

申請の締め切りは毎月月末で、申請翌月に立ち会いによる現地確認や書類審査が行われ、さらにその翌月から指定開始となります。そのため、指定許可の通知までに約2カ月程度の期間を要します。加算体制の申請もこの時、必要に応じて行いますが、後ほど申請することもできます。

介護保険法による審査が完了し指定日が決まったら、健康保険法（医療保険）でも指定訪問看護ステーションを行う場合、地域の厚生局へ開設の届出を別途行います。書類も別途必要となります（106ページ**表2**・**表3**）。

医療保険か介護保険から給付

訪問看護には医療保険と介護保険の2種類の給付があります（107ページ**図2**）。

医療保険の対象者

医療保険の対象者は、40歳未

107ページに続く

表2　健康保険法（医療保険）の訪問看護事業の指定等に関する申請

・介護保険法で認可が出たら、医療保険を使えるように、所轄厚生局へ指定訪問看護事業者の指定を受けるための申請が別途必要。（みなし指定の訪問看護は申請不要）
・介護保険法のみの訪問看護であっても、健康保険法の指定を受けない申請が必要

【添付書類】
1. 定款、寄付行為又は条例等の写し
2. 申請者が、現に他の訪問看護ステーション、病院、診療所又は介護老人保健施設の開設者であるとき、その概要を記載した書類
3. 申請者が同時に他の訪問看護ステーション、病院、診療所又は介護老人保健施設を開設しようとするときの、その概要を記載した書類
4. 事業所の平面図並びに設備及び備品等の概要を記載した書類
5. 指定訪問看護を受ける者の予定数を記載した書類
6. 管理者その他の職員の氏名及び経歴（看護師等については、免許証の写しを添付すること）、並びに管理者の住所を記載した書類
7. 運営規定
8. 職員の勤務の体制及び勤務形態を記載した書類
9. 事業計画書
10. 保健、医療又は福祉サービスの提供主体との連携の内容を記載した書類
11. 指定訪問看護の事業に係る資産の状況を記載した書類

表3　介護保険と医療保険の指定訪問看護ステーション開設申請に必要な書類

	介護保険	医療保険
指定（許可）申請書	○（様式あり）	○（様式あり）
指定（許可）申請手数料	証紙または現金	×
サービス別付表	○（様式あり）	×
定款または寄付行為	○	○
法人登記事項証明書	○	×
運営規定	○	○
管理者の経歴書	○（様式あり）	○
従業者の勤務の体制及び勤務形態一覧表	○（様式あり）	○
資格証の写し	○	○
事業所平面図並びに備品等の概要	○（様式あり）	○
当該事業に係る資産の状況	○	○
事業の建物等の権原を示す書類の写し	○	×
事業所の写真	○	×
社会保険及び労災保険への加入状況に係る確認票	○	×
誓約書及び役員等名簿	○	×
介護給付費算定または医療保険算定に係る体制等に関する届出書	○（様式あり）	○（様式あり）
介護給付費算定または医療保険算定に係る体制等状況一覧表	○（様式あり）	○（様式あり）
体制等に関する届出に必要な添付書類	△（様式あり）	×
事業計画書	（できれば提出）	○
保健、医療または福祉サービスの提供主体との連携の内容を記載した書類	（できれば提出）	○

図2　医療保険と介護保険の訪問看護の対象者

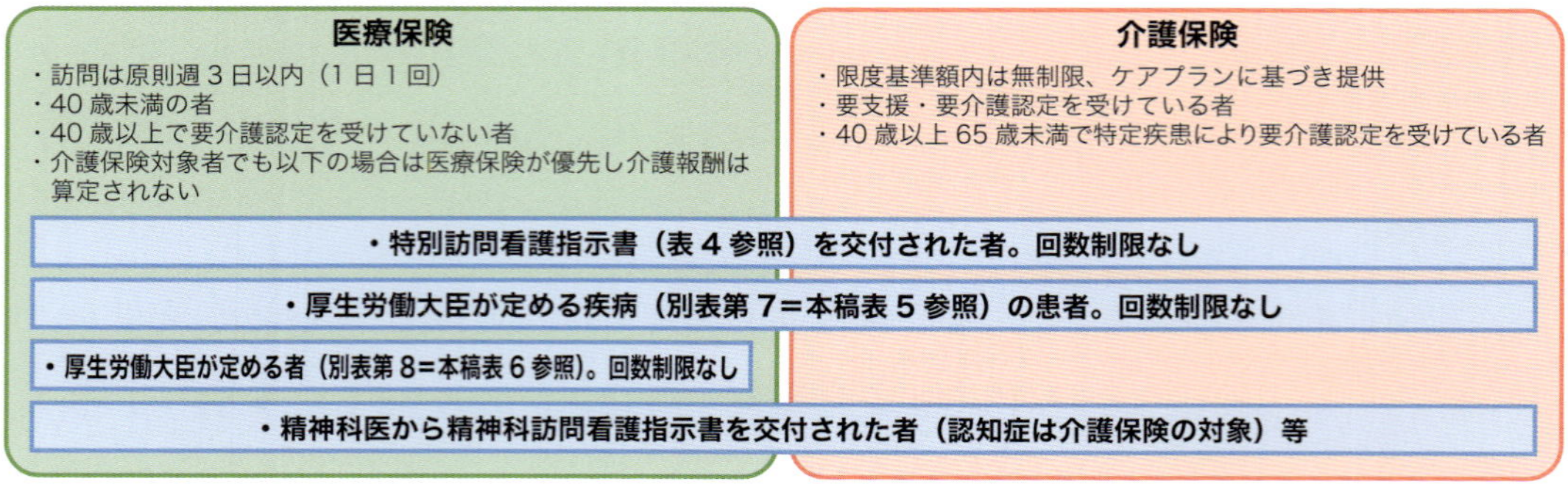
医療保険
・訪問は原則週３日以内（１日１回）
・40 歳未満の者
・40 歳以上で要介護認定を受けていない者
・介護保険対象者でも以下の場合は医療保険が優先し介護報酬は算定されない
介護保険
・限度基準額内は無制限、ケアプランに基づき提供
・要支援・要介護認定を受けている者
・40 歳以上 65 歳未満で特定疾患により要介護認定を受けている者
・特別訪問看護指示書（表４参照）を交付された者。回数制限なし
・厚生労働大臣が定める疾病（別表第７＝本稿表５参照）の患者。回数制限なし
・厚生労働大臣が定める者（別表第8＝本稿表６参照）。回数制限なし
・精神科医から精神科訪問看護指示書を交付された者（認知症は介護保険の対象）等

表４　特別訪問看護指示書

・急性増悪等により一時的に頻回（週４日以上）の訪問看護を行う必要性を主治医が認めて交付
・月１回交付、有効期間は 14 日間
・厚生労働大臣が定める者*に対しては月２回交付、有効期間は 28 日間
　＊気管カニューレを使用している者、真皮を超える褥瘡のある者

満の者か40歳以上の場合であっても要介護認定を受けていない者です。原則として1カ所の訪問看護ステーションからのサービスは週3日以内までとなっており、毎日サービスの提供が必要な患者の場合は2カ所以上の訪問看護ステーションを利用することになります。

ただし、①特別訪問看護指示書の交付を受けた者（有効期間：14日間・月1回の交付／厚生労働大臣が定める者は月2回交付可能、**表4**）、②厚生労働大臣が定める疾病（108ページ**表5**）、③厚生労働大臣が定める者（同**表6**）、④認知症以外の精神疾患など、①～④に該当する者については回数の制限はありません。

■介護保険の対象者■

介護保険の受給対象者は、要支援・要介護の認定を受けている者や、特定疾病（同**表7**）で要介護認定を受けた40歳以上64歳未満の者です。ケアプランに基づき限度基準額内無制限で提供されるため、利用制限はありません。医療保険と介護保険のどちらが適用されるかは、フローチャートで確認できます（109ページ**図3**）。

訪問看護療養費の複雑なしくみ

訪問看護療養費は、医療保険と介護保険、みなし指定と指定訪問看護ステーションで請求の方法や内容が異なります。みなし指定の場合は医療・介護保険とも、指定訪問看護ステーションよりも減額された訪問看護療養費が定められています（110ページ**図4**）。

介護報酬は法律上、事業所が所在する地域等も考慮したサービス提供に要する平均的な費用の額を勘案して設定することとされています（介護保険法第41

表5　厚生労働大臣が定める疾病（別表第７）

・末期の悪性腫瘍	・プリオン病
・多発性硬化症	・亜急性硬化性全脳炎
・重症筋無力症	・ライソゾーム病
・スモン	・副腎白質ジストロフィー
・筋萎縮性側索硬化症	・脊髄性筋萎縮症
・脊髄小脳変性症	・球脊髄性筋萎縮症
・ハンチントン病	・慢性炎症性脱髄性多発神経炎
・進行性筋ジストロフィー症	・後天性免疫不全症候群
・パーキンソン病関連疾患	・頸髄損傷
・多系統萎縮症	・人工呼吸器を使用している状態

表6　厚生労働大臣が定める者（別表第８）

・在宅悪性腫瘍等患者指導管理若しくは在宅気管切開患者指導管理を受けている状態にある者又は気管カニューレ若しくは留置カテーテルを使用している状態にある者
・以下のいずれかを受けている状態にある者
　在宅自己腹膜灌流指導管理
　在宅血液透析指導管理
　在宅酸素療法指導管理
　在宅中心静脈栄養法指導管理
　在宅成分栄養経管栄養法指導管理
　在宅自己導尿指導管理
　在宅人工呼吸指導管理
　在宅持続陽圧呼吸療法指導管理
　在宅自己疼痛管理指導管理
　在宅肺高血圧症患者指導管理
・人工肛門又は人工膀胱を設置している状態にある者
・真皮を超える褥瘡の状態にある者
・在宅患者訪問点滴注射管理指導料を算定している者

表7　特定疾病

・がん末期（医師が一般に認められている医学的知見に基づき回復の見込みがない状態に至ったと判断したものに限る）
・関節リウマチ
・筋萎縮性側索硬化症
・後縦靭帯骨化症
・骨折を伴う骨粗しょう症
・初老期における認知症（アルツハイマー病、脳血管性認知症等）
・進行性核上性麻痺、大脳皮質基底核変性症及びパーキンソン病（パーキンソン病関連疾患）
・脊髄小脳変性症
・脊柱管狭窄症
・早老症
・多系統萎縮症
・糖尿病性神経障害、糖尿病性腎症及び糖尿病性網膜症
・脳血管疾患
・閉塞性動脈硬化症
・慢性閉塞性肺疾患
・両側の膝関節または股関節に著しい変形を伴う変形性関節症

条第4項等）。利用者に直接介護サービスを提供する従業者の賃金は地域によって差があり、この地域差を介護報酬に反映するために「単位」制を採用し、地域ごとにサービス単価（1単位）を地域区分として設定しています（110ページ図5）。

一方、医療保険では、指定訪問看護ステーションとみなし指定とで別々に訪問看護療養費が定められています。指定訪問看護ステーションでは算定できても、みなし指定では算定できないものがあります。

例えば、指定訪問看護ステーションでは月の初めに訪問看護管理療養費を月に1回請求できますが、みなし指定ではこの算定は医科の診療報酬の初診料に含まれており、算定はできません（111ページ図6、112ページ図7）。

また、指定訪問看護ステーションでは「円」での報酬となっ

図３　医療保険と介護保険の適用フローチャート

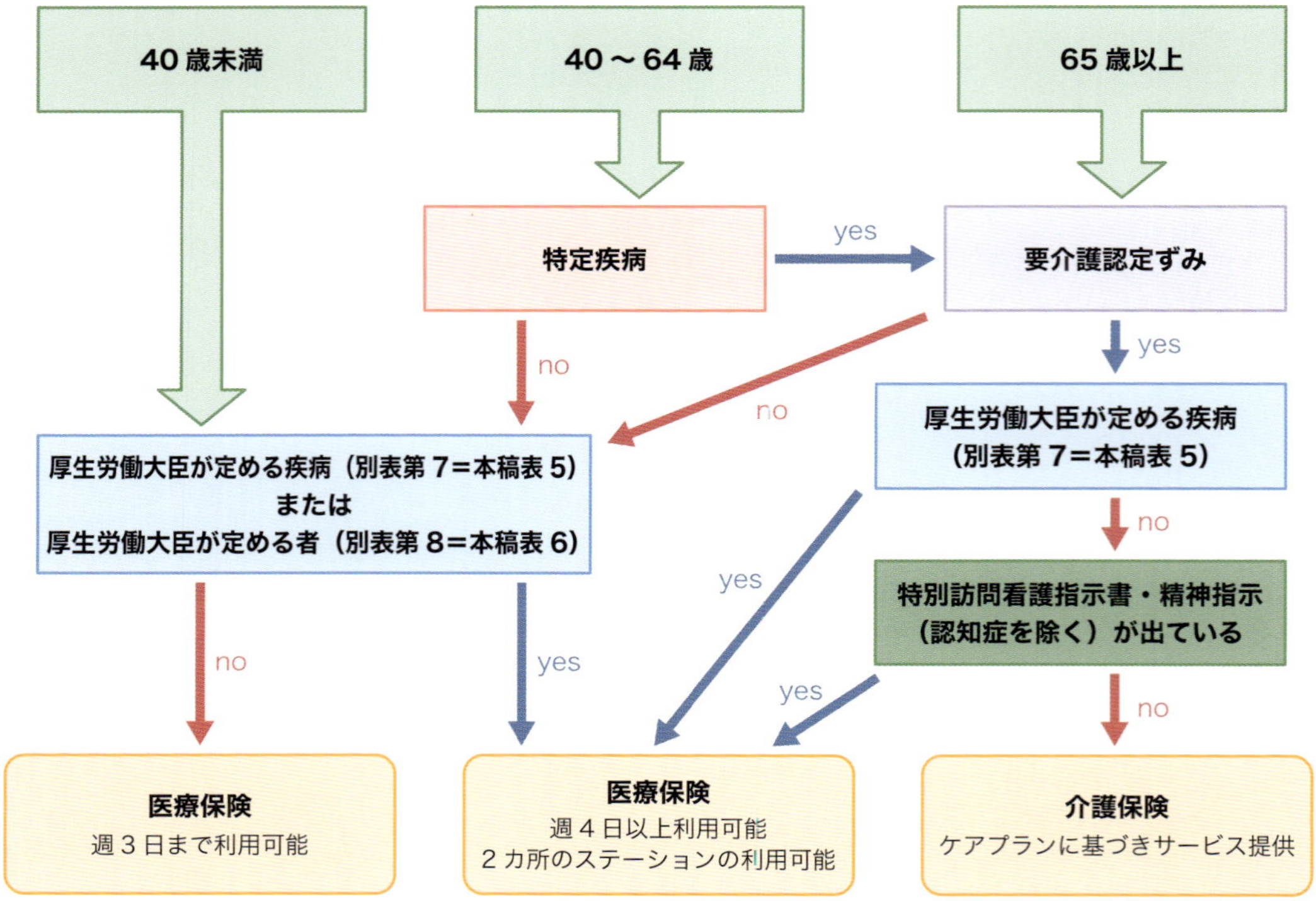

ていますが、みなし指定の場合は医科の診療報酬と同時に請求するため「点数」を採用しています。

訪問看護療養費の請求の流れ

訪問看護療養費は、介護保険の場合は国保連合会へ、医療保険の場合は国保連合会（国民健康保険）または社会保険診療報酬支払基金（社会保険）へ、それぞれレセプトを提出し請求します（113ページ**図8・図9**、114ページ**表8**）。

介護保険の請求額はサービスの報酬単位に地域区分の金額を乗じて算出します。都道府県ごとに請求方法が異なり、伝送を勧めている地域や手書きしか受理していない地域があります。病院・診療所では手書きで申請しているところが多く、請求方法は統一されていません。

医療保険の請求は、電子レセプトを採用している地域と紙レセプトしか受理していない地域があり、こちらも都道府県によって相違があり統一されていません。

みなし指定の場合は医師の診療報酬に合算されるため、訪問看護単体での診療報酬の請求レセプトは作成されません。また指定訪問看護ステーションの請求は円で行いますが、みなし指定は医科の診療報酬と同時請求となるため点数での請求になります。

障害者や精神障害の訪問看護

障害者や精神障害の利用者にも訪問看護を行うことができます。介護保険には障害者福祉サービスの介護給付がありますが、訪問看護はこのサービスに適用がないため通常の介護給付で請求を行います。指定難病者など医療保険の適用となる利用者の

図4　介護保険での訪問看護費

サービス提供内容・時間に応じた基本サービス費

所要時間 20分未満	所要時間 30分未満	所要時間 30分以上 1時間未満	所要時間 1時間以上 1時間30分未満	理学療法士、作業療法士又は言語聴覚士による訪問☆
① 311単位 ② 263単位	① 467単位 ② 396単位	① 816単位 ② 569単位	① 1,118単位 ② 836単位	① 296単位

指定定期巡回・随時対応型訪問介護看護事業所と連携して訪問看護を行う場合
③2.935単位/月

①指定訪問看護ステーションの場合、②病院又は診療所の場合

☆理学療法士、作業療法士又は言語聴覚士による訪問は1回当たり20分以上、1人の利用者につき週6回を限度

±

利用者の状態に応じたサービス提供や事業所の体制に対する主な加算・減算（△は減算）

- 看護体制強化加算Ⅰ・Ⅱ
- 夜間・早朝の訪問
深夜の訪問
- 通算1時間30分以上の訪問【長時間訪問看護加算】
- 退院時、医師等と共同指導した場合【退院時共同指導加算】
- 24時間の訪問看護対応体制を評価【緊急時訪問看護加算】
- 在宅で死亡した利用者へのターミナルケアを評価【ターミナルケア加算】（※）
- 職員研修等を実施【サービス提供体制強化加算】
- 2人の看護師等が同時に訪問看護を行う場合【複数名加算】
- 過去2月間に当該事業所から訪問看護を提供していない場合【初回加算】
- 訪問介護事業所と連携【看護・介護職員連携強化加算】（※）
- 保健師・看護師・准看護師による要介護5の利用者への訪問（※）
- 特別な管理の評価【特別管理加算】
- 特別地域訪問看護加算
中山間地域等の小規模事業所加算
中山間地域等居住者へのサービス提供加算
- △利用者が事業所と同一敷地内又は隣接する敷地内に所在する建物（養護・軽費・有料老人ホーム及びサ付きに限る）に居住する場合または利用者が上記以外の範囲に所在する建物（建物の定義は同上）に居住する場合（1月あたり20人以上の場合）
- △准看護師による訪問看護
- △理学療法士、作業療法士又は言語聴覚士による訪問
- △特別指示による訪問看護の実施（※）

（注）※印の加算については、指定訪問看護にのみ適用
（指定介護予防訪問看護には適用されない）

出典：厚生労働省ウェブサイト「訪問看護（参考資料）」一部改変

図5　介護報酬の算定方法

【介護報酬の算定】

算定した訪問看護報酬の単位数 × サービスごと、地域ごとに設定された1単位の単価（10円〜11.40円） ＝ 訪問看護報酬金額

【地域・サービスごとに設定された1単位の単価】

		1級地	2級地	3級地	4級地	5級地	6級地	7級地	その他
上乗せ割合		20%	16%	15%	12%	10%	6%	3%	0%
人件費割合	① 70%	11.40円	11.12円	11.05円	10.84円	10.70円	10.42円	10.21円	10円
	② 55%	11.10円	10.88円	10.83円	10.66円	10.55円	10.33円	10.17円	10円
	③ 45%	10.90円	10.72円	10.68円	10.54円	10.54円	10.27円	10.14円	10円

①訪問介護／訪問入浴介護／訪問看護／居宅介護支援／定期巡回・随時対応型訪問介護看護／夜間対応型訪問介護
②訪問リハビリテーション／通所リハビリテーション／認知症対応型通所介護／小規模多機能型居宅介護／看護小規模多機能型居宅介護／短期入所生活介護
③通所介護／短期入所療養介護／特定施設入居者生活介護／認知症対応型共同生活介護／介護老人福祉施設／介護老人保健施設／介護療養型医療施設／地域密着型特定施設入居者生活介護／地域密着型介護老人福祉施設入所者生活介護／地域密着型通所介護

出典：厚生労働省ウェブサイト「介護報酬について」一部改変

場合は、他の利用者と同様に医療保険を優先して請求を行います。

　障害者への訪問看護に特別な研修は不要です。精神科訪問看護を行う場合には、専門機関が主催する精神科訪問看護に関する知識・技術の習得を目的とした20時間以上の研修を修了していることが算定条件となっています。その研修には①一般社団法人全国訪問看護事業協会「精神訪問看護集中講座」「精神科訪問看護基本療養費算定要件研修会」、②公益財団法人日本訪問看護財団「精神障害者の在宅看護セミナー」、③一般社団法人日本精神科看護協会「精神科訪問看護研修会〜基礎編〜」があります。

訪問看護の課題①

スタッフが足りない 定着しにくい事情

指定訪問看護事業所を運営す

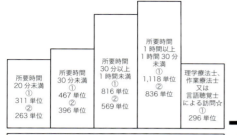

図６　訪問看護費（医療保険）指定訪問看護ステーション

サービスの提供内容・時間に応じた基本サービス費

【訪問看護基本療養費（１日につき）】　基本は 60 分

1 訪問看護基本療養費（Ⅰ）
イ保健師、助産師、看護師、理学療法士、作業療法士、言語聴覚士
（1）週３日まで 5,550 円
（2）週４日目以降 6,550 円
ロ准看護師
（1）週３日まで 5,050 円
（2）週４日目以降 6,050 円
ハ悪性腫瘍利用者の緩和ケア、褥瘡ケア又は人工肛門ケア及び人工膀胱ケアに係る専門の研修を受けた看護師 12,850 円

2 訪問看護基本療養費（Ⅱ）同一建物居住者で同一日複数者
イ保健師、助産師、看護師、理学療法士、作業療法士、言語聴覚士
（1）週３日まで 4,300 円
（2）週４日目以降 5,300 円
ロ准看護師
（1）週３日まで 3,800 円
（2）週４日目以降 4,800 円
ハ悪性腫瘍利用者の緩和ケア、褥瘡ケア又は人工肛門ケア及び人工膀胱ケアに係る専門の研修を受けた看護師 12,850 円

3 訪問看護基本療養費（Ⅲ）外泊中の訪問看護（管理療養費なし）8,500 円

±

利用者の状態に応じたサービス提供や事業所の体制に対する加算

【特別地域訪問看護加算】
【緊急訪問看護加算】
【難病等複数回訪問加算】
【長時間訪問看護加算】
【乳幼児加算（6 歳未満）】
【複数名訪問看護加算（1 人以上の看護職員との同行）】
【訪問看護情報提供療養費 1・2・3】
【訪問看護ターミナルケア療養費】
【在宅移行管理加算】
【夜間・早朝訪問看護加算】
【深夜訪問看護加算】
【看護・介護職員連携強化加算】
【訪問看護管理療養費】
【24 時間対応体制加算】
【退院時共同指導加算】
【退院支援指導加算】
【在宅患者連携指導加算】
【在宅患者緊急時等カンファレンス加算】
【特別管理加算】

報酬単位＝円
赤字の算定項目を足すと、介護保険とほぼ同じ訪問看護報酬となる。

るにあたり、最も苦労するのが人員の確保です。訪問看護ステーションを開設したいという思いがあっても、共に思いを持って働いてくれるスタッフを確保することは容易ではありません。

自宅を１人で訪問

訪問看護師は特別な処置が必要な利用者や重症な利用者でない限り、利用者の自宅に看護師１人で訪問します。医療機関で働く看護師とは違い、１人で判断しその場で迅速に対応しなければなりません。

例えば、点滴の針の穿刺を行う際に失敗してしまった場合、医療機関であれば交代してくれるスタッフがいますが、訪問看護では交代できる看護師はいません。何かトラブルや失敗があったとしても、すぐに相談できる他の看護師や医師が近くにおらず、１人で判断しなくてはならないため、ある程度の経験が要求されます。

最近は新卒看護師も受け入れる訪問看護事業所も増えてきました。とはいえ、スタッフを教育できる人員を確保している事業所はまだ少なく、新人教育も十分に行えないといった現状があります。

近年、病院では点滴ルートの確保は研修医が行うことが多くなり、看護師が行う機会は減っています。看護師としてのキャリアがあるのに、訪問看護の現場で点滴ルートの確保に失敗し、自信を失ってしまう看護師は少なくないと思います。

現場での不安と緊張

１人で利用者と向き合い周りに助けがいないことの精神的なプレッシャーや不安と緊張で、それまでは病院で難なくできていたこともできなくなり、訪問看護師を諦めてしまうことも多いと考えます。スタッフ不足で

図7　訪問看護費（医療保険）みなし訪問看護

サービスの提供内容・時間に応じた基本サービス費

【在宅患者訪問看護・指導料】
保健師、助産師、看護師
週３日目まで 580 点、週４日目以降 680 点
准看護師
週３日目まで 550 点、週４日目以降 630 点
緩和、褥瘡ケア、人工肛門ケア等専門看護師　1,285 点

【同一建物居住者訪問看護・指導料】
保健師等１日２人週３日まで　580 点
保健師等１日２人週４日以降　680 点
保健師等１日３人週３日まで　293 点
保健師等１日３人週４日以降　343 点
准看護師１日２人週３日まで　530 点
准看護師１日２人週４日以降　630 点
准看護師１日３人週３日まで　268 点
准看護師１日３人週４日以降　318 点
緩和、褥瘡ケア等専門看護師　1,285 点

【複数名訪問看護加算】
保健師、助産師又は看護師　450 点
准看護師　380 点
看護補助者・看護困難者等を除く　300 点
看護補助者・看護困難者等・１日１回　300 点
看護補助者・看護困難者等・１日２回　600 点
看護補助者・看護困難者等・１日３回～　1,000 点

報酬単位＝点（点数）

±

利用者の状態に応じたサービス提供や事業所の体制に対する加算

【訪問看護同行加算】
【特別地域訪問看護加算】
【在宅移行管理加算】
【在宅患者連携指導加算】
【夜間・早朝訪問看護加算】
【深夜訪問看護加算】
【緊急訪問看護加算】
【難病等複数回訪問加算】
【長時間訪問看護・指導加算】
【乳幼児加算（6 歳未満）】
【訪問看護ターミナルケア療養費】
【在宅患者緊急時等カンファレンス加算】

運営しているステーションも多く、新たな職員が来ても十分な教育や経験ができないまま、1人で出向くことが現状です。

小児慢性疾患が増加しており、在宅療養をする児童も増えていますが、対応の難しい小児疾患の利用者に対応できる看護師が少ないことも現実問題としてあります。現状では小児の利用者について特別な研修が定められていませんが、十分な研修を行う必要があると考えています。

訪問看護の課題②
他職種の理解や協力を得にくい

訪問看護を開始する際には必ず訪問看護指示書が必要ですが、何らかの事情によって医師がなかなか訪問看護指示書を発行してくれないことがあります。場合によっては訪問看護開始日が先延ばしになってしまいます。

現状では、医師の指示を依頼しておき、患者の在宅ケアを先に進めている事業所は多いと思われます。褥瘡の薬剤やケアについては医師より看護師の方が詳しい場合が多く、看護師が医師に塗布薬を依頼し、処方箋を出してもらうといったケースも多くあります。

多くの在宅医は看取り時、夜中に亡くなった場合でも、翌朝の外来診療の前に死亡確認をするケースが多く、死亡時刻の確認等を訪問看護師に頼むことがしばしばあります。そのため、葬儀会社との連携が遅れ、亡くなった利用者が一晩自宅に寝かされたままの状態になってしまうこともあります。訪問看護師にも翌日の業務がありますが、看取り時には休息を取れないまま翌日の業務をこなす場合もあります。

■ケアマネ側の問題■

また、利用者がかなり重篤な

114ページに続く

図8　訪問看護療養費（介護保険）の請求

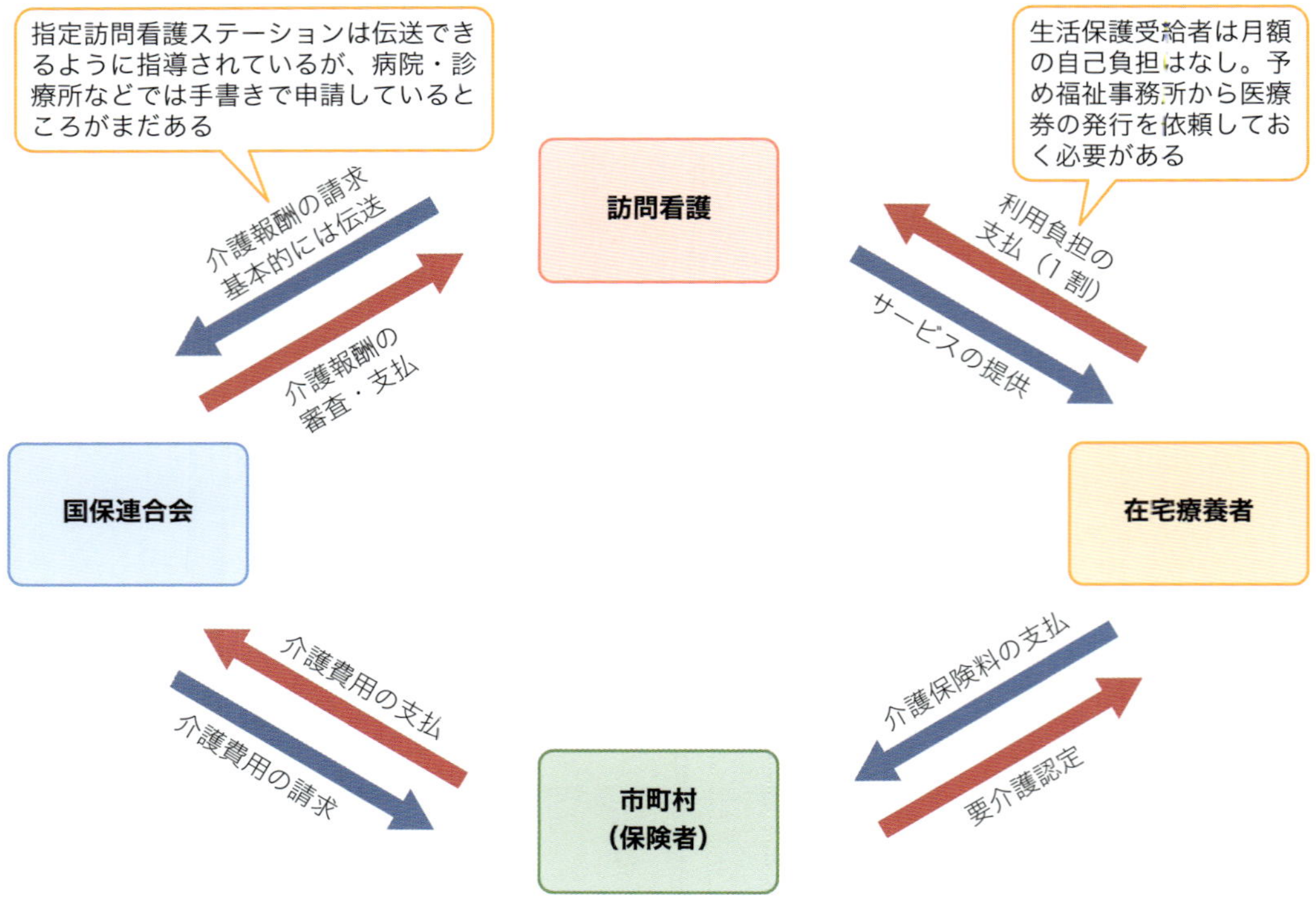

図9　医療保険の請求

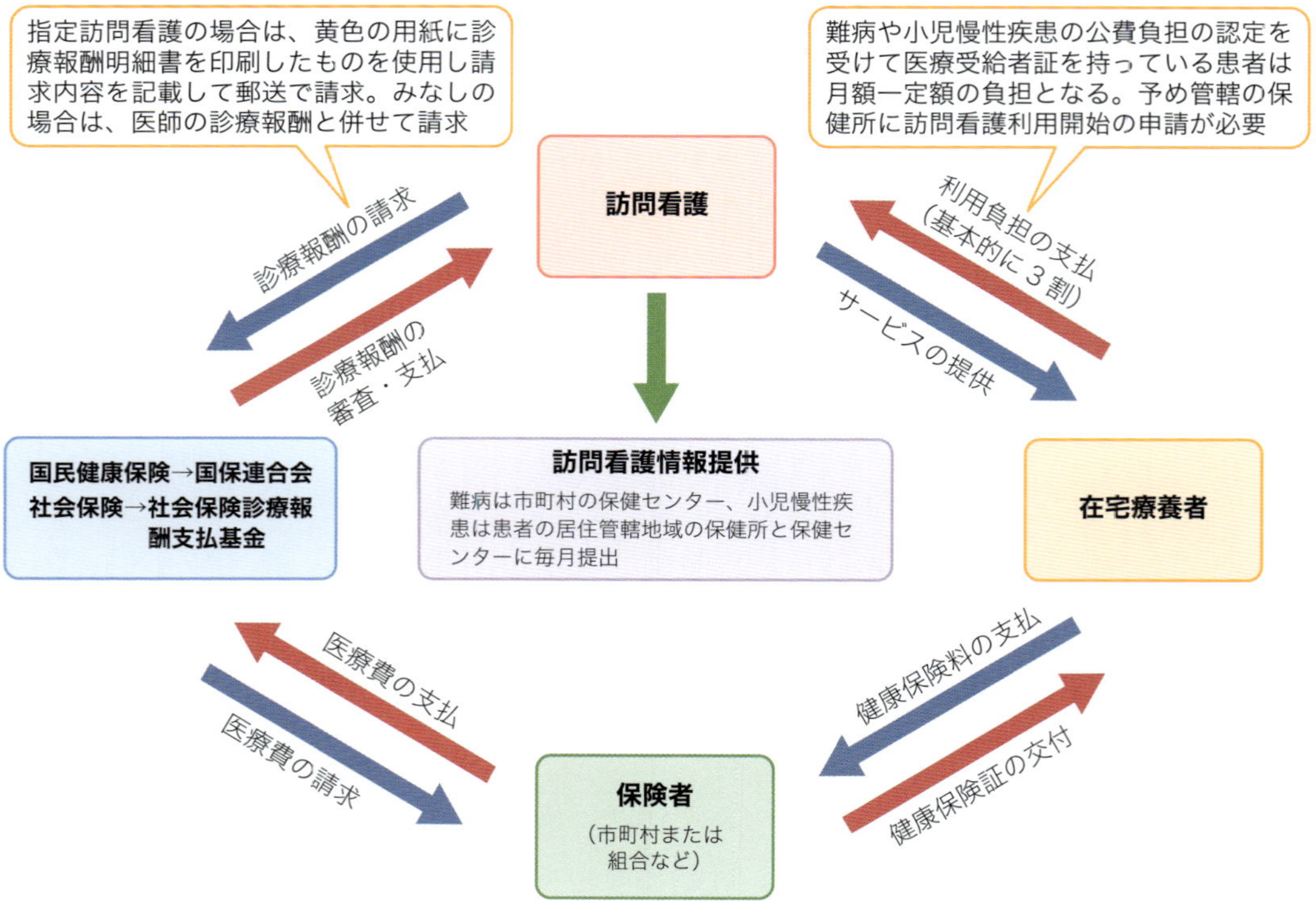

表8　訪問看護療養費の請求

	みなし指定	指定訪問看護ステーション
介護保険	【請求方法】国保連合会に伝送または手書で提出（都道府県により異なる） 【請求単位】単位に地域区分で決められた単価を乗じた金額を請求	
医療保険	【請求方法】医科の診療報酬請求と併せて電子レセプトまたは紙レセプトで提出（都道府県により異なる）。国民健康保険は国保連合会へ、社会保険は社会保険診療報酬支払基金へ請求 【請求単位】点数で請求	【請求方法】電子レセプトまたは紙レセプトで提出（都道府県により異なる）。国民健康保険は国保連合会へ、社会保険は社会保険診療報酬支払基金へ請求 【請求単位】円で請求

状態になって初めてケアマネジャーから訪問看護の依頼があることも珍しくありません。もっと早期に対応し予防的な訪問看護を提供すべきではなかったか、と疑問を抱くこともしばしばあります。居宅サービスを自社で提供しているケアマネジャーが多いことが考えられ、訪問介護を優先したサービス計画を立ててしまうことが多くなっている可能性が考えられます。

そして、訪問看護が介入することの意義もまだ十分に理解・認知されているとは言えません。訪問介護と訪問看護では利用料金も変わるため、同じような日常生活の援助ならサービス料が安い訪問介護が選択されてしまうこともあると思います。訪問看護を利用される在宅療養者はまだ多いとは言えず、開設はしたものの需要が思うように伸びず、経営困難となる訪問看護事業所があると考えられます。

訪看を増やすために求められること

今後需要が高まる在宅医療の1つである訪問看護ですが、みなし指定と指定訪問看護では、開設するまでも開設後も相違点があります。みなし指定については医師の指示があればすぐに訪問看護を行うことができますが、指定訪問看護ステーションは申請から認可、保険請求など様々な段階を経る必要があります。特に人員の確保やスタッフの教育は、全国的にどの指定訪問看護にとっても高いハードルであると思われます。

新たな訪問看護事業所を増やすとともに、事業所の運営維持と人材の確保を行うことが今後の課題となっています。そして医師・ケアマネジャーの訪問看護に対する理解を深め、多くの職種との連携を行い在宅療養者が自宅で安心して療養できる環境を整えることも重要な課題です。

〈参考・引用〉

厚生労働省ウェブサイト
奈良県ウェブサイト
近畿厚生局奈良支部ウェブサイト
奈良県国民健康保険団体連合会ウェブサイト
小野章．介護報酬早見表（2018年4月版）．医学通信社．2018

第４部

生産性向上に資する革新的現場レポート

人を増やさず生産性を上げる――ここでは生産性を向上させるために様々な取り組みをした通所介護事業所、特養中心の複合施設、特定施設（有料老人ホーム）、老健中心の複合施設を紹介する。

インカム導入や業務改善など生産性向上プロジェクトへの参加が
職員全員に課題解決力を浸透させ、強い現場づくりのきっかけに。

通所介護の生産性はこうして上がった

インカムの導入と業務改善で人材を増やさず人手不足を解消

ツクイ町田南成瀬（東京都町田市）

取材・文／楠元睦巳

ＩＣＴの導入で変わる介護現場

株式会社ツクイのデイサービス「ツクイ町田南成瀬デイサービス」は、厚生労働省発「介護サービス事業における生産性向上に資するガイドライン」（以下、生産性向上ガイドライン）に①インカムの活用による効率化、②業務時間の分析による役割や配置の効率化の２つの活動実績が事例として紹介された。

これは事業所の現状を把握した上で、課題とされた点に取り組んだ結果であり、「実はインカムという便利なものがあるから有効活用できないか」という「インカムありき」の活動ではなかった。

ツクイ町田南成瀬が取り組んだ「生産性向上プロジェクト活動（以下、ＰＪ活動）」は、２０１７年開業のこの事業所としては職員の誰もが初めての取り組みであり、どんな成果が見込めるのか、はたまたどんな進め方をするのかも見えない中での活動開始であった（**表1**）。そのような状況における3カ月間のＰＪ活動を経て、期待した結果が得られたかどうかを、ツクイ町田南成瀬の管理者（当時）である大上美紀さんに聞いた。

現状への危機感からプロジェクトに取り組む

ＰＪ活動開始となる２０１８年10月当時、ツクイ町田南成瀬は定員46名に対し、1日の利用者が30人という状況だった。新規の利用者がなかなか増えない中、大上さんやもう1人の生活相談員が集客のため近隣の居宅介護支援事業所や地域包括支援センターを訪問しようにも、職員から「人手が足らないので現場に入ってください」と引き止められるなど、なかなか思うようにいかない現状だった。

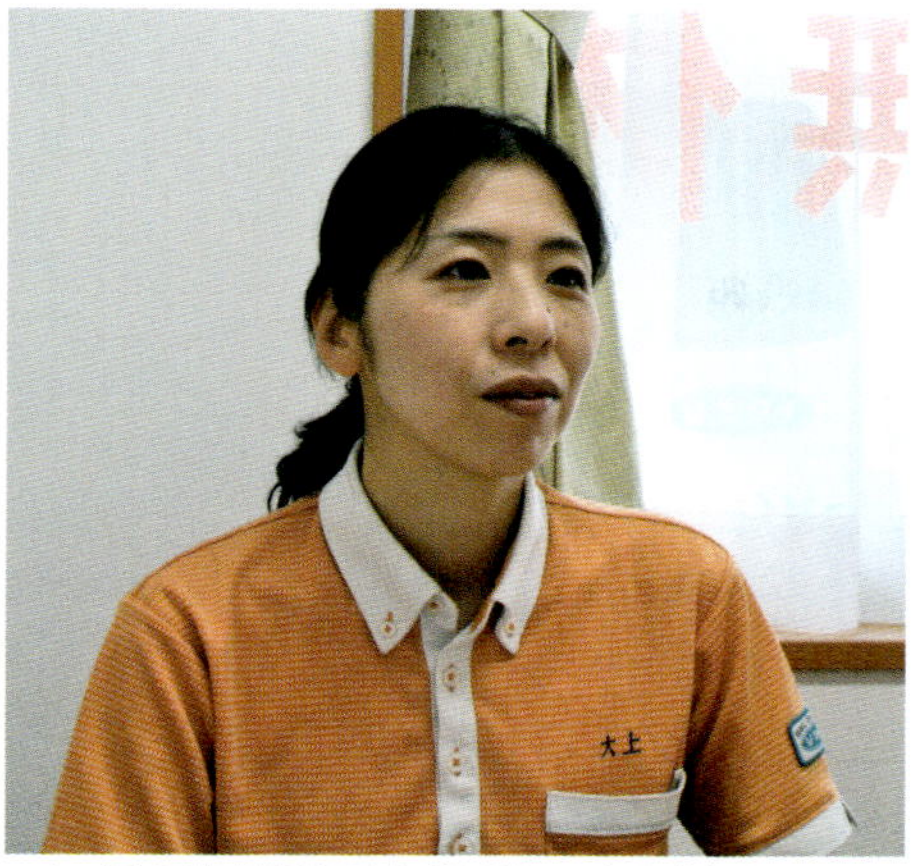

ツクイ町田南成瀬管理者（当時）の大上美紀さん

表1　プロジェクト実施スケジュール

2017.1	事業所開設
2018.1	大上さんが管理者に就任
2018.7	インカム導入
2018.10	生産性向上プロジェクト活動開始
2018.12	同プロジェクト終了
2019.3	「介護サービス事業における生産性向上に資するガイドライン」（厚生労働省）掲載

表2　PDCA サイクルの例

ステップ	手順
1	改善活動の準備
2（Plan）	現場の「課題の見える化」
3（Plan）	実行計画の立案
4（Do）	改善活動
5（Check）	改善活動の振り返り
6（Action）	実行計画の練り直し

出典:「介護サービス事業における生産性向上に資するガイドライン」（厚生労働省）
※ PDCA サイクル:Plan（計画）→ Do（改善）→ Check（評価）→ Action（課題・計画の練り直し）を継続的に行うこと。

そんな中でのＰＪ活動は、本社からの打診により参加が決まった。大上さんから職員に伝えたところ、初めての取り組みに対して職員からは驚きの声が挙がったものの否定的な意見はなく、職員間で「現状を何とかしなければ」という危機感もあったため、「ぜひやりましょう！」という積極的な声が挙がったとのことであった。

ＰＪ活動全体では、生産性向上ガイドラインで示されたＰＤＣＡサイクル（**表2**）に沿った6段階のステップを実施し、そこから見えた課題に対し、改善活動を行っている。

ツクイ町田南成瀬では、全員の同意を得たうえで、まず「課題の見える化」に取り組んだ。その結果、情報共有と専門職の役割・配置に課題があるとして、改善活動のテーマが絞られることになった。

課題を可視化するためにまず行ったのは、「因果関係図」（**図1**）の作成と「業務時間調査」である。因果関係図の作成においては、全職員が業務上の問題点を「気づきシート」（**図2**）に書き出し、それらの意見を「原因」、「結果」、「悪影響」ととりまとめた結果、インカムを有効に活用することで、コミュニケーション不足の解消を目指すことに決まった。

お荷物だったインカムが気づけば必需品に

インカムの導入は、ＰＪ活動開始となる3カ月前の18年7月で、本社からの推奨で実施したものであった。導入理由は、ツクイ町田南成瀬が、1階にデイサービスの現場があり、2階に事務所があるという建物構造上、使ったほうが便利ではないかという意図があった。

インカムを配付されたものの、当初は誰も使ったことがなかっ

図１　因果関係図

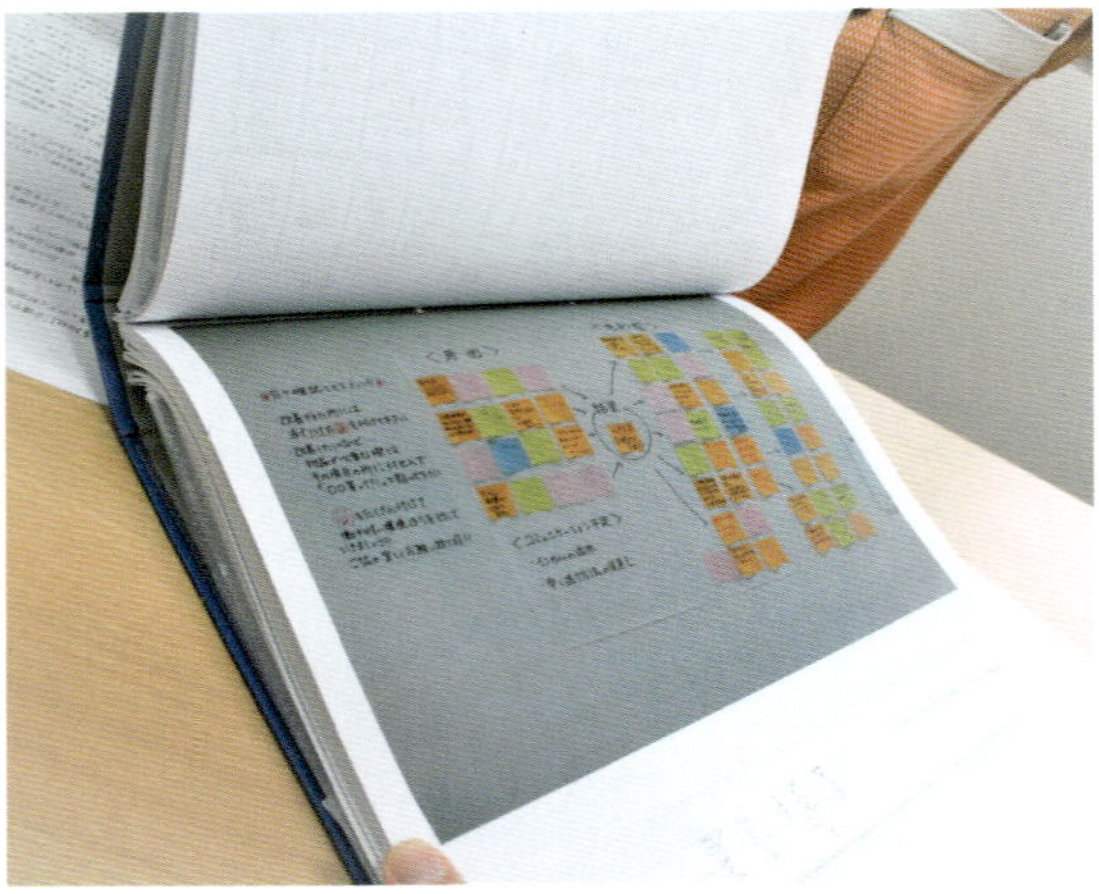

図２　気づきシート

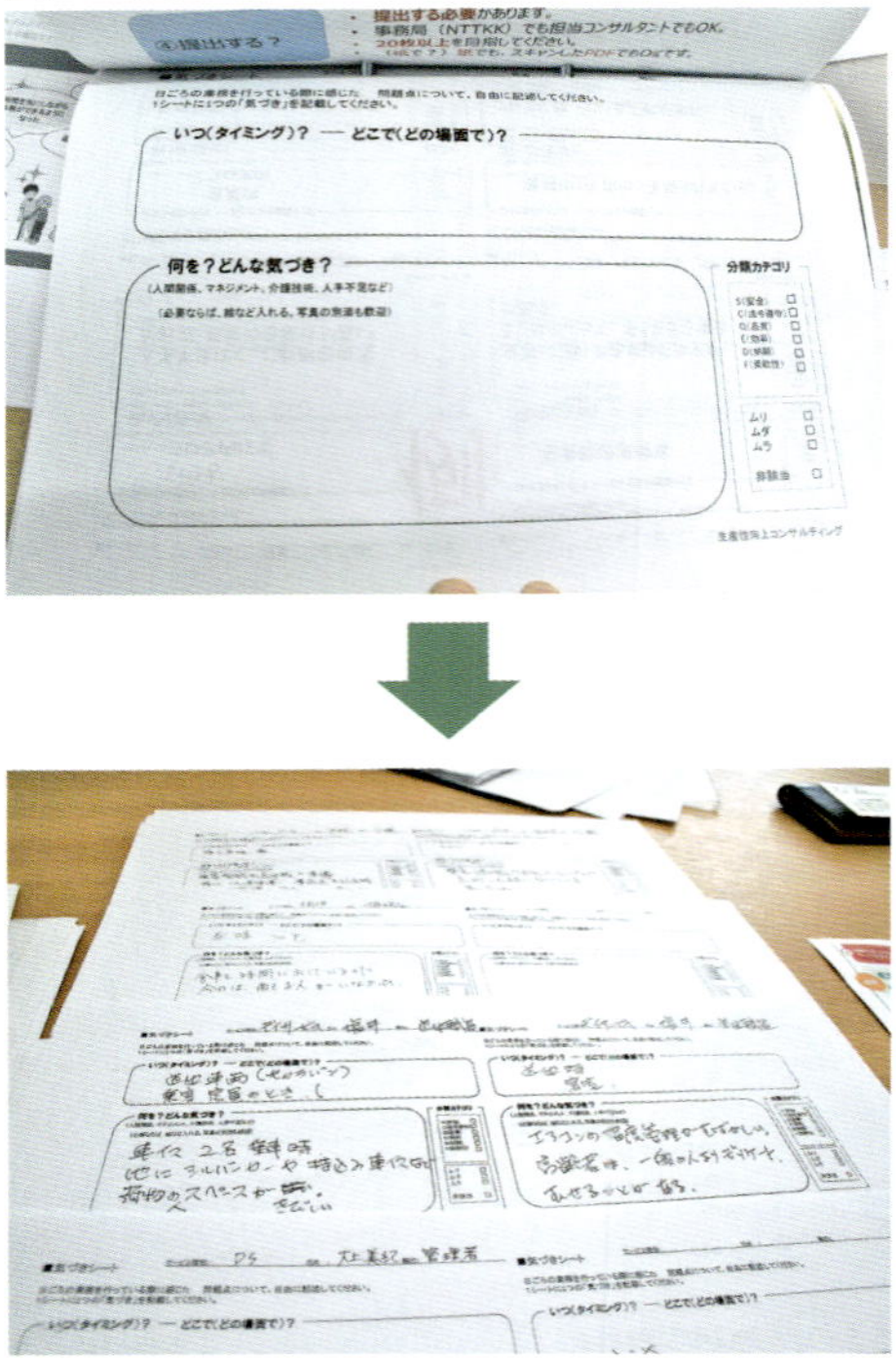

たため取り扱いに慣れず、装着するとヘッドセット（イヤホン、マイク周辺）のケーブルが垂れ下がり、介助時に利用者に引っ掛けてしまう。そのため、その都度外すことになった。ベルトに掛ける本体（トランシーバー）も軽くないこともあり、当番制で決めていたインカムの装着は皆が消極的で「今日は私が当番かぁ…」と仕事を始める状況であった。電源を入れてもいつ、誰に何を伝えるのかもよく分からないまま、本社からの〝プレゼント〟を職員の誰もが〝お荷物〟に感じていたのである。

　しかしPJ活動が始まり、インカムの活用を再び推進するために、どうすれば便利な道具になり得るかを検討。その結果、①正しい使い方、②言葉の統一、③運用ルールを徹底しようということになった。

　ちなみに、今回、生産性向上ガイドラインの事務局より派遣されたファシリテーターは、某テーマパークでインカムの使い方を指導していた人物というだけあって、目からウロコのレクチャーに、職員はインカムを活用することの奥深さを理解できたようであった。

コツを覚えれば着脱も簡単に

　正しい使い方については、ケーブルが垂れない装着方法があり、介助も装着したままできることがわかった。また、使用後はいつもケーブル類が絡まり収納にも苦労したが、それもケーブルの束ね方のコツを覚えるときれいに収納でき、取り出す時もさっと取り出せるようになった。これだけでも、出・退勤時のインカム装着・収納時間の短縮につながった。

　言葉の統一については、職員によってまちまちであった表現を統一することにより、必要な

表3　インカム活用のための言葉の統一事例

統一前	統一後
分かりました・承知しました・了解しましたなど	了解です
誘導してもらっていいですか・誘導お願いしますなど	誘導願います
排泄等プライバシーに関わること	○○さま◇番です（業務を番号で表現する）

場面で迷うことなく表現できるようになり、聞き間違いの可能性も小さくなった（表3）。

　運用ルールの設定については、ファシリテーターからの「まずは、何でもいいからとにかく使う、話す」という指導の段階を経て、どのような場面で使うのが効果的かを検討した。

1分前スタンバイなど1歩早めの行動が可能に

　インカムを効果的に活用することによって、利用者を次の担当職員に引き継ぐような場面での情報共有がスムーズになり、入浴介助や送迎時に利用者を待たせることなく、切れ目のないサービスを提供できるようになった。

　例えば、「送迎車の到着1分前」の受け入れ準備を行ったり、入浴介助の際に脱衣場からフロアの職員に対して、次の利用者を早めに脱衣場に連れてきてもらうように連絡したりすることで「1歩早め」の対応が可能になった。

　結果、インカム導入前は、30人の利用者の入浴介助が終わるのは、いつも午後だったが、職員数は増えていないにもかかわらず、現在では40人の利用者の入浴が午前中のうちに終了する。

　これまで介護現場ではほとんど目にすることのなかったインカムのようなICT機器の運用に対して、手順書やルールを備えたからといって、全職員がその通りに動けるのか、またICT機器を使うことに苦手意識のある職員はいなかったのかという懸念に対しては、「まったく問題がなかった。還暦を過ぎた職員もいましたが、全員が必要性を理解して積極的に使いこなしていました」と大上さんは当時を振り返る。

　現状、インカムは8台稼働しているが、インカムの便利さが分かったため、複数配置されている機能訓練指導員と看護師は全員が使えるよう「あと2台追加してほしい」という要望が出ているとのことであった。

　邪魔者扱いされたインカムはPJ活動を通じて、事業所改善の〝ヒーロー〟に変身していたのである。ちなみに、インカムの導入、運用コストの費用対効果については、利用者が10人増えても職員数を増やしていないので〝お釣り〟がくる状況だという。

「人手」は増やさず「人手不足」を解消

　PJ活動が始まった頃の事業所の状況は、新規の利用者が増えない中で、課題は「人手不足」とされ、次の手が打てない状況が続いていた。実際に事業所内において、どの職員がいつどのような作業を行っているのかという視点でじっくり観察しても、

図３　業務時間調査

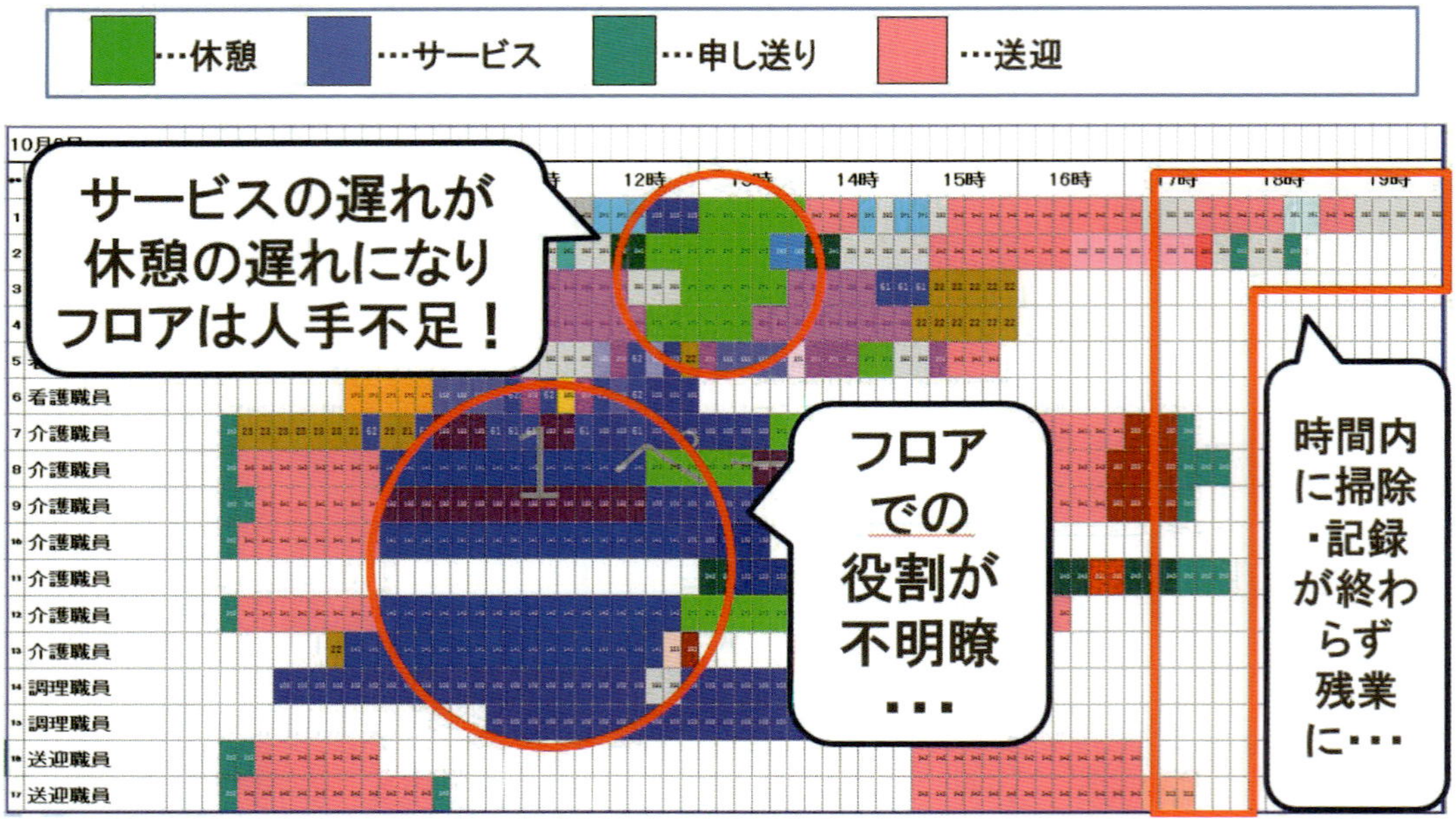

誰もが業務に従事しており、空いている時間はあるはずもない…と思っていた。

その「思っていた」状態が、先述した「課題の見える化」の「業務時間調査」の分析により見えてきたのであった。

この調査は、2日間にわたり調理、送迎職員を含む全職員が、各自が行った業務を10分毎に記録（記号や簡単なメモ）し、全体の実施業務をグラフに表したものである（**図3**）。このグラフのように「見える化」することで、全職員が関わる昼食前後の役割分担が不明瞭であったり、作業の遅れから休憩時間がずれ込むことが多いことがわかり、結果的に一時的にフロアに人が少なくなっていることが把握できた。

この「業務時間調査」の分析結果をもとに専門職の役割を改めて定義づけ、①専門職にしか行えない業務、②専門職以外でも行える業務の業務区分の設定を行った。

その結果、看護職、機能訓練指導員、介護職員等が、それぞれ専門性の高い業務に取り組む時間を多く確保することが可能になった。これまで、「スタッフ不足」を理由になかなか進展しなかった機能訓練の充実、新しいプログラムの導入などが実現できた。さらに、現在では「10人お客様が増えても大丈夫だと思います！」という頼もしい声も、現場から上がっているという。

役割の再設定においては、清掃担当職員（障がい者雇用）を新たに採用したが、看護職、機能訓練指導員等の残業時間が減ったために、事業所全体の人件費は低減することが可能になった。しかも、障がい者雇用ができたことによる社会的責任に寄与することにも成果を上げることができた。

図4　インカム導入・業務改善後のスタッフの声

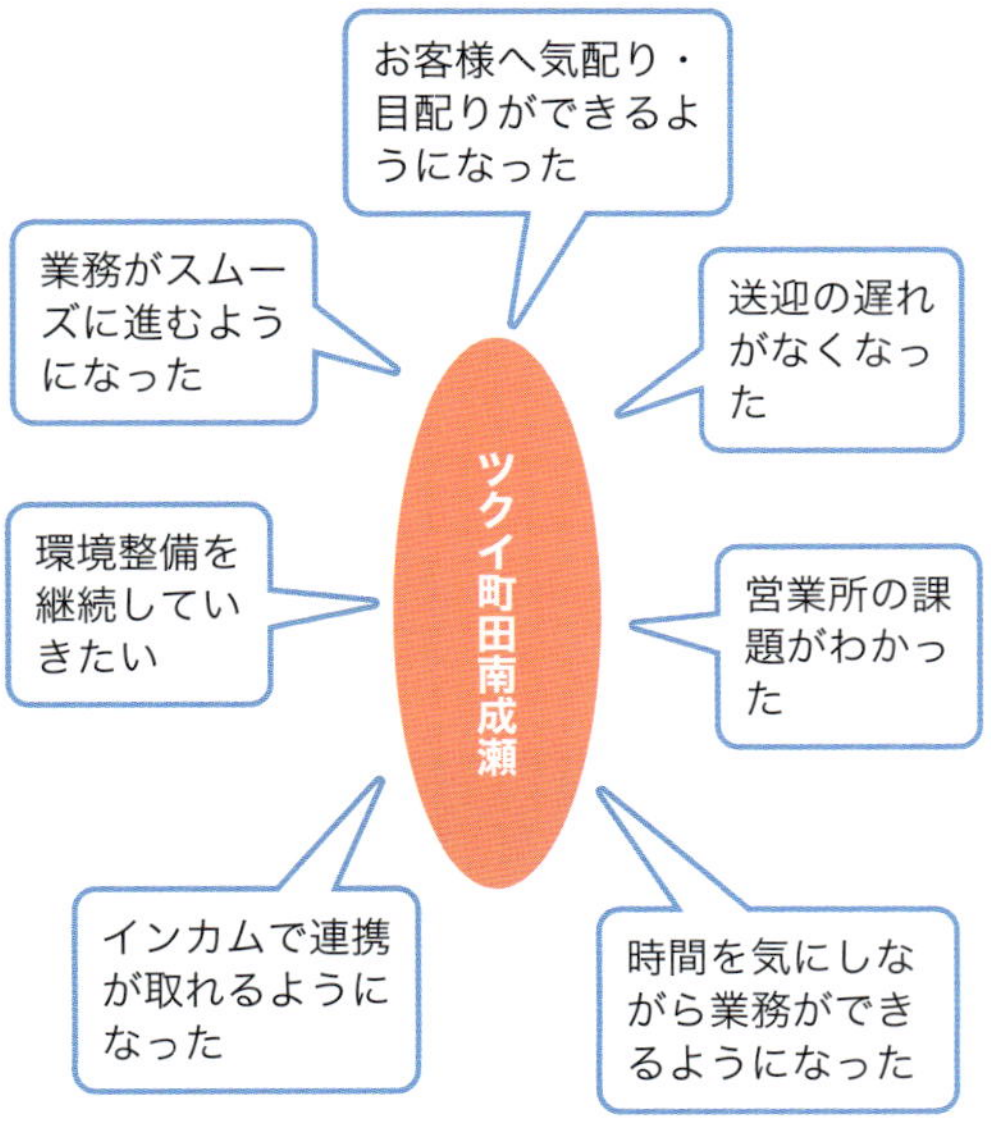

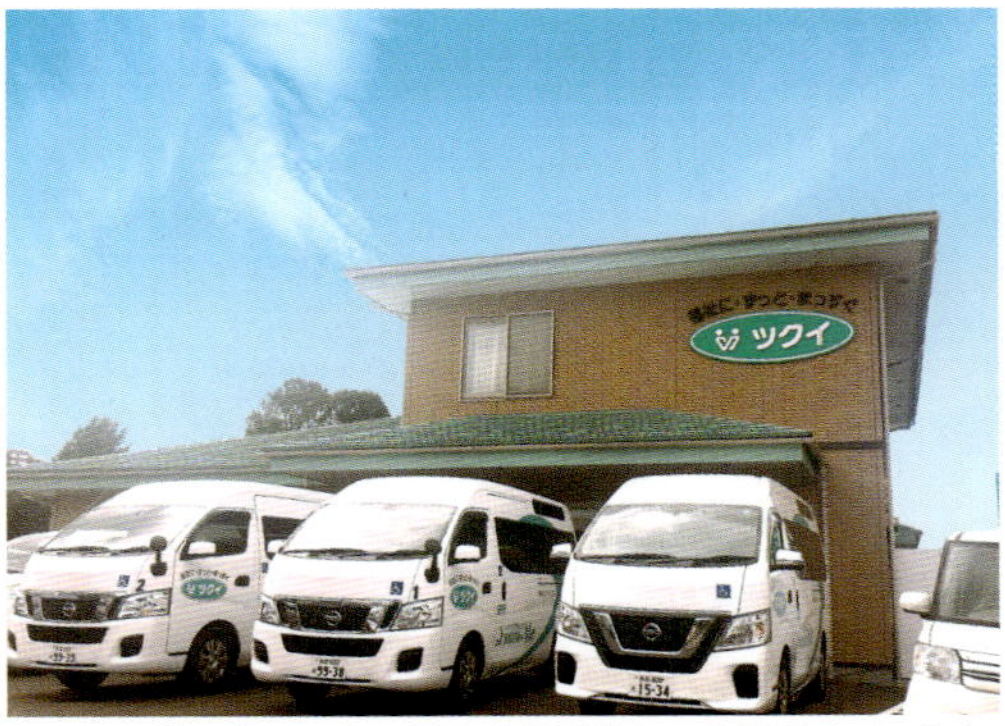

インカム導入後は5台の送迎車が到着しても混乱することなくスムーズに出迎えができるようになった

職員全員のきずながより強固なものに

取り組んだ2つの改善活動の成果は、大上さんも活動以前には予測できなかったほど大きなものであり、PJ活動メンバーはもちろん全職員の自信につながったことが感じられるということであった（図4）。

PJ活動について大上さんは、「インカム導入や業務改善の成果があったことは十分に感じている」とし、実はそれ以上の成果があったことを教えてくれた。

以前は現場で課題が生じると、職員はその都度、管理者である大上さんに相談し、指示を仰いでいたため、大上さんの業務は増える一方であった。しかしPJ活動以降は、ほとんどの課題は現場の担当者が主体的に対応することで解決し、大上さんには結果報告のみという場合が多くなったという。

これは、PJ活動を通じて職員全員が現状把握、課題分析、改善を行ったことによって強固なメンバーシップが醸成されたことが奏効している。事業所の課題や方向性、各職員の役割、事業所としてのサービスの質向上などの考え方が全職員で共有でき、現場の課題解決力が格段に向上したことを意味する。

管理者は管理業務に集中できるように

業務改善活動の付帯的効果として、現場担当者が自ら考え主体的に行動するようになったことが挙げられる。結果として管理者である大上さんを取り巻く業務も変わることになった。大上さんは「現場の仕事は大好きなので、今までのように毎日現場から呼ばれることは苦ではなかったのですが、最近では『今、人手が足りてますので事務室で仕事されていても大丈夫です』

表４　ツクイ町田南成瀬デイサービスセンター概要

開設	2017 年 1 月
定員	45 名（19 年 7 月現在）
サービス提供時間	10：30 ～ 15：15
職員配置	管理者、生活相談員、機能訓練指導員 2 名、看護師 2 名、介護職員 5 名（初任者研修修了以上）、ケアサポータ 1 人（無資格）
特徴	機能訓練特化型

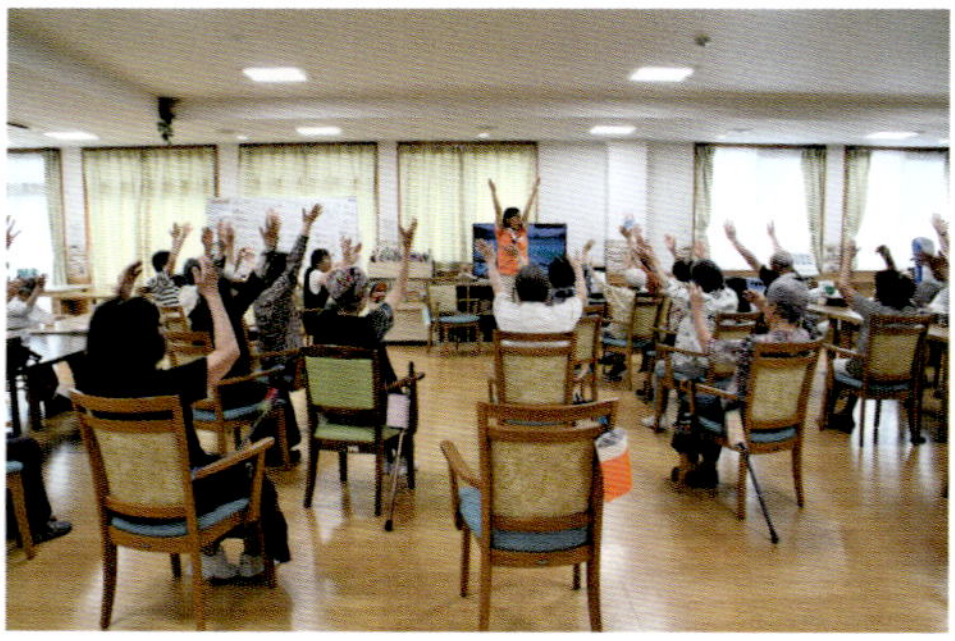
機能訓練はスタッフの明るく大きな声に励まされ、自然と動きも大きくなる

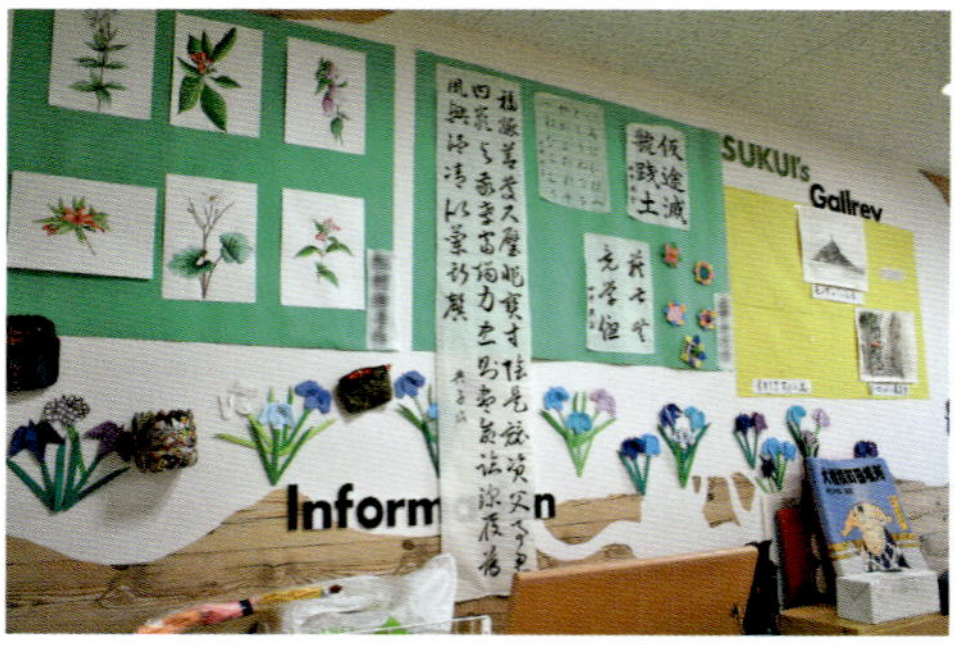

フロアには趣味の域を出た見事な作品が。これらも機能訓練の一環だ

と言われることが多く、なんだか寂しい気もします」と笑う。管理者の業務のあり方まで変わる大きな成果があったことが十分に伝わるひと言であった。

全職員が内容を共有 期待以上の効果を得る

大きな成果をもたらしたツクイ町田南成瀬のＰＪ活動であったが、インカム導入については活動期間３カ月の間、毎週火曜日の午後（14時頃～16時頃）に管理者、生活相談員、介護職員、機能訓練各担当の４人がファシリテーターとミーティングを行い、その結果を全職員で共有していく作業が続いた。

通常業務にこれらの作業が上乗せされる負担の大きさは想像に難くなく、大上さんをして「あのころは本当に大変でした」との感想であった。それでも全職員からネガティブな意見もなく、全員がお互いを信じて活動を継続でき、大上さんは「まさか、ここまでと思うほど期待していた以上の効果がありました」と振り返る。

これまで未経験であった改善活動も、わずか３カ月の活動期間にも関わらず、目に見える成果を挙げたことは職員の自信につながり、フロアでは誰もがきびきびと動き、利用者に対してはいつも笑顔で穏やかに接している様子がとても印象的であった。

改善後は職員の定着率も非常に高く、このような事業所が増えることにより、全国の介護現場の質向上が大いに期待できる。

先端テクノロジーを積極的に導入し
確実に成果を上げている複合型施設をルポする。

社会福祉法人のイノベーション

先端技術の導入とオペレーションの検証による業務効率化

社会福祉法人善光会（東京都大田区）

取材・文／福島美喜子

先端技術研究にいち早く着手

介護の生産性向上が叫ばれる中、AIやIoT、ロボット技術などの先端テクノロジーが介護現場での人手不足を解消する策として期待されている。しかし、「機械が人間を介護するのか」というようなロボットに対する根強い懸念（古い考え方）や費用負担の大きさ、導入してみたものの使いこなせないなどの理由から、介護業界全体としては普及が進んでいるとはいえない現状である。

社会福祉法人善光会では、介護の質を担保しつつ生産性を考慮した介護職員配置を課題に掲げ、いち早く先端テクノロジーの研究に着手した。

それは同法人の設立が若く、古い慣習やしがらみに縛られず、あたらしいことにはなんでもチャレンジできる風土があるからかもしれない。

社会福祉法人善光会は東京都大田区を中心に、都内に6施設14事業を運営している。

最初の施設であるサンタフェガーデンヒルズは羽田空港を望む大田区の運河沿いに2007年に設立した。

高級マンションを思わせる瀟洒な建物内に特別養護老人ホーム（180床）、障害者支援施設（40床）、介護老人保健施設（100床）、通所3事業（合計68名）が入る複合型施設だ。

同法人は09年から介護ロボット活用の研究をスタート、13年には法人内に介護ロボット研究室を設置した。16年には研究対象にAIを追加。継続的に研究活動に取り組んでおり、自社介護施設において着実に成果を上げている。加えて基礎研究、コンサル、自社開発の三本柱を育成事業とするサンタフェ総合研究所を設立し、自法人内だけで

図1　善光会のビジョン

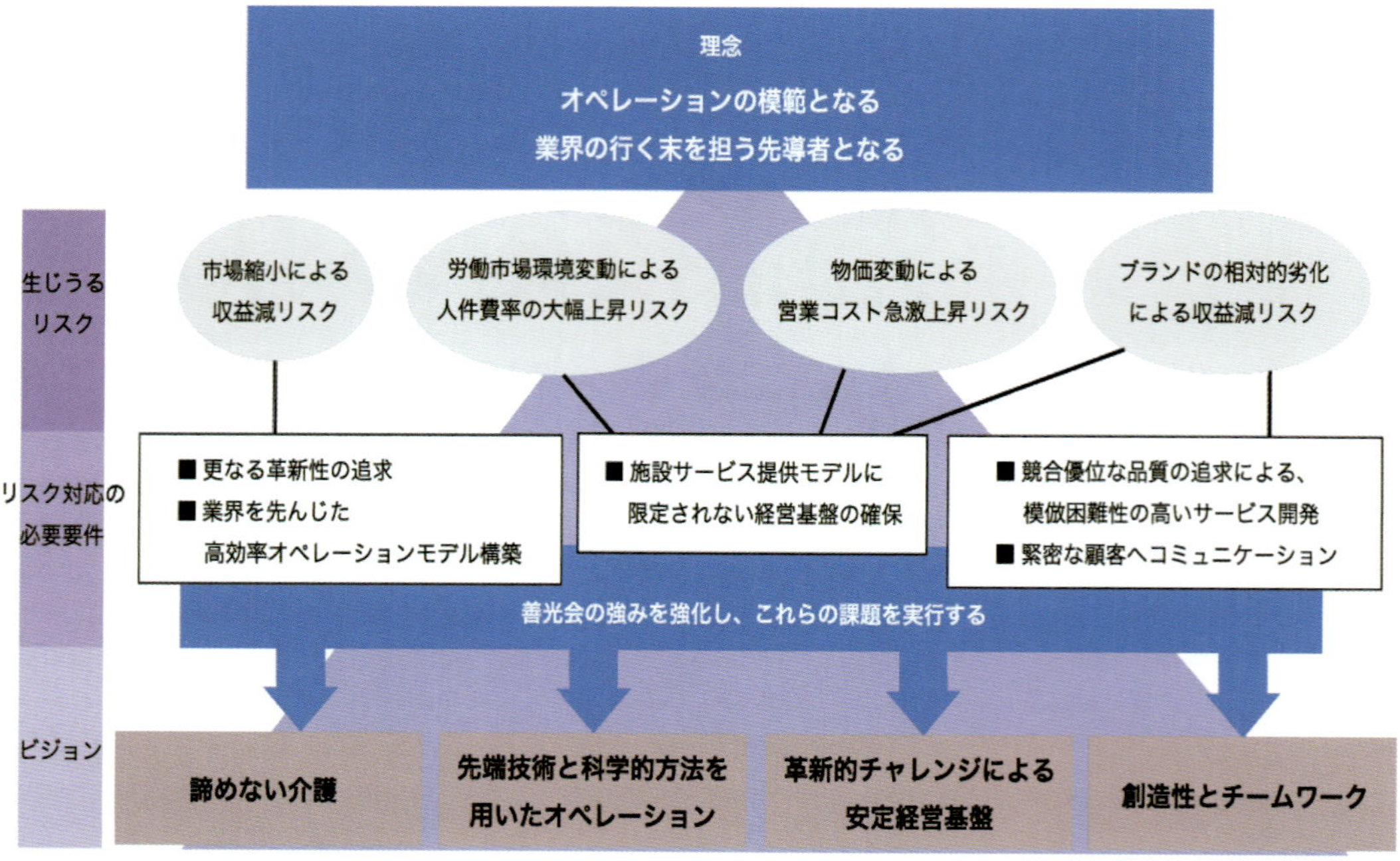

シナリオプランニングを用いて将来的なリスクを想定し、４つのビジョンを 2017 年に新たに策定。

なく、広く介護業界に蓄積されたノウハウを活用できる仕組みを整えている。

オペレーションの検証・分析で効率化実現

取り組みにおいて基本としているのは経営理念とビジョンである。「オペレーションの模範となる」「業界の行く末を担う先導者となる」という理念のもと、4つのビジョンを策定している（**図1**）。

ひとつは、諦めない介護（利用者一人ひとりが自分らしい生き方を諦めない介護サービスを提供）。2つめは、先端技術と科学的方法を用いたオペレーション（配置比率を含めてオペレーションを効率化する）。3つめは革新的チャレンジによる安定経営基盤（周辺サービスを提供して収益を生み出す）。4つめは創造性とチームワーク（介護職全員が創造性を発揮しながらオペレーションを改善）。

「これら4つのビジョンを介護職員全員が共有することにより、課題解決に効率的にチャレンジする姿勢が全社的にできています」と、サンタフェ総合研究所の永阪健泰さんは語る。

善光会では、介護ロボットなどの先端テクノロジーを積極的に導入する一方、介護職の日々のオペレーションについての改善活動の検証・分析を重視している。どの業務にどれだけ時間を要しているかをストップウォッチで細かく計測し、負担の大きい業務を抽出（**図2**）。ムリ、ムダ、ムラをなくして、介護職の業務負担を25％削減することを目指している。

図2の右側「所得時間比率累積」を見ると、上位6つのオペレーションが業務全体の約50％を占めていることがわかる。これらは「PC入力」以外、介護職が必ず介入しなければならな

図2　改善する業務の優先と目標

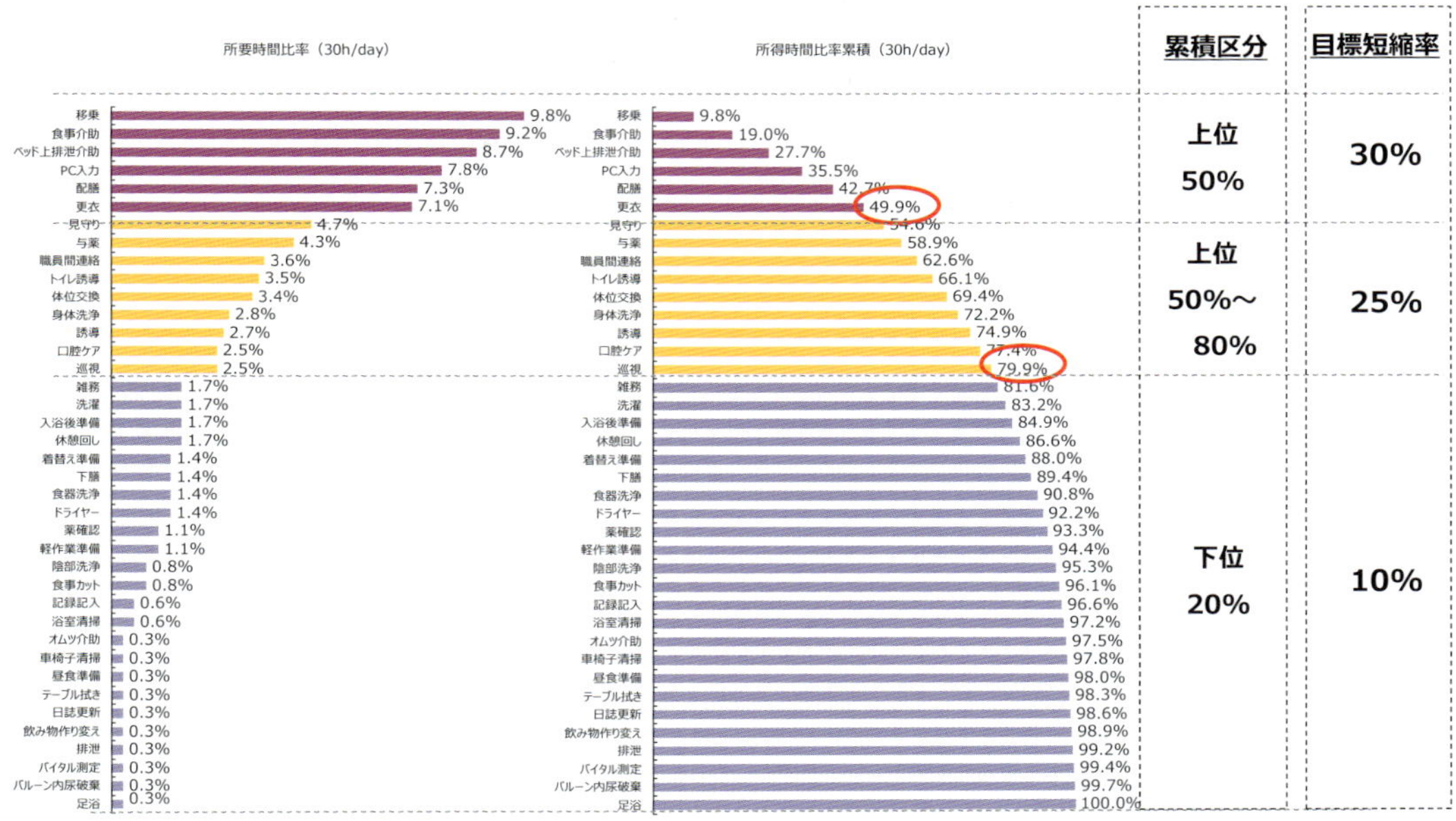

介護士の業務負担△25％を目指すため、負担の大きい業務を抽出。また、介護の質を定量化するためのアウトカムの創設を目指す。

い入浴、食事、排泄、移動関連などの直接介助である。

直接介助に要する時間の削減はサービスの質の低下をまねくため、善光会では見守り・巡視などの間接介助と記録や申し送りなどの間接業務の効率化を、各種先端技術の活用によって実現しているのである。

「間接介助やPC入力などの間接業務の時間が減ることで、直接介助の時間を増やすことができ、介護の質の向上を図ることが可能になるのです」と永阪さん。

同じくサンタフェ総合研究所の福田将之さんも「これまで介護の現場は、介護職のカンや経験に頼ってきた傾向がありますが、弊社では、オペレーションを数字で検証したうえで、その結果やデータをシステムに落とし込んで先端技術を活用しているわけです」と、課題解決のためには、業務時間をデータ化し分析することが重要だと語る。

備品の自動発注装置やセグウェイまで活躍

次に、どのような先端テクノロジーを導入し、どのように活用しているか紹介しよう。善光会では、ハイブリッド特別養護老人ホームプロジェクトと銘打って、自社の特別養護老人ホームの特定ユニットにおいて、各種介護ロボットを集中的に導入し、実際に業務負担の削減や効率化が実現できるかを検証している。現在まで約100種類のロボットを検証してきており、現在10種類以上が稼働。オペレーション効率の向上とサービスの質向上を実現している。

例えば、見守りセンサー「ケアサポートソリューション」(コニカミノルタ)。居室内での転落・転倒の危険性がある動きを、部屋の行動検知センサーがキャッチしてスマートフォンに映像

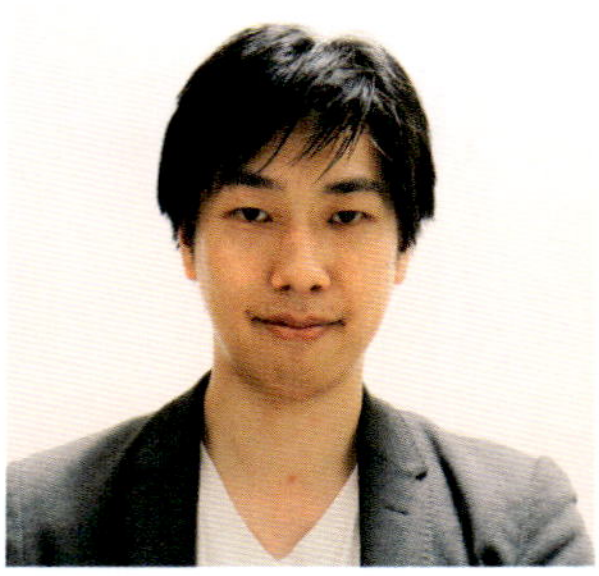

社会福祉法人善光会
サンタフェ総合研究所
永阪健泰さん

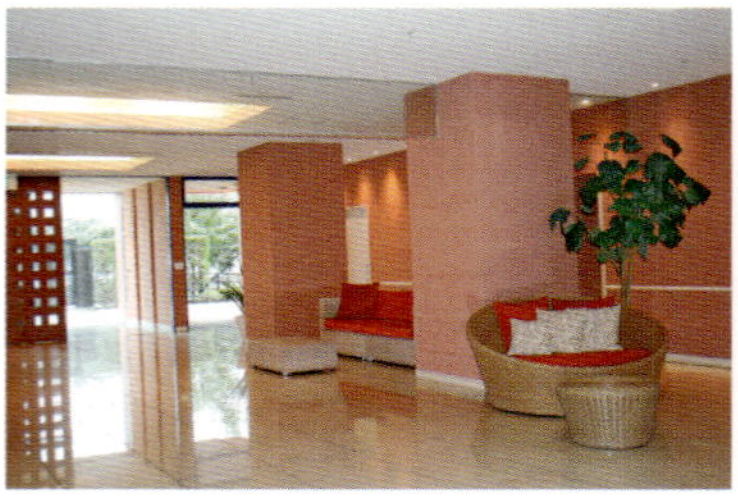

リゾートホテルのような特養のエントランス

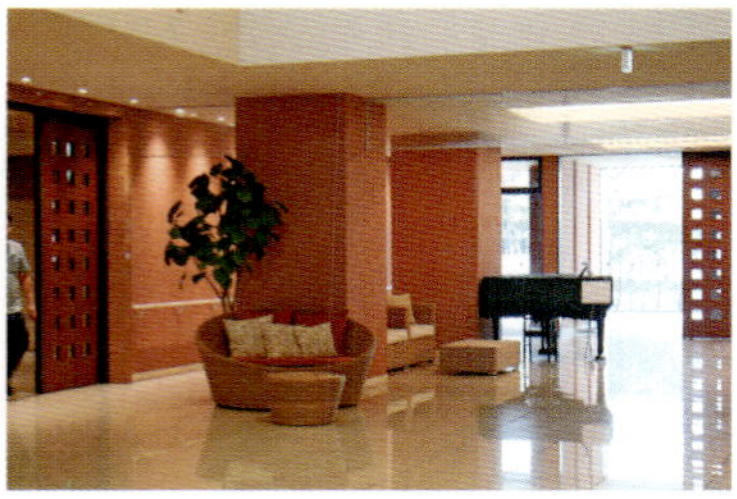

広いエントランスホールではイベントなども開催される

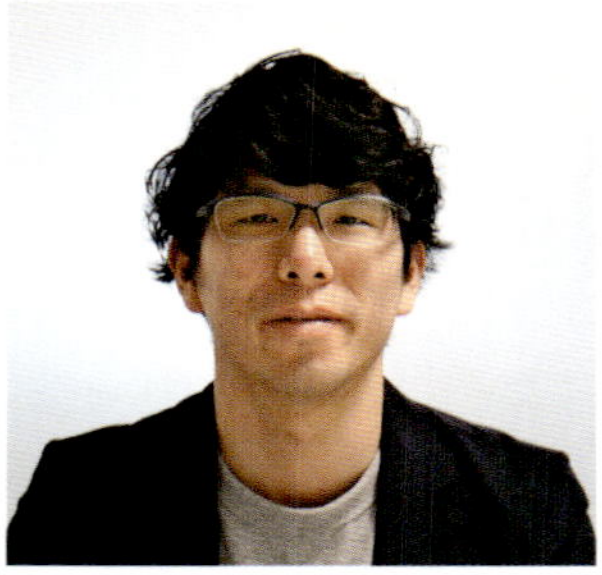

社会福祉法人善光会
サンタフェ総合研究所
福田将之さん

で通知されるため、不要な訪問がなくなると同時に、リスクを未然に回避できる。

さらにベッドマットレスの下に設置する睡眠センサーの導入は、入居者の睡眠状況を可視化することにより睡眠効率が上がり、生活の質向上に寄与している。

また、膀胱の収縮具合（尿の蓄積量）を検知するセンサー「Ｄ―Ｆｒｅｅ」（トリプル・ダブリュー・ジャパン）を下腹部に装着することで、適切なタイミングでトイレ誘導ができる。

福田さんは、「まだトイレに行きたくないのに、施設側の都合で無理にトイレに連れていかれる、あるいは、効率化のため入居者全員におむつを着用させる。これは、あるべき介護の姿ではありません。センサーを活用することがお客様一人ひとりを尊重することになり、同時に介護職の負担軽減も実現するのです」と語る。

ほかにも、介護職同士の仕事上のコミュニケーションには骨伝導タイプのインカムを使用し、離れた場所からでも連絡が取りやすくなるため、待ち時間の削減に役立っている。また、職員配置の少ない夜勤帯のフロア移動にセグウェイを利用したところ、夜勤者1日あたりの歩行距離が5キロも減ったという。

さらに、紙おむつなどを保管してある介護材料室には、スーパーなどの在庫管理にも使用されているスマートマット（在庫専用ＩｏＴ重量計）を採用。備品や消耗品の在庫残量を計測し、不足している物品を自動的に発注できるようになっている。

これらは直接、介護の質向上に結び付くわけではないが、オペレーション効率の向上に役立つため、介護職が本来業務（介護）に割ける時間を増やすことに寄与している。

効率化により水準以上の給料とやりがいを創出

先端テクノロジーを積極的に導入することにより、善光会では人員不足の問題も解決している。実際に館内を歩いてみると、忙しそうに動き回る職員が極端に少ないことがわかる。職員が少ない分、1人あたりの業務量は増えるが、その部分を介護ロボットなどで効率化しているのである。

「職員が少なくなっても人件費は変わっていません。業務を効率化している分、給与として

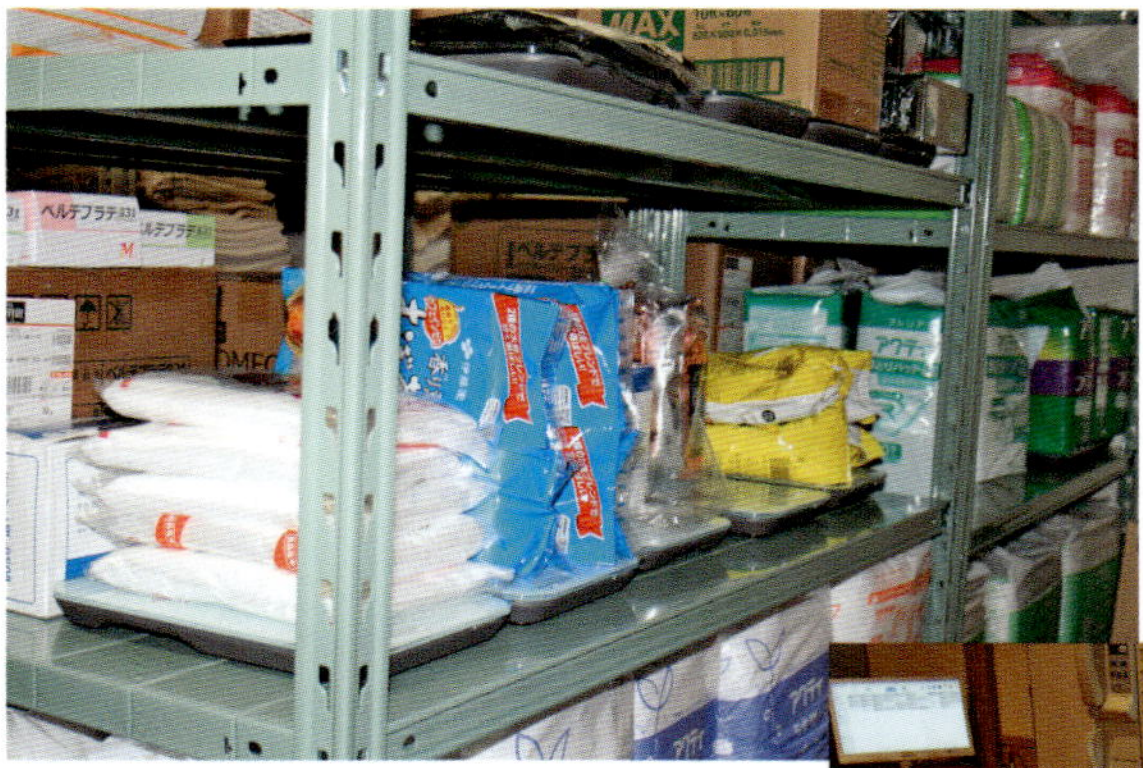
整理された物品倉庫。スマートマットが物品の重さを計測し、在庫が一定数を割り込んだら自動発注される仕組みになっている

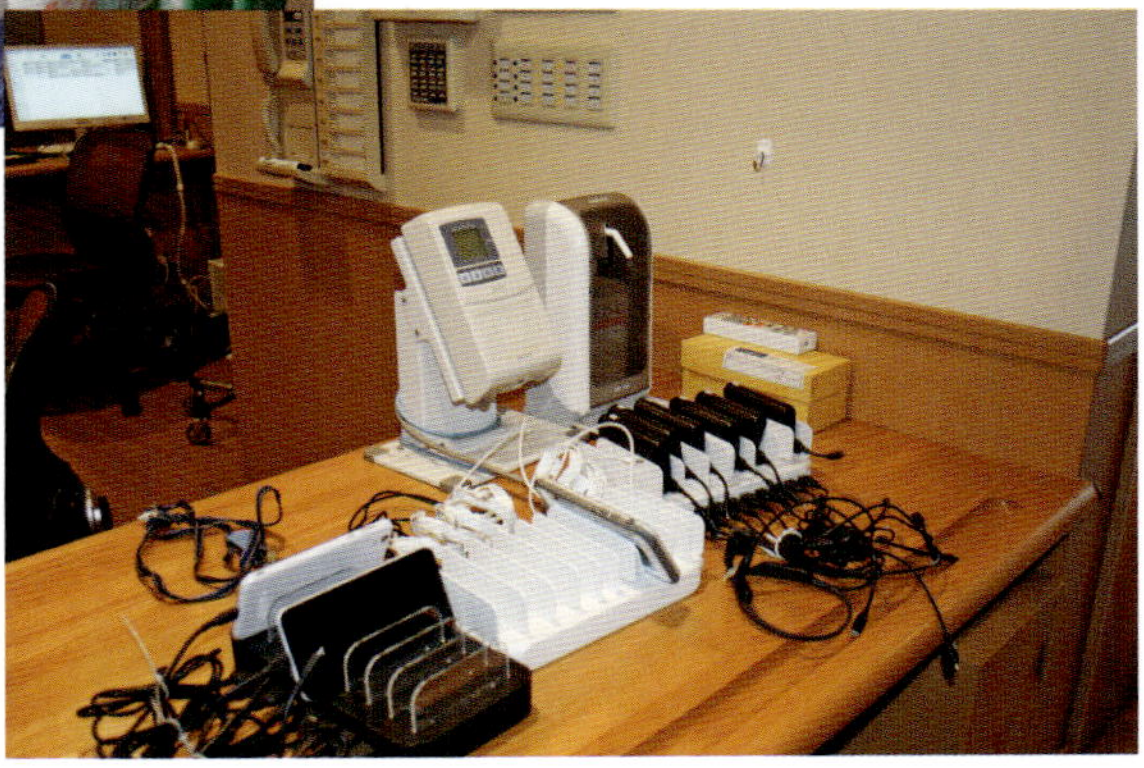
騒然と並ぶスマホ置き場。スタッフが携帯するスマホには利用者の様々な情報が表示される

還元しているからです。弊社の給与は、介護業界の中ではとても高い水準にあります」と永阪さん。先端テクノロジーの活用は業務の効率化や介護の質の向上だけでなく、介護職のやりがいや満足をも生み出しているのである。

「これまで介護職は、掃除や洗濯、在庫管理・発注など専門外の業務もやらざるを得ませんでした。当法人では、専門外の業務を介護職がしなくてもよいシステムの開発やロボットを導入をしているため、介護職は専門職としてのプライドを持つことができ、それは社会的地位の確立にもつながっていくのではないでしょうか」と福田さん。善光会では介護職が就職活動において他の職種と同じ土俵に立てるようになることを期待している。

先端テクノロジーの導入については利用者にはもちろん家族にも、業務の効率化だけでなく介護の質も上がり、かつ安全であることを説明しており、導入を前向きに受け止めてくれるそうだ。ITリテラシーが高くない年配の職員も、若手職員に教わるなどして、時間はかかるものの抵抗なく使いこなせているという。

自社開発ソリューションで業界全体の課題解決に貢献

冒頭で触れたように善光会では、介護事業で蓄積してきたナレッジを活用し、基礎研究、コンサル、自社開発の事業を展開するサンタフェ総合研究所を運営している。介護人材の供給増、介護事業の生産性向上、科学的介護による品質向上という解決すべき社会課題の解決に取り組み、介護業界全体、全国津々浦々に自社のノウハウを提供していく方針である。

代表的な取り組みとしては、

図３　スマートケアオペレーティングプラットフォーム

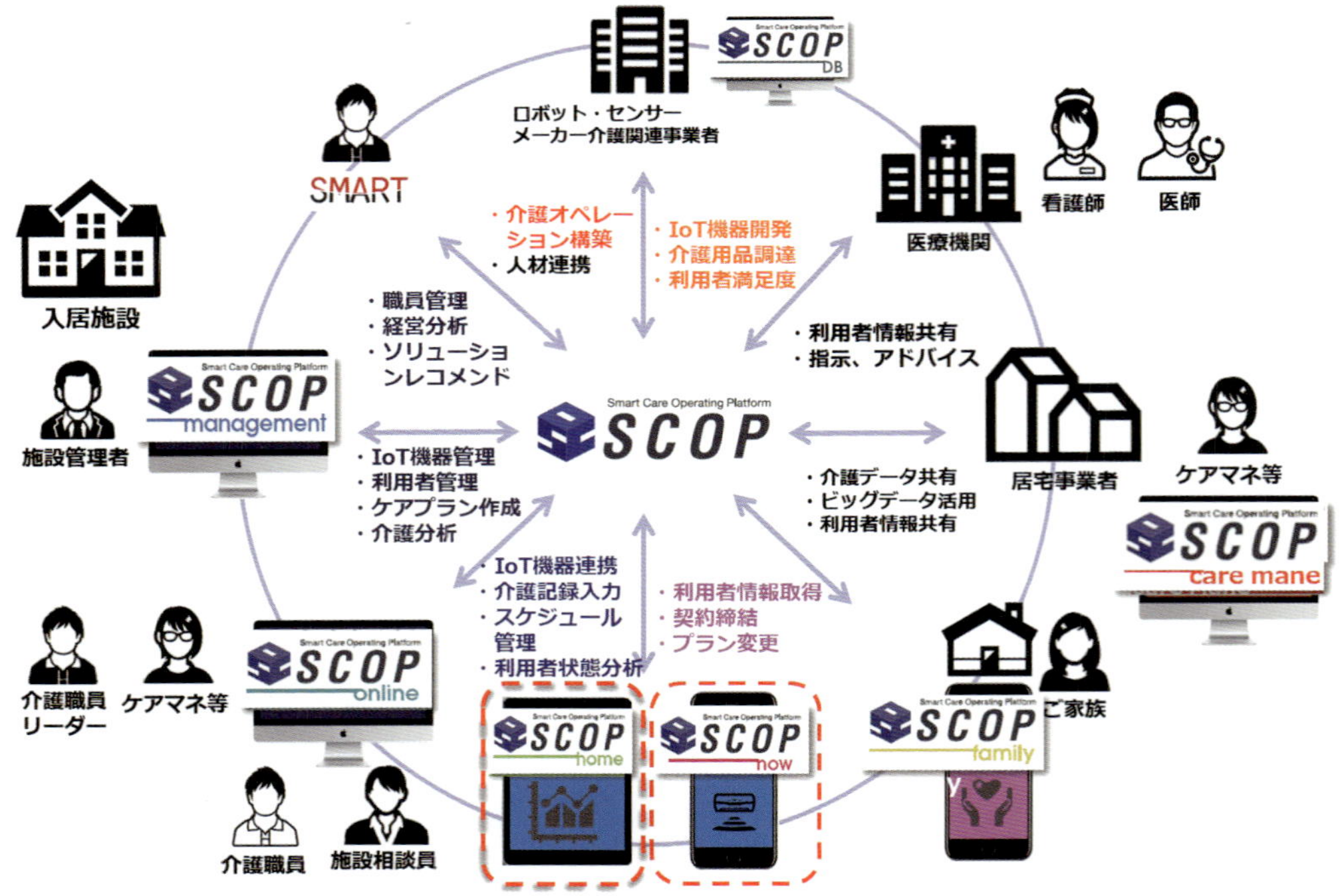

更に介護事業を取り巻く周辺環境との融合により生産性向上範囲を拡大

スマート介護士資格とSCOP（Smart Care Operating Platform）の普及である。どちらも介護ロボットなどの先端テクノロジーを活用して業務の効率化やサービスの質の向上を実現してきた善光会だからこそ創出できたソリューションである。

スマート介護士資格は、介護ロボットやシステムを運用できる人材の育成を目的としている。これからの介護職には、新しい技術や機器を組み合わせ、最適な業務の流れを創出できる創造性と、新しい技術や機器、業務に対応できる柔軟性が求められるとの考えから誕生した。従来の介護職のスキルと併せて、これからの時代をリードしていくための知識を学ぶことができる。

「介護オペレーションをどう改善していくか、介護ロボットをどのようにオペレーションに組み込むかを体系的に学んでもらうのが、この資格です。テクノロジーの知識や理解度を測るものではありません」と永阪さん。

２０１９年3月に第1回資格試験を実施したところ１５００名の受験者があり、最年長合格者は80歳、最年少合格者は13歳だったという。

1つの画面に複数機器のデータを一括表示

一方、SCOPは、各種センサーから通知を一括して受け取ることで効率的に介護を行えるようにしたシステムである。これまでは機器それぞれのアプリにアクセスする必要があり、その手間が業務効率化のネックになっていたが、各種機器とSCOPを連携させることにより、入居者一人ひとりの尿量やバイタル、睡眠状態などを1つの画面に一覧表示させて見ることができるようになった。

「SCOPの導入により情報

伝達・確認に要する時間が短縮されたので、巡回・見守りを中心に業務効率が約37％もアップし、直接介護の時間の増加という成果を出すこともできました」と永阪さんは語る。アプリごとに異なる操作方法などを覚える手間も少なくなるため、導入ハードルを下げることも可能になるという。

善光会では、将来的なビジョンとして新たなSCOPツールを開発・活用することによって、図3に示したスマートケアオペレーティングプラットフォームの実現を目指している。

「入居施設の介護職だけでなく、地域の医師や看護師、ケアマネ、ご家族、ロボットやセンサーメーカーなど介護関連事業者と連携し、入居者一人ひとりの情報をスムーズに伝達できるようにしたいですね。地域包括ケアシステムの考え方をSCOPによって形にしたいと考えています」

表1　社会福祉法人善光会 施設概要（※人数は定員数）

サンタフェガーデンヒルズ（複合施設の総称）

フロース東糀谷	特別養護老人ホーム 160名、短期入所生活介護（ショートステイ）20名、通所介護（デイサービス）18名、認知症対応型通所介護 10名
アクア東糀谷	介護老人保健施設 100名、短期入所療養介護 ※空床利用 通所リハビリテーション（デイケア）20名
アミークス東糀谷	障害者支援施設（生活介護・施設入所支援）36名、短期入所（ショートステイ）4名、生活介護（デイサービス）20名

フラクタルビレッジ

フラクタルビレッジ西六郷	グループホーム（認知症対応型共同生活介護）18名
フラクタルビレッジ羽田	グループホーム（認知症対応型共同生活介護）18名
フラクタルビレッジ大森南	グループホーム（認知症対応型共同生活介護）18名

バタフライヒル

バタフライヒル大森南	特別養護老人ホーム／短期入所生活介護 90名
バタフライヒル細田	特別養護老人ホーム／短期入所生活介護 92名

SCOPを、入居者と周辺環境とを結ぶ架け橋になるシステムに育て上げたいと永阪さんは語る。

介護アウトカムを算出し報酬制度の改善を目指す

善光会では、現行の介護報酬制度に疑問を抱いている。現行の制度では、要介護度の高い入居者が多ければ多いほど報酬が増える。つまり、すべての入居者が要介護5の場合が、最も報酬が高くなる。

また、入居者の状態に応じたサービスや施設の体制に対して加算・減算が行われている。つまり、職員が配置されていることのみ重視され、その職員が何をするかは問われていない。

「例えば、要介護5の入居者が、質の高い介護を行ったことにより要介護4に改善した場合、報酬が減ってしまうのが現行の制度です。つまり、成果は評価されていないのです」と、永阪さんは介護報酬の仕組みを疑問視する。

どのような介護を行い、その結果、入居者はどう改善したか。これまでは証明することが不可能だった介護アウトカムだが、センサー機器などのテクノロジーを活用して数値化すれば、成果を証明することが可能になる。

善光会では、センサー情報・記録・アセスメント情報から介護アウトカムを算出し、厚生労働省など各関係機関に介護報酬制度の改善を提言していく方針である。

先端テクノロジーを導入することによって、介護の質を担保・あるいは向上させると同時に、介護の効率化も実現。さらには介護アウトカムの適正な評価も目指しているのが善行会である。今後、介護業界にどのようなイノベーションをもたらすのか、今後の取り組みに注目したい。

独自の業務管理システムの開発やICT機器の導入で
人員削減や費用削減に成功した介護大手の目標とは。

スマホ・インカム・睡眠センサーの導入

業務効率化の先にある目標を全員が共有し現場も変わる努力を

SOMPOケア ラヴィーレ弥生台（横浜市泉区）

取材・文／編集部

全社をあげてICT化に取り組む

横浜市西部の自然豊かな高台に位置する介護付き有料老人ホームSOMPOケア ラヴィーレ弥生台（以下、ラヴィーレ弥生台）は2009年8月にオープンした。3階建ての建物に居室52室（うち夫婦部屋2室）で、最大54人が暮らせる施設となっている。

オープンから10年を経て、長く入居している方も多く、年齢を重ねるとともに自然と要介護度が上がり、現在は要介護5に相当する人も多いという。看取り対応も行っている。

今回、国が指針を示した「介護サービス事業における生産性向上に資するガイドライン」で取り上げられているICTを使った様々なシステムを、SOMPOケアでは「ICT・デジタル技術を活用したケアマネジメントサイクルの実践」として全社的な取り組みとして導入している。

導入に際しては、根本的な業務の見直し・改善が必要になってくる。ラヴィーレ弥生台でも、コール対応が発生すると一時的に人手が薄くなるなど業務スケジュールが乱れ、現場が混乱することがたびたびあった。また、現場の介護職が、記録を書くために残業することも問題点として浮上していた。

「業務改善というと、これまでは現場で回らなくなっている部分だけをかいつまんで何とかしよう、という考え方が主流でした。しかし今回は、本社の業務革新部の方と一緒になって、今までのやり方、概念は一度脇に置いて、もういちどゼロから考え直そうというところからスタートしました」と、ラヴィーレ弥生台のホーム長・鷹野佳保里さんは振り返る。

図1　SOMPOケアのケアマネジメントサイクル

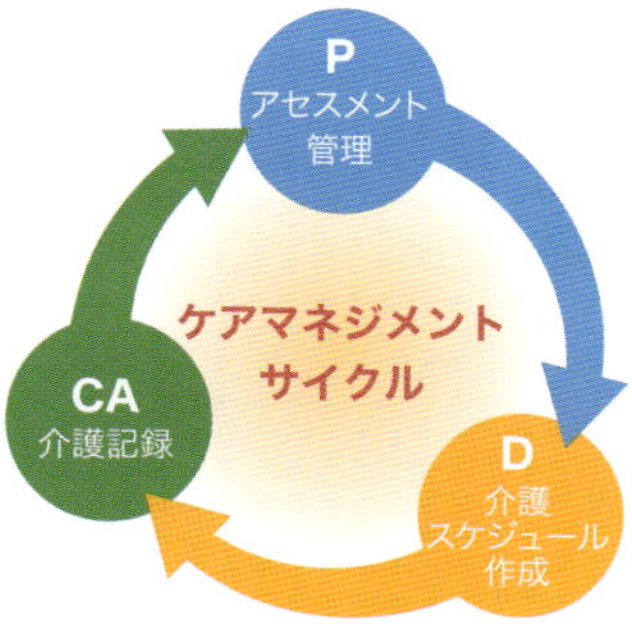

SOMPOケアの有料老人ホームでは、業務の流れを大きく3つのフェーズに分類している。1つはアセスメント関連――ご入居者様の状態や希望を聞き取って情報管理をしたりケアプランを作成したり、というフェーズ、次にケアプランに基づいて援助する内容を具体的なケアに落とし込んで明確化、つまり見える化していくフェーズ。そして3つ目にサービスを実施した記録を活用したモニタリング、というフェーズ。

「記録されたデータに基づいてチームカンファレンスを行い、自立支援を実現していくという一連の流れを、ケアマネジメントサイクルと呼んでいます。ところが、今まではフェーズとフェーズの一連の流れがつながっていないことがありました」と語るのはSOMPOケア業務革新部推進課チームリーダーの髙野直子さん。

「ケアマネジャーが作成したケアプランをもとに、ケアスタッフはサービスを提供し、いままでのケアの考え方や経験から『こういうケアが必要なんじゃないか』と考えてケアマネジャーに提案もしてきましたが、必要なサービスを、過不足なくすべてのご入居者に提供することはできていなかったと思います」（髙野さん）

そこでSOMPOケアは、今後、要介護者数の増加と介護人材の不足が深刻化することが見込まれるなか、ICT・デジタル技術を活用したケアマネジメントサイクルの実施に踏み切った。

それは、アセスメント管理から介護スケジュール作成・実施、介護記録までの一連の流れを同社のオンラインシステムのなかで同期させ、スタッフ全員がスマートフォン（スマホ）上で常に同じデータを利用し更新、運用していくことだ（**図1**）。

このシステムの完成で、SOMPOケアでは最適な業務の見える化、実施に成功したという。

スマホのタップで記録残業がなくなる

スマホは職場専用のものが職員全員に支給されており、出勤してその日、早番・遅番の表示をタップすると、ケアプランにもとづいたその日行うべき業務が表示される。

1つの業務が終わったら、スマホ上の「済」をタップすると「完了」と表示され、その業務が終わったことがデータとして登録される。またケアする際の入居者の様子なども記録できる。

このシステムの優れた点は、業務完了後すぐに手元のスマホで終わったことを知らせられるため、都度ケアステーションに戻って記録をするという手間がなくなったことである。

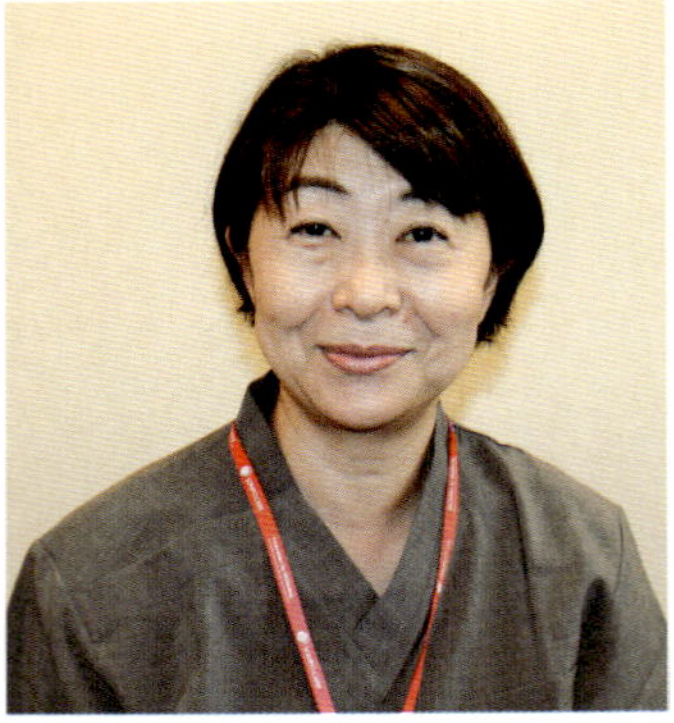

ラヴィーレ弥生台ホーム長の鷹野佳保里さん

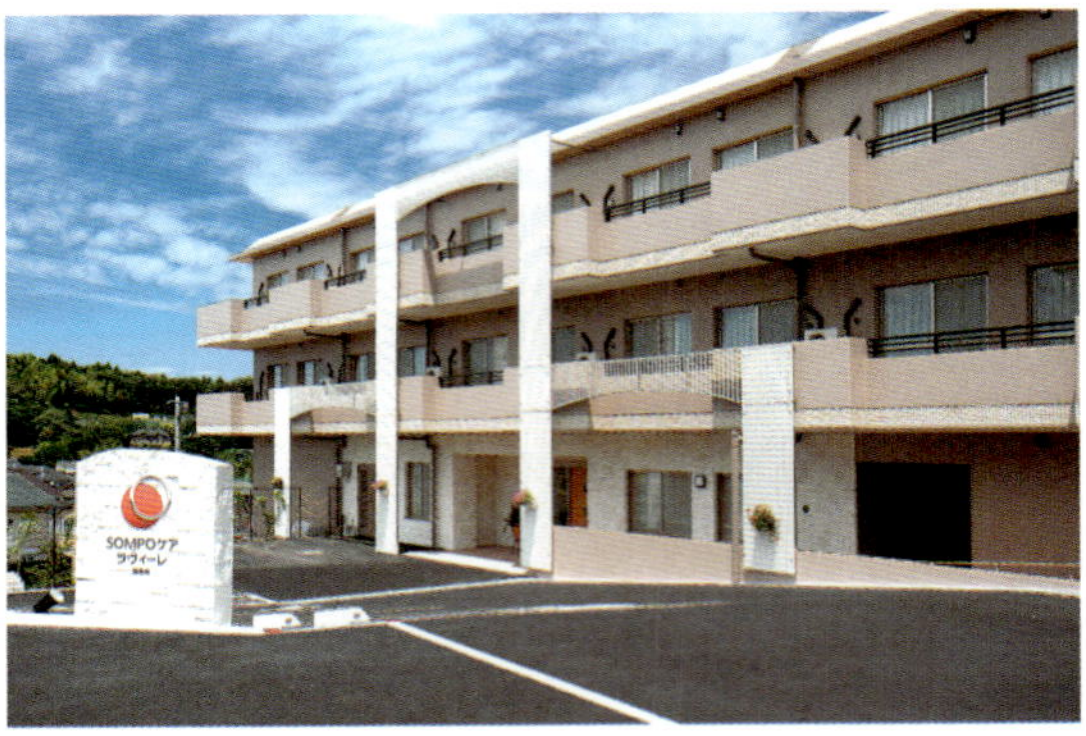

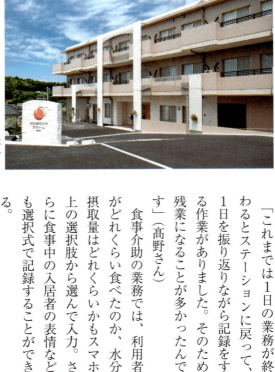

→横浜市東部の丘陵に建つラヴィーレ弥生台

「これまでは1日の業務が終わるとステーションに戻って、1日を振り返りながら記録をする作業がありました。そのため、残業になることが多かったんです」（髙野さん）

食事介助の業務では、利用者がどれくらい食べたのか、水分摂取量はどれくらいかもスマホ上の選択肢から選んで入力。さらに食事中の入居者の表情なども選択式で記録することができる。

このシステムは現在、SOMPOケアの「SOMPOの家シリーズ」の有料老人ホームではすでに稼働中で、ラヴィーレシリーズでも徐々に導入しているところだという。

現場でホーム長として采配を振るう鷹野さんが付け加える。

「わからないことがあったら、やはりスマホ上の星印を押すと、介護手順書が見られるようになっています。今は、新人が来てもこの機能を使って手順を共有しながら学べるので、人によって教え方にずれがある、ということがなくなりました」

これまではわからない部分は膨大なファイルに綴じられたマニュアルを探したり、先輩の手が空くのを待ってたずねるのが基本だったため、ここでも相当な時間の短縮になっている。

「このシステムを開発する際に工夫したのは、働くスタッフの声を反映させ、なるべく誰もが使いやすいようにした点です。

画面で一人ひとりの様子がすぐに見えるし、振り返りもできる。体重やお食事の摂取量などもすべてデータベースに入って、いろんな帳票として印刷することもできるので、医師の受診の際にグラフにして持っていくと、とても喜ばれます」と髙野さん。

もちろん1日のスケジュールはその日のスタッフの配置や入居者の状態、ホームの特性によっても異なるため、随時追加したり入れ替えたりもできる。つまり、システムとしてはSOMPOケア共通だが、日々のホームの業務に合わせてカスタマイズして利用できる点が大きい。

「新たに業務を追加したりする場合も必ず、ケアプランの3表（週間サービス計画表）に基づいてスケジュールを入力し、業務ラインに振り分けるという作業を行っています」とホーム長の鷹野さん。

SOMPOケアでは、現場のラインを見極めて、もっとも効率の良い動き方を実践するため、3表の週間サービス計画表はケアプランをもとにケアする側が作成し、微調整を行っている。そうすることで、これまでのようなケアマネと介護職員の間の認識の違いがなくなり、介護職員からケアマネに、積極的に提案もできる関係性を築くことができた。

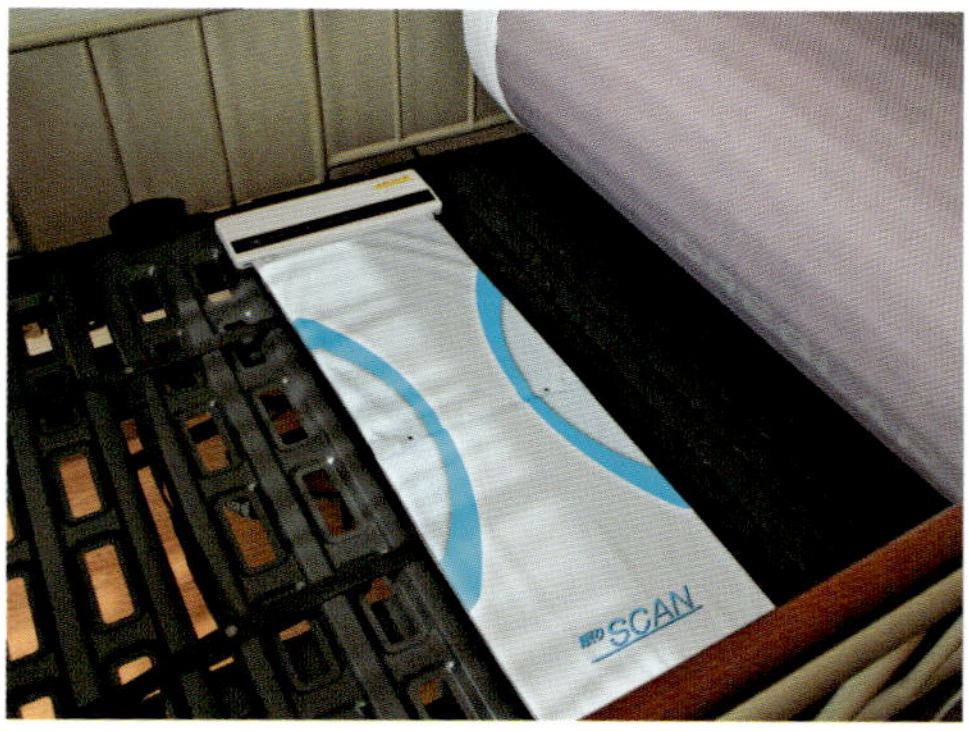

←睡眠センサー本体。この上にベッドマットを置いて使用する。

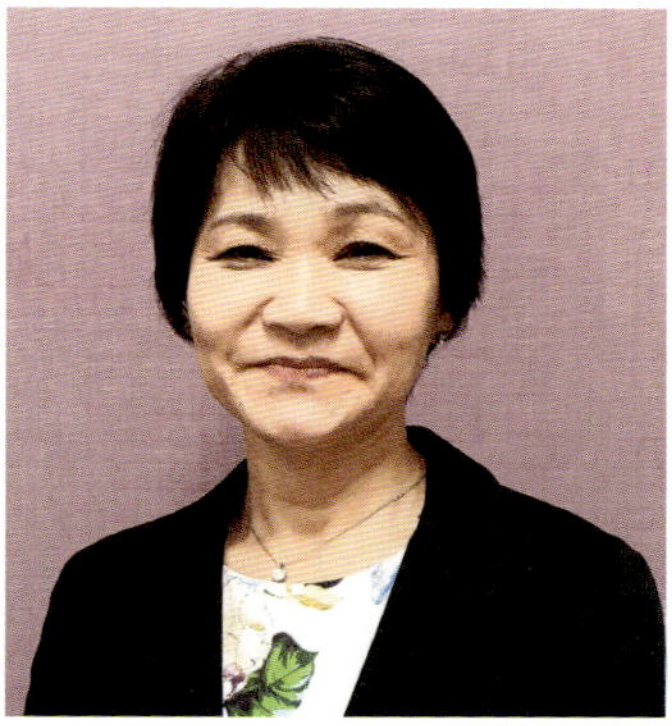

SOMPOケア業務革新部推進課チームリーダーの髙野直子さん

「ケアマネが作成したケアプランと現場が実際にやっている業務がこれで確実に連動できるようになりました。このシステムの導入により、生産性はもとより、ケアの品質も上がりました」と業務革新部の髙野さんは説明する。

スムーズな業務の遂行にインカムが大活躍

この業務管理システムを使う際には、同時にインカムも大活躍する。一人ひとりの技量の差やスピードの差は、インカムによる情報共有や伝達でカバーしているのだ。

「例えばお食事の前や排泄のタイミングなど集中的に人手がいる時間帯に、『〇〇さんお食事お済みですか』『2階でお済みでない人はどなたですか』などとスタッフ同士がインカムで情報共有しながら、手の空いている人がカバーしてケアが滞らないようにしています」とホーム長の鷹野さん。

インカムは事務員も着けているので、たとえば来客時には「〇〇さんがいらっしゃいました」と全員に伝えることで、ホームに外部の方がいらっしゃったんだなとわかり、これがリスク管理にもつながっているという。

ただしインカムは全員に聞こえてしまうため、使い方には配慮している。

「全員に伝えたくないこと――例えば指導中の新人スタッフに『〇〇をお部屋に置きっぱなしだったよ』『〇〇を忘れているよ』などと注意を促す場合は、あえてスマホの内線を使い、一対一で伝えます」

睡眠センサー導入で夜勤配置の削減に成功

ラヴィーレ弥生台のICT活用として注目すべきなのはもう1つ、睡眠センサーを全床導入している点だろう。

睡眠センサーはセンサーのついたシートをベッドの下に敷くことでベッド上の入居者の状態と呼吸数を測定するもの。

入居者の様子は「眠っている状態」「入眠しかかっている状態」「目覚めている状態」「離床している状態」が色分けとイラストで可視化され、スマホやパソコンのモニターに表示できる。

呼吸をする際の微細な体の動きから呼吸数も表示されるため、深い眠りなのか、覚醒しかかっているのかなど微妙な睡眠状態も把握できる。

ホーム長の鷹野さんは言う。

「今まで夜間の巡視は、一部屋ごとにお訪ねして安眠されているかどうかを目視で確認するものでしたが、どんなにそーっと歩いてもドアを開ける音で目が覚めてしまわれたり、場合によってはカギを開ける音で他の方も起きてしまうような状況があり

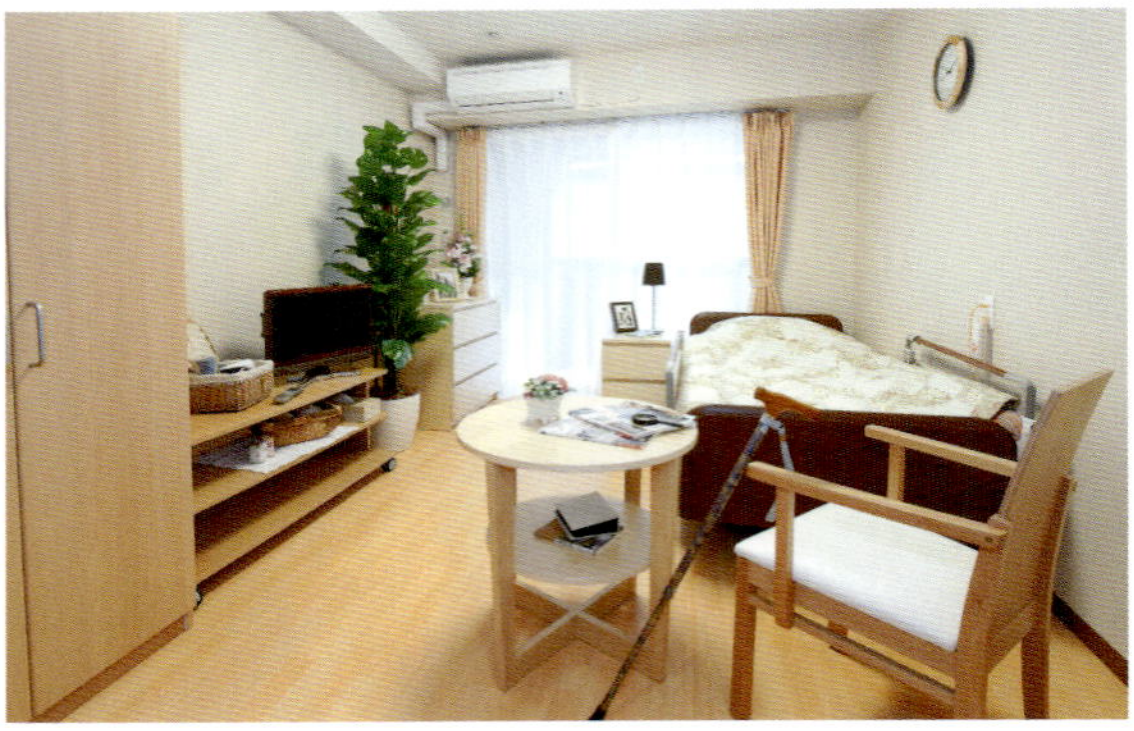

ラヴィーレ弥生台の居室例

ました。

でも今は、モニターを確認し眠っていて呼吸数が安定している方のお部屋は訪問しません。ほかにも、排泄の時間になったけれど、今はぐっすり眠っているので後にするとか、今ちょうど目覚めているから排泄に行きましょうなど、コールの前に、その方の状態に合わせた夜間のケアができます」

画面を切り替えることで1人ずつの1日の中での変化や1週間単位、1カ月単位での変化も表示できるので、毎日この時間帯に呼吸が乱れる、深夜この時間帯に目覚めるなど、具体的なデータをもとに看護師や医師に相談することもできる。

「睡眠センサーを導入した当初の目的は、巡視の負担を減らすことで夜勤配置を3人から2人にしたいというものでした。確かに巡視自体は、それまで1回（1室）2分くらいかかっていたのが、睡眠センサーの画面上で5秒以内で確認できるので、単純計算で6時間以上の削減になりました。スタッフの体力的にも、目視巡視をしていたころの歩数が40％減となり、大きな負担軽減になりました」と導入の効果を業務革新部の髙野さんが解説してくれた。

しかし、確かに夜勤者の負担は軽減したが、3人から2人への配置削減はなかなか実現しなかった。その理由は、前後のケアにあった。

「朝の食事前のお着換え、夕の寝ていただくための準備というところにはスタッフの人数が必要です。そこに合わせて厚く人員配置しなくてはならず、なかなか夜勤のスタッフを減らすことは難しかったのです」（髙野さん）。

単純に深夜の時間帯の人員を削減しようとしても、ケアの必要な入居者の生活は24時間、切れ目なく続いているので、簡単ではなかった。

朝夕のケアの時間帯に人数を減らすことなく、夜勤のスタッフを減らすために、ラヴィーレ弥生台ではまず、夕方から朝までの業務を見直した。時間ごとに行っている業務をぜんぶ洗い出してみると「バイタル測定はこの時間に集中しなくても良いのではないか」「夜間行っていたアクティビティの準備は昼でもできるのではないか」など、見直せる部分がたくさんでてきた。

「この時間帯に行う必然性のないものは、ほとんど『これまでやってきたことだから』というエビデンスの乏しい理由で続けられていたものでした。それらをすべて見直すことで、やっと夜勤を3人から2人に減らすことができました」と髙野さん。

ホーム長の鷹野さんも「長年やってきたことを急に変えるのは難しいので反発もあるかと思

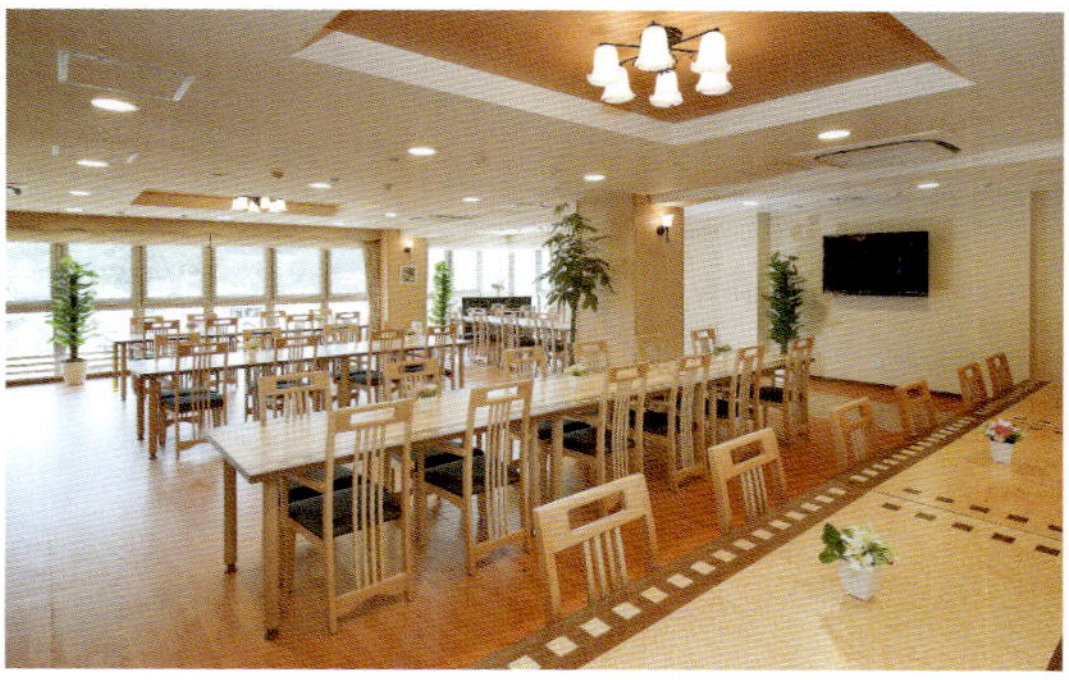

広々としたダイニングルーム

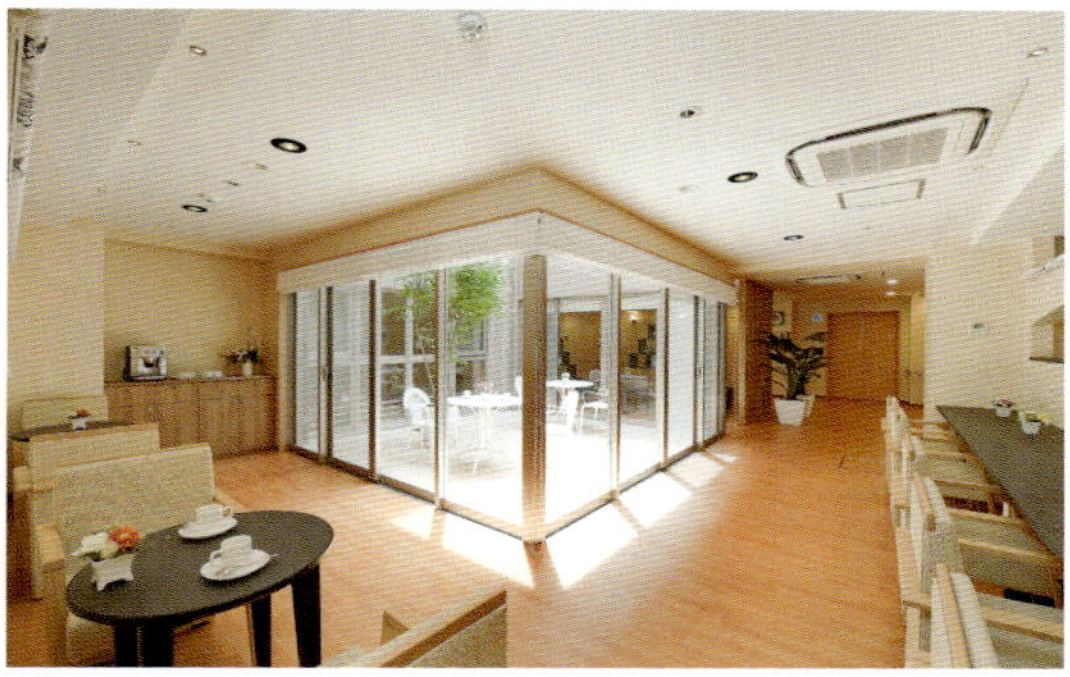

1階のカフェスペース。面会者ともゆったり歓談できる

いましたが、もっとスムーズな業務ができれば自分たちが楽になるんだと理解してもらいました」と、これまでのやりかたを変えることにスタッフが協力してくれたことを話してくれた。

ICT導入が一方的な強制にならないように

SOMPOケアのICT・デジタル技術を活用したケアマネジメントサイクルの実践は、睡眠センサーの例からもわかるように、ただ業務の見直しやデジタル機器の導入だけでは、劇的に変わることがないことがわかった。

「結局、自分たちのオペレーションをデジタル機器に合わせて変えていくんだという意識をもたないと効果もでないし、変わっていかないと思います」と業務革新部の髙野さんは振り返る。

慣れない機器の使い方を覚え、実際に日々の業務で使いこなすには、スタッフの協力や覚えようという努力も必要だ。体にしみ込んだオペレーションを変えるとなると、さらに大変だろう。しかし、ラヴィーレ弥生台では、「今は少し大変かもしれないけれど、絶対に効率的な働き方が実現するから」と、スタッフには丁寧に説明することで導入当初の困難を乗り切った。

SOMPOケアでは、ICT機器の導入が本部からの一方的な押し付けにならないよう、スタッフにアンケートを取り、今困っていること、望むことなどを聞き取ったうえで、細かいフィードバックを行っている。

「夜勤のスタッフが3人から2人になった時、それぞれ1時間の休憩中は1人で全館約50人の入居者をみることになります。当初、それが不安だという声もありました。『なぜ不安なんですか』と聞くと『○○さんが起きてきたらずっとついていないといけないから』ということでした」（鷹野さん）

認知症の入居者で、夜中に起きてしまう方がいて、目を離すと他の人の部屋に入っていったり、廊下で放尿したりするため、つきっきりにならざるを得ないのだという。この問題の改善に取り組んだ鷹野さんは言う。

「スタッフにそういう不安があるなら、その方には夜に寝ていただく工夫をしましょうと、まず『なぜ起きているの？』というところに着目して睡眠センサーの過去の睡眠データを調べました」

「すると、大体夜中1〜4時くらいまで起きていて覚醒前後は呼吸数が早くなりモニターにも正常ではないことを知らせる赤色で表示されていることがわかりました。きっと寝ている間にドキドキして苦しくて起きるのかもしれないという仮説を立てて、不安になって目が覚めてスタッフを探しているうちに他の方の部屋を空けたり、トイレに行きたくなってその場でということなのかなと」

　実際に現場でかかわっていたホーム長の鷹野さんが続ける。

「医師にも相談し、それなら不安にさせないようにしようと、昼間起きている間から1人にしないようにして、こまめに声をかけるようにしたんです。ほかの人を介助中のスタッフや、清掃スタッフ、厨房スタッフにもすれ違うときの声掛けを徹底しました。すると次第に深夜も落ち着いて寝られるようになりましたね。お薬は増やすどころか減らしたくらいです」

　今では夜間の呼吸の乱れもおさまり、歩き回ることはほとんどなくなった。これで夜勤スタッフが2人でも、スタッフが不安に感じることなく業務につくことができたのだ。この事例は、睡眠センサーによる睡眠品質の向上の成功例だが、ＩＣＴは業務の生産性を上げるだけでなく、スタッフの安心感やケアの質を向上させることにも役立っていることがわかる。

削減できた費用を処遇改善に役立てる

　ＩＣＴ機器導入の本当の目的は、便利な道具を使って業務の効率化を図ることで、先ほどの例にあるように「1人にしないように常に声掛けをする」「一緒に散歩にでかける」など、人でなければできないこと、介護のプロとしての本領を発揮するところにある。

　ＩＣＴ機器の導入や全社的なシステム開発には膨大な費用がかかるものだが、ラヴィーレ弥生台では、夜勤のスタッフを減らせたことで導入費用を上回る効果を1年もかからずにだすことができたという。

「ほかにも、記録類もデジタルになったので、これまで紙ベースで行っていた時の紙代やプリント代、保管のコストも削減され、転記する時間の削減、転記のミスもなくなります。パソコンから打ち出した記録類は、ご家族や医師にも見やすいと好評です」と鷹野さん。

　そして、「会社としては削減された効果を処遇改善に当てることを一番の目標にしているので、スタッフにはそこまで伝えています。大変なこともたくさんありますが、その大変さは報われますと説明しています」（髙野さん）

　ホーム長の鷹野さんがその言葉を引き受けて続ける。

「これまでのような残業ありきの収入ではなくて、基本給の底上げをすることで、賞与の額も年収も変わってきます。それを業務改善やＩＣＴ導入のスタート時点からスタッフに説明をすることで、大きな目標ができます」

　ＩＣＴやデジタル機器を導入したら即、効果がでると思っている事業所は多い。しかし、ＳＯＭＰＯケアの例からもわかるように、現場の理解や業務の見直しは必須であり、デジタル機器を導入することによってオペレーションそのものを変化させ、初めて効果がでる場合も多い。

　そのためＳＯＭＰＯケアではホーム経験のある職員がホームと一緒になって、デジタル機器導入のためにどう業務を改善していくのかを検討していく部署として業務革新部を新設した。本社側とホームが同じ方向を向いて息を合わせて取り組むことで、目標を達成したあとに何が待っているのかを全員が共有し実感することで、現場のスタッフも前を向き、未来を見つめて業務に邁進できるのだ。

**施設管理などの周辺業務や送迎に異業種からの定年退職者を採用。
驚きの前職に、これからの人材確保の道筋を示す。**

地域での信頼厚い退職公務員の雇用

元警察官・元自衛官を医療・介護の現場の周辺業務で生かす

医療法人生愛会グループ（福島県福島市）

取材・文／編集部

介護人材確保は攻めの姿勢で

少子高齢社会の進展に伴い、高齢者人口の増大に反比例するように生産年齢人口は減少し、働き手の確保が一層難しくなる。同時に高齢化に伴う介護ニーズはさらに増加することが予想されている。

働き手の確保については、厚生労働省（以下、厚労省）が介護現場の生産性向上の一環として、別途「介護現場革新会議」（2018年12月〜19年6月）を実施し、介護人材対策について話し合う場を設けたことからも、その深刻さがうかがえる。

第2回介護現場革新会議（19年2月14日）では、公益社団法人全国老人保健施設協会（以下、全老健）が資料を提出した。そこには全老健が介護現場で実際に取り組んでいる介護人材対策が紹介されており、具体的には「攻め」と「守り」の人材対策が明確に示されていた（**図1**）。

後者は主に離職防止のための方策で、処遇改善やICT・ロボットの活用、介護助手の活用など、現在所属する職員の負担をいかに軽減するか、魅力ある職場にするかが提示されている。

一方、新規人材確保の方策である前者には、①外国人人材の雇用、②無資格者等を介護職に育成、③潜在介護福祉士の再雇用、④介護福祉士養成校等卒業者の4つが示されている。いずれもほとんどの法人や事業所が行っていることであろうが、それでもなかなか信頼に足る、長続きする人材は集まらないのが現状だ。

福島県に本拠地を置く医療法人生愛会グループ（以下、生愛会）の理事長・総院長であり、全老健の副会長も務める本間達也さんは、自らの法人で全国でもあまり例をみないユニークな人

図1　全国老人保健施設協会の介護人材対策

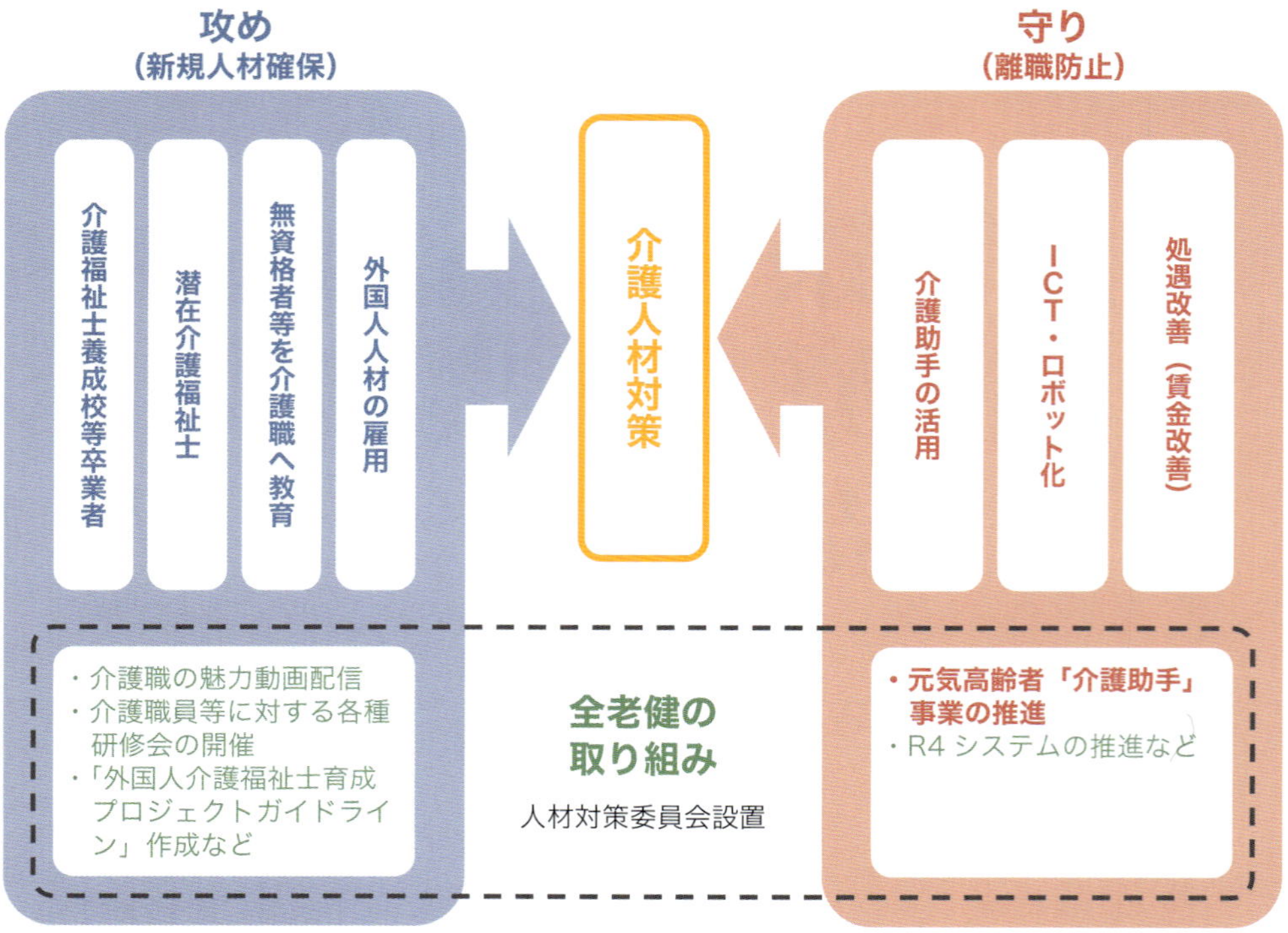

出典：厚生労働省「第2回 介護現場革新会議提出資料」より（2019.2.14）

材活用を行っている。

それは定年退職後の無資格者の雇用には違いないが、雇用すると自動的に地域の信頼という付加価値がついているという頼もしい人材の発掘だ。

信頼厚い人材とは、定年退職した警察官と自衛官。いずれも地域の信頼厚い公務員であり、退職後に介護の仕事に就く人などいないだろう——誰もがそう考えるに違いない。

しかし生愛会では一見、介護の世界とはかけ離れた職業の警察官、自衛官経験者をあえて採用し、介護職員としてや地域包括支援センター（以下、包括）の所長として採用しているのだ。

人材確保の最終手段は異職種からの定年退職者

生愛会グループは、生活期の総合リハビリテーション医療ケアセンターと医科・歯科のクリニック、介護老人保健施設（以下、老健）、サービス付き高齢者向け住宅（以下、サ高住）などを展開する医療法人生愛会と、特別養護老人ホーム（以下、特養）とグループホームを有する社会福祉法人生愛福祉事業団から成る。生活医療とリハビリ、そして介護と住まいを複合的・総合的に提供し、地域高齢者の健康と生活を支えている。

生愛会グループは周囲に桃・梨・リンゴを栽培する果樹園が広がる小高い丘の上に4棟の建物に分散して建っている。もともと桃を育てる果樹農家から土地を借り受けて建てたことから、敬意を表して建物の壁はピンク色に塗られ、遠くからでもよく目立つ。

元警察官、元自衛官と聞くと、医療や介護とは一見無関係のように思える。しかし監督官庁こそ異なるが、医療と警察はもともと鑑識や検死などで昔から深い関係のある間柄だ。

定年退職警察官を採用した目的

①間接的な介護現場の具体的な支援
・認知症高齢者のひとり歩き問題や送迎時の事故等、介護人材の現場を取り巻くあらゆるリスクマネジメントのサポート
②地域包括ケアを担う強力な人材として、地域と介護施設・現場スタッフとの橋渡しができる
・現役警察官時代の経験を最大限に活用して、地域の実情に則した対応、他機関とのスムーズな連携が可能になり、地域とより密接な関係を構築
③職員の安全管理体制の整備や防犯意識等の向上
・送迎・搬送等における介護職に対する具体的な安全運転講習や軽微事故等の専門的検証と指導、防災および地域防犯等、職員に対する危機管理研修の企画・立案・実施・評価業務

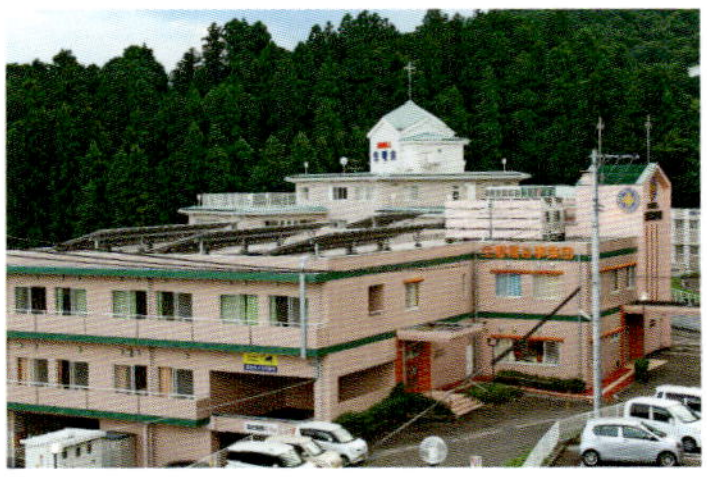

生活期総合リハビリテーション医療ケアセンター（医療法人生愛会）から望む特養とグループホームが入る2号館（社会福祉法人生愛福祉事業団）

内田博之さん入職後の活動

2018年4月1日入職
医療法人生愛会 福島市信陵地域包括支援センター所長（地域支えあい推進員兼務）として採用
①地域の町内会やサロン等の活動把握・参加、地域情報の収集を通じて、地域住民と協働して住民による地域づくりをサポート
②生愛会の老健・デイケア・特養・グループホーム・サ高住にて利用者との交流を図りながら、介護職員全体の協力な支えとして、送迎時や夜勤帯の事故対応等、現場職員をサポートしながら介護人材の間接的支援を担っている

「この近くの県営住宅、市営住宅には独居のお年寄りが多く、生愛会で受託している包括でもたびたび安否確認に行きますが、不幸にも孤独死しているケースがありました。そういう場合は警察による立ち会い検死などが必要になります。家庭内で熱中症や窒息・心筋梗塞など誰も知らないままに不慮の事故で亡くなる場合も、主治医だけでなく警察も呼ばれます」と本間理事長は語る。

地域包括ケアと似た地域警察官の仕事

元警察官や元自衛官の採用に抵抗がないのは、本間理事長個人の記憶とも関係がある。

「開業医だった私の父は、刑務所の嘱託医も務めていたので、そこでの医療の仕事がどんなものか知っていましたし、陸上自衛隊福島駐屯地は小さい頃から博覧会やお祭りなどでなじみがある存在だったんです」

警察というと犯罪捜査や交通取り締まりの面ばかり報道されるが、実は地域の交番（駐在所）は住民の生活に密着し、防犯から道案内、拾得物、迷子に至るまで、私たちが安全に生活するために欠かせないインフラの1つである。つまり視点を変えると、24時間切れ目のないサービス、認知症の人を地域で支えあうなど、地域包括ケアの実践の場とよく似ている。そこに退職した警察官を雇用するのはまさに適任ではないかと、本間理事長は考えたという。

「包括は厚労省の管轄ですから主任ケアマネ、社会福祉士、保健師と、決まった人員配置。制度で決められたことで仕方ないのですが、そこに元警察官がいたら、制度の縦割りではなく、住民のためのサービスという面で、裾野が広がってくるんじゃないかと考えたんです」（本間理事

長）

生愛会には以前から、元警察官僚が役員の1人に名を連ねるなど、警察とは無縁ではなかったが、現在、生愛会が市から委託されて運営している福島市信陵地域包括支援センターは、2018年4月より退職警察官の内田博之さんが所長を務めている。

運営推進会議の構成員として活躍

「内田さんは警察官時代、この近くの駐在所勤務だったので、グループホームの運営推進会議に毎回参加して、たとえば、近くのショッピングモールで高齢者の万引きが増えたとか、振り込め詐欺や高齢者の自動車事故など、警察のなかでも市民の生活・安全にかかわることを、常に情報提供してくれていたんです」と本間理事長。

運営推進会議は、グループホームが地域に開かれた運営をすることを目的に2カ月に1回開催することが義務付けられている。出席者はグループホームの入所者・家族、スタッフといった当事者だけでなく、町内会や自治会、民生委員、ボランティア、地域包括支援センター職員、消防署など地域をよく知る構成員から成る。

地域の事情に詳しく、防犯など安全に対する意識が高く、顔なじみの住民も多い内田さんは、最初から「知られた顔」として包括の所長の任に就いたのだった。当初は覚えることも多く、慣れない仕事で苦労もした。

「資格は持っていても、ある程度人生経験を積んできた人は全然違う視点から物事を見るものですから、若い部下たちにとっ

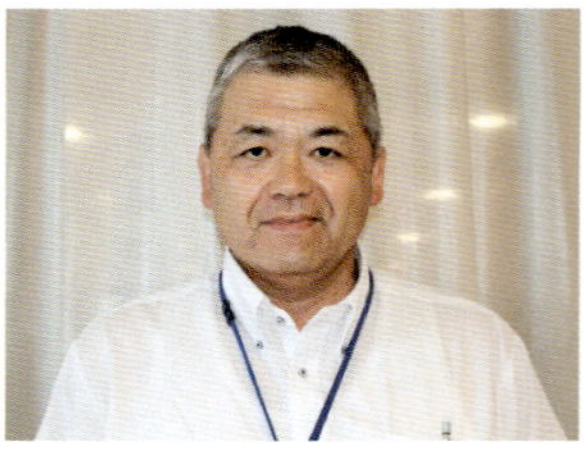

地域を見守り 支える視点を生かして

内田博之さん

福島市信陵地域包括支援センター所長・地域支えあい推進員

私は福島県警の警察官として約40年間、主に地域課に所属し県内各地で安心・安全のための任務に就いていました。最後の7年は生愛会のある、この地域の交番勤務で、その時、生愛会のグループホーム「生愛レジデンス」の運営推進会議の委員（構成員）になりました。

スタッフやご利用者さん、ご家族との交流を深めるなかで、法人内で交通安全や防犯をテーマにした研修の講師も務めさせていただき、高齢者を介護する皆さんのお役に立てたという実感を持ちました。

退職後の警察官は、警備会社や自動車教習所などに再就職することが多いのですが、生愛会に関わっていくうち、私は福祉に携わりたいと考え、制度について勉強したり認知症サポーター養成講座を受講したりするなど、1年の準備期間を経て、生愛会に入職しました。

地域に根差した仕事を

当初は何をどうやっていいかわからず試行錯誤の連続でしたが、様々な研修にも行かせてもらい、複雑な介護保険のことや所長としてのマネジメントが次第にわかってきました。例えば、警察官時代、地域住民のお宅を訪問し、仕事の内容や家族構成、緊急連絡先などを聞き取る「巡回連絡」という任務がありました。地域包括支援センターの仕事も、一人暮らしのお年寄りの家を訪ねたり相談に乗ったりと、地域に根差した仕事という点では似ているように感じます。

日々勉強しながら思うのは、他者とのコミュニケーションが大事だということです。幸い地域の実情には詳しかったので、これからも様々な社会資源を包括で生かせるよう、スタッフと一緒に考えて行きたいと思います。

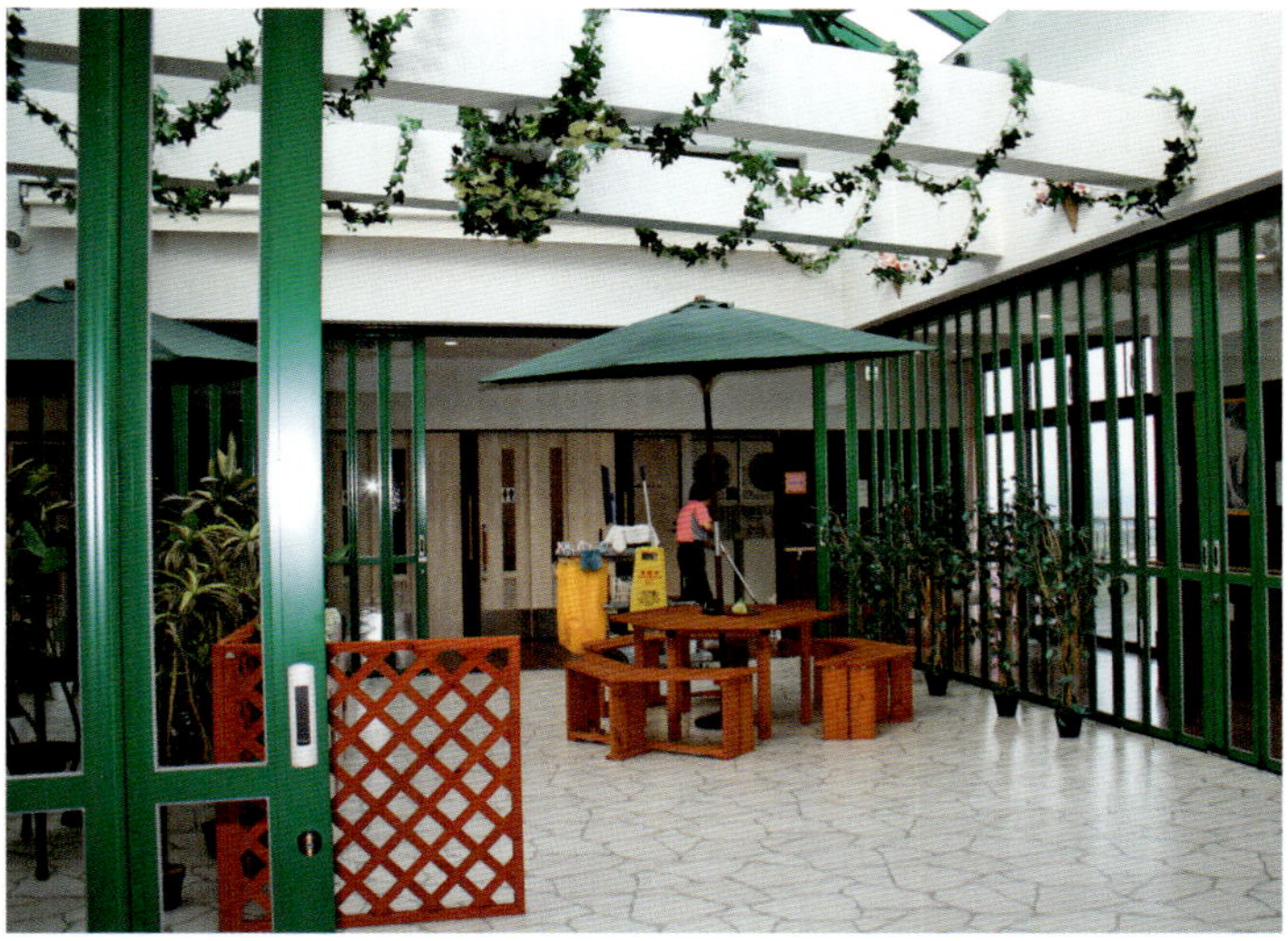

桃畑を見下ろせる生愛ヒルトップ・ルネサンス（サ高住）には、南国リゾートを思わせる趣向の憩いの場所が

定年退職自衛官の業務内容

介護職（元連帯本部管理中隊）：1名	介護業務全般（身体介護・生活援助等）
看護職（元衛生班長）：1名	看護業務全般（バイタル測定・投薬・処置等）
通所送迎等介護周辺業務：4名（元連隊本部管理中隊1名、元大隊直接支援中隊1名、元連隊重迫撃砲中隊2名）	デイケア・ショートステイ・入所・他科受診・病院搬送等の送迎や施設管理業務（施設内の設備保守・敷地内の除草や除雪・法人車両の洗車やタイヤ交換等）

ては内田さんが見守ってくれているという安心感は何ものにも代えがたいと思います」と本間理事長は語る。

定年年齢が早い自衛官に管理の仕事を任せる

一方、退職自衛官の採用については、生愛会では以前から実績がある。陸上自衛隊福島駐屯地はお花見など季節ごとのイベントで一般市民にも開放され、地域には親しまれる存在だった。その福島駐屯地で看護師をしていた退職自衛官が、2001年から約17年間、生愛会に勤務していた。その働きぶりは素晴らしく、以後、生愛会では途切れることなく退職自衛官を採用し、主に施設管理や送迎の仕事を任せているという。

「自衛官は定年が53歳（採用開始当時。階級にもよるが現在は54歳定年）と若く、退官してもまだまだ元気に働けます。体は屈強で健康だし、福祉の現場に採用すれば、この上なく頼りになる存在です。

生愛会ではデイケアなどの送迎や保守管理等、周辺業務で力を発揮してもらっています。管理・整備などの周辺業務がきちんと遂行されていればこそ、介護職は安心して介護の仕事に集中できます」と本間理事長。

主な仕事はデイケア送迎に始まり、施設内の整備保守や敷地内の除草・除雪、法人車両のメンテナンス（車輌点検・洗車やタイヤ交換等）などの管理業務。送迎以外は通常、個別に外部業者に委託することも多いが、生愛会では現在、6名の定年退職した自衛官が、これらの業務を担っている。

国民を守る任務から高齢者や患者を守る仕事へ

15年から生愛会で働いている退職自衛官の宍戸康浩さんは、

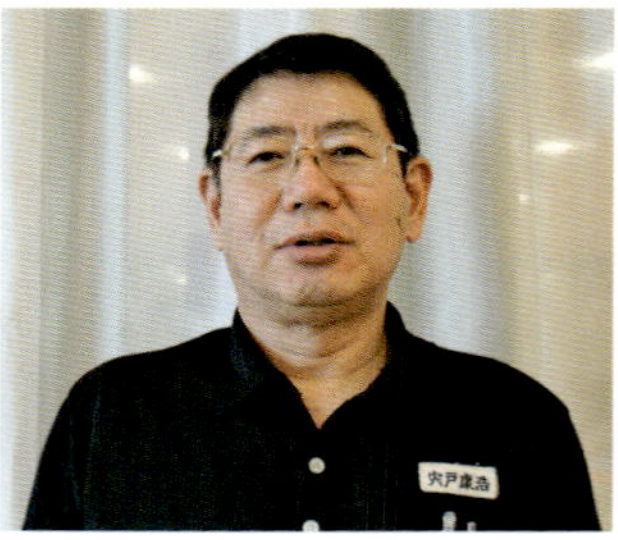

生涯、人を助ける仕事を

宍戸康浩さん
生愛会ホームヘルプステーション介護職

高校卒業後から35年間、自衛隊に勤務してきました。定年にあたり、自分は何をしてきたかと振り返ったとき、2011年には東日本大震災がありましたし、毎年のように大雨や山火事などの災害が起こり、救助に向かったことが思い出されました。自衛官を辞めても、人を助ける仕事がしたいと考えました。

35年ぶりに新たな仕事に就くということで、私は2つのことを心がけようと心に決めていました。1つはなんにでも積極的に取り組むこと。もう1つは誰とでも助け合いながら仕事をする協調性を持つことです。

笑顔をもらえるケアを

初任者研修で受けた教育は座学が中心だったので、いざ現場に入って実際に介護をしてみると戸惑うことばかりでした。身体介護も、研修中は隣の人と組んで練習するので、どうしても協力してしまいます（笑）。ところが実際には重度の方が多いため、うまくいきません。学んできたことと違う現場に直面し、これはもう場数を踏むしかないと思いました。

そのため入職直後から、コールがあれば「あ、私行きます」と誰よりも先に駆けつけるようにしました。日々、お世話をしていてやりがいを感じるのは、やはりお世話した方の笑顔ですね。言葉がうまく出ない方でも表情を見ると喜んでいるのか、不満なのかは読み取れます。

これからも「私、行きます」という言葉を忘れずに、笑顔を返してもらえるようなケアをしていきたいですね。

管理業務ではなく、自らの希望で介護職の任に就いている。これまでの自分の人生を振り返って、第二の人生も「人を助ける仕事がしたい」と一念発起。自衛隊退職前に3カ月間かけて初任者研修を受講し、介護職の資格を得た。介護のイロハをゼロから学び、準備万端整えての入職だった。

現在、法人内の「生愛会ホームヘルプステーション」に所属し、訪問介護員として建物の2階にあるヘルパーステーションから、3階にあるサ高住「生愛ヒルトップ・ルネサンス」の入居者のもとを日々訪問している。

正しいボディメカニクスを学んでいても、重度の人や体の大きな人の身体介護で腰を悪くする介護職員は多い。そんな時、屈強な体格で力もある宍戸さんがいるだけで、現場はどれだけ頼もしく感じるだろう。いるだけでその存在感に安心できる——それも大切な人望の1つだ。

警察官も自衛官も、医療や介護とは監督官庁こそ違うものの、厳格な法律・制度に立脚して遂行する仕事という点は似ている。厳しい規律のなかで任務に就いていた元警察官や元自衛官が職場にいることで、自然、周囲の空気もつねに引き締まったものになるのではないだろうか。

いろいろな人がいる それこそが共生社会

生愛会のこうした異業種からの転身組による人材確保は厚労省からも高く評価され、特に、「警察官OBが包括の所長になっているのは全国でもうちが初めてじゃないかな」と本間理事長は笑う。

「我々の仕事は命の尊さや生命倫理など、ある程度厳格なアイデンティティーがないと仕事を遂行できないし、組織運営できません。僕はこの地に小さく

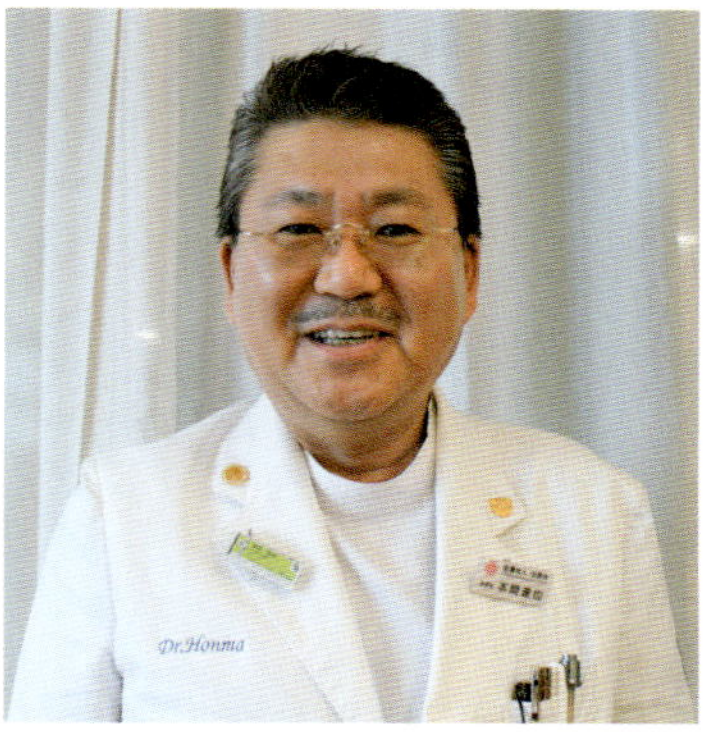

医療法人生愛会、社会福祉法人生愛福祉事業団の本間達也理事長・総院長

生愛会グループ概要

1994年	医療法人 生愛会 法人設立認可
1997年	医療法人 生愛会 附属介護老人保健施設 生愛会ナーシングケアセンター 開設（100床） 生愛会在宅介護支援センター 開設 生愛会訪問看護ステーション 開設
2000年	医療法人 生愛会 居宅介護支援センター 開設
2001年	社会福祉法人 生愛福祉事業団 法人設立認可
2002年	特別養護老人ホーム 生愛ガーデン 開設（30床） 認知症高齢者グループホーム 生愛レジデンス 開設（9床） 医療法人 生愛会 生愛会中央医療クリニック 開院（内科・リハビリテーション科・口腔外科・神経内科・歯科・小児歯科）
2006年	福島市信陵地域包括支援センター 開設（福島市委託事業） 福島県より地域リハビリテーション相談センターの指定を受ける
2014年	地域複合型総合施設 生愛会生活期総合リハビリテーション医療ケアセンター開設 ・生愛会中央医療クリニック移転、新たに整形外科 開設 ・クリニック デイ・ケア ヘルスケアスクール（40名）開設 ・生愛会ホームヘルプステーション（訪問介護）開設 ・地域交流館（介護予防カフェ・カナリア）開設 ・生愛ヒルトップ・ルネサンス（サービス付き高齢者向け住宅・44戸）開設

てもいいからノーマライゼーションや共生社会が実現できるようなものをつくりたいという思いで生愛会をつくりました。ですから、そこに地域の安全を守ってきた元警察官や元自衛官がいるのは、むしろ自然なことなのかもしれません」と本間理事長は法人運営の根本にある理念の一端を語る。

警察官も自衛官も、そして医療職も介護職も、高度なスキルに加えて人を助ける仕事がしたい、人の役に立ちたいという思いが心の根底に流れている。

異業種すぎるからとか、まさか国民の生活を守る公務員だった人が介護現場で働くわけがないなど、人は固定観念でものを考えがちだ。それはお互いに相手のことをまったく知らないからであり、特に医療や介護は資格のある専門職だけで構成されていると思われがちな職場だ。

しかし、そこには管理や事務・総務的な仕事など、たくさんの周辺業務がある。そしてそこに異業種出身の人材を配置することで、初めて見えてくるものもある。

医療や介護の教育を受けてきた人とは異なる発想が、周辺業務の仕事の進め方や管理業務に生かされることは多いのだと本間理事長は語る。

元警察官、そして元自衛官という職種は、他のどんな職種より厳しい規律やコンプライアンスの下で、時には命を賭して仕事をし、激務ゆえに定年年齢も早いこともある。まだまだ働ける、人の役に立ちたいと思っている人をどうやって見つければいいのか――。

生愛会のように運営推進会議に参加を呼び掛けたり、法人内の研修を依頼するなど、日ごろから積極的に地域と関わるうちに、道筋が見えてくるかもしれない。

●読者のみなさまへ●
このたびは、本増刊をご購読いただき、誠にありがとうございました。本書に関するご感想・ご提案などがございましたら当編集室（kaigo@medica.co.jp）までお寄せくださいますよう、お願い申し上げます。

地域包括ケアをリードする
医療と介護Next
2019年秋季増刊（通巻32号）

持続可能《じぞくかのう》な制度《せいど》と経営《けいえい》を実現《じつげん》する
医療《いりょう》と介護《かいご》の事業《じぎょう》マネジメント

2019年11月5日発行

定価（本体2,500円+税）

ISBN978-4-8404-6845-9
乱丁・落丁がありましたらお取り替えいたします。
無断転載を禁ず。

Printed and bound in Japan

編　青木正人《あおきまさと》
発行人　長谷川素美
編集担当　横井むつみ　佐藤いくよ　利根川智恵
本文DTP　株式会社明昌堂
表紙・本文デザイン　エムエヌデザイン

発行所　株式会社メディカ出版
〒532-8588 大阪市淀川区宮原3-4-30
ニッセイ新大阪ビル16F
編集　TEL 03-5777-2288
お客様センター　TEL 0120-276-591
広告窓口／本誌取扱広告代理店　株式会社日本廣業社
TEL 03-3238-7501

URL https://www.medica.co.jp/
E-mail kaigo@medica.co.jp
印刷製本　株式会社シナノ パブリッシング プレス